Vorwort

Noch ein Buch über Blütentherapie? In den letzten 15 Jahren ist die Bachblütentherapie in Deutschland immer populärer geworden. Viele Therapeuten, Heilpraktiker und Ärzte wenden die Blütenessenzen mit Erfolg an, und es gibt inzwischen viele Bücher zu diesem Thema auf dem Markt.

Was ist also das besondere Anliegen dieses Buches?

Neben den Bachblüten gewinnen die kalifornischen Blütenessenzen immer mehr an Bedeutung. Diese seit 1978 entwickelten Blütenessenzen sprechen wichtige Themen der Gegenwart an, Themen, die zu Bachs Zeiten noch nicht aktuell waren. Dies ist das erste Buch, das klassische Bachblüten mit kalifornischen Blütenessenzen vereint. Ich habe selbst erfahren, daß in manchen Situationen die 38 Bachblüten allein nicht ausreichen. So habe ich im Laufe der Jahre nach und nach kalifornische Essenzen in meine Arbeit integriert. Heute gehören Bachblüten wie kalifornische Essenzen ganz selbstverständlich zu meinem »Handwerkszeug«, und ich möchte keine dieser Essenzen missen.

In meinen Kursen wird auch immer wieder nach Methoden der richtigen Diagnose gefragt: Wie finde ich denn nun die richtige Mischung? Welche Blütenessenz paßt wann?

Das vorliegende Nachschlagewerk legt einen Schwerpunkt auf sinnvolle Fragestellung und richtige Diagnose. Es wendet sich sowohl an Einsteiger als auch an Erfahrene in der Blütentherapie. Sie finden in diesem Buch ausführliche praktische Anleitungen zur Diagnose und Anwendung von Blütenessenzen, einfache, strukturierte Beschreibungen von über 100 Essenzen, ein Kapitel über Blütentherapie für Eltern und Kinder und ein vollständig überarbeitetes und erweitertes Repertorium der neuen Forschungsessenzen.

Mit diesem Buch will ich eine Anleitung geben, wie man sich selbst und anderen mit Blütenessenzen helfen kann und will Sie dazu einladen, selbst auszuprobieren und Erfahrungen zu sammeln.

Edward Bach sagte: »*Es hat Ihm gefallen, diese Heilmittel den Menschen direkt zu geben, daß die Menschen ihre eigene Medizin selbst finden und zubereiten und sich damit selbst oder gegenseitig in ihrer Not heilen können.*«

1 Leben und Gedankengut von Edward Bach

»*Was wir als Krankheit kennen, ist letztlich im Körper als Endprodukt des Wirkens tiefer und anhaltender Kräfte entstanden.*«

Der englische Arzt Dr. Edward Bach (1886–1936) entdeckte 1930, daß Blüten, auf eine besondere Weise zubereitet, die Kraft haben, Gemütszustände zu harmonisieren und zum Positiven hin zu verwandeln und dadurch auch körperliche Krankheit zu heilen.

Von Anfang seines Medizinstudiums an, das er im Alter von 20 Jahren begann, war Bach von der Sehnsucht getrieben, Menschen helfen und heilen zu können. Er war kurze Zeit als Unfallchirurg tätig, wechselte dann zur Bakteriologie. Sein Forschungsgebiet war die menschliche Darmflora. Bach entdeckte sieben Typen von Bakterien, die er zu Impfstoffen verarbeitete. Bei einer Grippeepidemie wendete er diese Arzneien mit so großem Erfolg an, daß er sich einen Namen unter den Kollegen machte.

1913 heiratete er zum erstenmal. Nachdem er seine Frau Anfang 1917 durch Diphtherie verloren hatte, heiratete er kurz darauf im Frühling desselben Jahres wieder.

Im Juli 1917 erlitt er einen schweren Blutsturz und fiel in ein tiefes Koma. Er war schwer an Krebs erkrankt und mußte sofort operiert werden. Als er aus dem Koma erwachte, sagte man ihm, daß er noch drei Monate zu leben hätte. Halbwegs bei Kräften, stürzte er sich gleich wieder in seine Forschungsarbeit. Er wollte die ihm verbleibende Zeit nutzen, um endlich ein Mittel für die »wahre Heilung« zu finden. Es war ihm schon zuvor schmerzlich aufgefallen, daß er für die Persönlichkeit seiner Patienten nicht genügend Beachtung hatte aufbringen können. Als er die Schriften Samuel Hahnemanns (Begründer der Homöopathie) kennenlernte, hatte er endlich einen Gleichgesinnten gefunden, der – wie er – den ganzen Menschen behandelte und nicht die einzelnen Symptome. Bach hatte erkannt, daß die Typen der Darmflora mit ganz bestimmten Persönlichkeitsmerkmalen und Charakterstrukturen korrespondierten, woraufhin er aus seinen Impfstoffen homöopathische Nosoden machte, die er den Charaktereigenschaften seiner Patienten entsprechend einsetzte.

Durch die Erfahrungen mit seiner eigenen Krankheit und Genesung – er überlebte die prophezeiten drei Monate um 19 Jahre – entfernte er sich immer weiter von den Methoden und Ansichten der akademischen Medizin.

Er wollte nun seine Nosoden durch Pflanzenheilmittel ersetzen, die die gleichen Indikationen aufwiesen.

1928 entdeckte er die Wirkung von Blüten, die er zunächst noch homöopathisch aufbereitete, bis er 1930 zur Essenzherstellung seine *Sonnenmethode* entwickelte (siehe Seite 34).

Bach hatte am eigenen Leib erfahren, wie wichtig seelisches Wohlbefinden und Glück für die körperliche Gesundheit eines Menschen sind. Nachdem er die ersten Blütenessenzen mit Erfolg angewendet hatte, richteten sich seine Forschungen nur noch auf das Gebiet der menschlichen Seele. Um weitere heilende Blüten finden zu können, verkaufte Bach sein gutgehendes Labor in London, verließ seine Frau und seine kleine Tochter und zog aufs Land nach Sotwell, wo sich noch heute das Bachcentre befindet.

Die letzten fünf Jahre seines Lebens verbrachte er ausschließlich mit der Suche nach neuen Blütenmitteln und mit der ständigen Überarbeitung und Vereinfachung der dazugehörenden Beschreibungen.

Edward Bach wünschte sich, daß seine Essenzen in jeden Haushalt einziehen als Hilfe zur Selbsthilfe, als einfache, leicht verständliche und vor allem für den medizinischen Laien anwendbare Methode. Er wollte die Verantwortung für Gesundheit und seelisches Gleichgewicht wieder in die Hände jedes einzelnen zurückgeben.

So entstanden seine philosophischen Aufsätze »Heile dich selbst« und »Ihr leidet an euch selbst«, in denen er den Zusammenhang zwischen seelischem und körperlichem Leiden darlegte.

Hier erklärte er, daß es nicht ausreiche, bei Krankheit nur den Körper zu behandeln, sondern daß für eine ganzheitliche Heilung gerade die Persönlichkeit des einzelnen und dessen Gemütsverfassung mit einbezogen werden müßten. Bach erkannte, wie vor ihm Hahnemann, daß Krankheit allein in einer Disharmonie der Seele ihren Ursprung hat:

»Krankheit im materiellen Körper ist das Ergebnis des Widerstandes der Persönlichkeit gegen die Weisungen der Seele: wenn die kleine, sanfte Stimme bei uns auf taube Ohren stößt, wenn wir die Göttlichkeit im Inneren vergessen, wenn wir versuchen, anderen unsere Wünsche aufzuzwingen, oder zulassen, daß ihre Vorschläge, Gedanken und Befehle uns beeinflussen. Je mehr wir von äußeren Einflüssen, von anderen Persönlichkeiten frei werden, desto mehr kann unsere Seele uns gebrauchen, um Sein Werk zu vollbringen.«

Als die »eigentlichen Grundkrankheiten der Menschheit« bezeichnete Bach Kräfte wie Stolz, Grausamkeit, Haß, Angst, Unsicherheit und Einsamkeit.

Krankheit ist für Bach kein Feind, den es unter allen Umständen zu bekämpfen gilt, sondern sie ist als ein Korrektiv zu verstehen, das uns hilft, unsere eigentlichen menschlichen Qualitäten wiederzuentdecken und zu entwickeln. Die Seele ist nach Bach jener Teil in uns, der den göttlichen Funken verkörpert, das höhere Selbst, das weiß, welcher Weg für jeden einzelnen von uns der richtige ist, und uns z. B. durch Krankheit immer wieder darauf hinweist, daß wir von unserem eigentlichen Weg abgekommen sind.

Bach hielt viele Vorträge über seine Entdeckungen sowohl vor der Ärzteschaft als auch in der Freimaurerloge, der er angehörte. Skripten und Briefe sind in dem Buch »Edward Bach, Gesammelte Werke», das im Aquamarin Verlag erschienen ist, nachzulesen. Bach hat alles, was er für überholt hielt, vernichtet. Deshalb beschränkt sich sein Nachlaß auf nur einige wenige Artikel, Vorträge und Briefe.

In seinem letzten Brief an seine drei Freunde und Mitarbeiter Nora Weeks, Victor Bullen und Mary Tabor schreibt er am 1. November 1936:

»Ihr lieben Guten,
es gibt Augenblicke wie diesen, da erwarte ich eine Aufforderung nach –
ich weiß nicht, wohin.
Aber falls dieser Ruf, was möglich ist, jede Minute ergeht, bitte ich euch,
euch drei, das wunderbare Werk fortzuführen, das wir begonnen haben.
Ein Werk, das der Krankheit ihre Macht entreißen kann, das die Menschen freimachen kann ...«

Kurz darauf verstarb Edward Bach – im Schlaf – im November 1936.

In den Jahren 1928 bis 1936 hatte Bach 38 verschiedene Blüten zur Heilung des menschliches Gemüts gefunden. Manche behaupten, Bachs Blütenessenzen seien ein abgeschlossenes Werk, dem es nichts mehr hinzuzufügen gibt.

Erst über 40 Jahre später und nach einigen vergeblichen Anfragen im englischen Bachcentre folgte das Ehepaar Patricia Kaminski und Richard Katz aus Kalifornien der Aufforderung Bachs: »... bitte ich euch ... das wunderbare Werk fortzuführen, das wir begonnen haben.« 1978 stellten die beiden in Kalifornien die ersten Blütenessenzen aus den Wildpflanzen ihrer unmittelbaren Umgebung her. So entstanden nach und nach über 100 weitere Essenzen, die die Arbeit von Edward Bach erweitern und ergänzen. Diese neuen Essenzen nennt man »Kalifornische Blütenessenzen«, um sie von den Bachblüten zu unterscheiden. Die meisten dieser Pflanzen wachsen auch in Europa.

Die Essenzen wurden und werden von vielen Menschen auf der ganzen Welt so lange getestet, bis sich eine klare Indikation zu der jeweiligen Blüte stellen läßt. Erst dann wird eine Blütenessenz in das Repertorium aufgenommen.

1979 gründete Richard Katz die »Flower Essence Society« (FES), die seit 1983 ein Teil der gemeinnützigen Organisation »EarthSpirit« ist.

FES hat sich drei Hauptziele gesetzt:

1. Förderung von botanischen, klinischen und empirischen Forschungen; Sammlung von Fallstudien über die therapeutischen Auswirkungen von Blütenessenzen,
2. Organisation und Leitung eines jährlichen Programms zur Ausbildung und Zulassung von Blütentherapeuten sowie Leitung von Seminaren in der ganzen Welt,
3. Errichtung eines Netzes zum Austausch von Erfahrungen und Materialien für alle, die heilende, lehrende oder forschende Aufgaben im Bereich der Blütentherapie ausüben.

Kontaktadresse
Flower Essence Society,
P.O. Box 1769, CA 95959 USA
Tel. aus Deutschland: 001 916 265 9163, Fax 001 916 265 6467

Bachblüten und kalifornische Blütenessenzen

Der Hauptunterschied zwischen Bachblüten und kalifornischen Blütenessenzen liegt in den Themen, die die neuen Essenzen ansprechen. Bachs Blütenessenzen gehen direkt auf die Probleme des einzelnen ein, während unter den kalifornischen viele zu finden sind, die den einzelnen als Glied einer Gemeinschaft oder Gruppe sehen. Die kalifornischen Blütenessenzen gehen also über die individuellen Belange hinaus und stellen den einzelnen in einen größeren Zusammenhang, wie den einer Lebensgemeinschaft oder eines Teams.

Dies kann man am Beispiel der Essenzen Gorse und Scotch Broom, Stechginster und Besenginster, festmachen: Bachs Gorse behandelt die Hoffnungslosigkeit über den eigenen Zustand oder die eigene Situation, während der kalifornische Scotch Broom die Hoffnungslosigkeit über die Weltlage und den Weltschmerz anspricht.

Auch gibt es bei den kalifornischen Blüten noch mehrere Verwandte der Bachschen Mimulus. Mimulus behandelt die alltägliche, benennbare Angst. Bei den vier kalifornischen Mimulusarten werden diese Ängste stark differenziert und beziehen sich nur noch auf ganz spezifische Ängste, die zum Beispiel in religiösen oder sexuellen Bereichen auftreten.

Ein weiterer Unterschied besteht darin, daß man kalifornische Essenzen auch einnehmen kann, um bestimmte vorhandene Eigenschaften zu unterstützen und zu fördern. Das gilt besonders im Bereich der Spiritualität und der Kreativität. Essenzen wie Lotus oder Star Tulip erleichtern die Meditation oder öffnen den Zugang zu den Träumen. Madia und Shasta Daisy unterstützen die Konzentrationsfähigkeit und das systematische Denken. So können die kalifornischen Essenzen nicht nur negative Gemütszustände har-

monisieren, sondern sie können auch ganz gezielt zur Entfaltung bestimmter Anlagen und Fähigkeiten eingesetzt werden.
Außerdem gibt es unter den kalifornischen Essenzen einige Schutzblüten (Yarrow, Saint John's Wort), die uns helfen, mit zunehmender Sensibilität oder Überempfindlichkeit wie auch mit extrem belastenden Umweltbedingungen besser zurechtzukommen.
In ihrer Herstellung und auch in der Anwendung sind die »kalifornischen Blütenessenzen« vollkommen identisch mit den Bachblüten. Deshalb kann man auch alle Blütenessenzen gefahrlos miteinander kombinieren. Bachblüten und kalifornische Blütenessenzen ergänzen und bereichern sich gegenseitig.

2 Wie findet man die richtige Mischung?

Lernen von Mittelbildern?

Bevor man sich die richtige Mischung zusammenstellen kann, ist es wichtig, mit den Themen der verschiedenen Essenzen zumindest im groben vertraut zu sein. Dabei gibt es unterschiedliche Möglichkeiten des Vorgehens: Zunächst beschäftigt man sich mit den Essenzen, deren Bilder oder deren Grundthemen einen besonders ansprechen. Oft springen uns beim Durchgehen von Blütenkarten einzelne ins Auge, die uns gut gefallen oder die wir eher abstoßend finden oder zu welchen wir auf irgendeine Weise einen »Draht« haben. Blütenessenzen, die ansprechen, bleiben auch leichter im Gedächtnis haften. Man kann auch mit Essenzen beginnen, die man gerade einnimmt, weil sie von einem Therapeuten oder auch von einem Freund zusammengestellt wurden.

Erfahrungen, die wir an uns selbst machen, gehen weit über theoretische Kenntnisse hinaus und stehen uns immer wieder zur Verfügung. Solche inneren Bilder von Blütenessenzen lassen sich – mit Einschränkung – auch auf andere, ähnliche Fälle übertragen. Was wir selbst erlebt haben, können wir auch an anderen wiedererkennen. Da Blütenessenzen sehr subtil wirken, läßt sich ihre Auswirkung am überzeugendsten durch eigene Erfahrung weitergeben.

Für jene, die Blütentherapie in ihre Arbeit mit einbeziehen wollen, ist es sinnvoll, außer mit den eigenen auch mit den Essenzen zu beginnen, die die Klienten »mitbringen«. Auch hier dient die

Erfahrung mit anderen Menschen dem Näherkommen an die verschiedenen Blütenessenzen.

Grundsätzlich hat es wenig Sinn, alle Blütenindikationen, wie sie auch in diesem Buch dargestellt sind, auswendig zu lernen. Dieser meist theoretische Ballast wird mehr oder weniger vergessen. Erfahrung und Geduld, indem man sich Stück für Stück der Blütentherapie nähert, zeitigen die größte Wirkung. Handbücher und Anleitungen geben zwar viele Facetten der Essenzen wieder, können jedoch jahrelange Erfahrung nicht ersetzen.

Mischungen für mich selbst

Die Selbsteinschätzung ist unabhängig von der Therapieform immer das Schwierigste. So fühlen sich die meisten Leser erst mal von der Fülle der Informationen überfordert und finden sich gleichzeitig in vielen verschiedenen Blütenbildern wieder. Darum ist es gerade für Einsteiger wichtig, daß sie sich für die richtige Mittelwahl Unterstützung holen. Dies kann ein guter Freund und Vertrauter oder auch ein professioneller Berater und Therapeut sein. Die Erfahrung zeigt, daß es wenig sinnvoll ist, sich im »stillen Kämmerlein« Blütenmischungen zuzubereiten, ohne diese von einem objektiven Unbeteiligten überprüfen zu lassen. Da wir alle »betriebsblind« sind, fehlen diesen Mischungen häufig die wesentlichen, veränderungsfördernden Essenzen. Oft fällt die Selbsteinschätzung sogar wesentlich negativer aus, als es der Wirklichkeit entspricht, und der Betroffene stellt sich eine wahre »Katastrophenmischung« zusammmen, ohne die erhoffte Wirkung zu erzielen. Der sicherste Weg zur Selbsteinschätzung ist, auf den »Spiegeleffekt« zu achten. Damit ist gemeint, daß das, was uns an anderen besonders stört und nervt, häufig unsere eigene Schattenseite ist. Auch immer wiederkehrende, gleichartige Probleme können uns sichere Hinweise auf Ungelöstes und Unverarbeitetes in unserer Seele geben. Dabei sollte man sich immer zuerst fragen: »Was ist *jetzt* im Moment mit mir los?« Blütentherapie geht immer von der Gegenwart aus. Die Arbeit mit Blütenessenzen fördert und klärt jedoch vor allem die Selbstwahrnehmung, und mit zunehmender Erfahrung wächst auch die Fähigkeit, sich selbst richtig einzuschätzen und eine wirkungsvolle Mischung herzustellen.

Mischungen für andere – richtige Gesprächsführung

Um zu einer wirkungsvollen Blütenmischung zu finden, ist es wichtig, sich die notwendigen Informationen geben zu lassen. Es ist nicht leicht, aus den vielen problematischen Bereichen, die ein Freund oder auch Klient mitbringt, die vorrangigen Themen herauszufinden. Um zu brauchbaren Ergebnissen zu kommen, gibt es viele Wege. Manche Berater verwenden Techniken aus der Kinesiologie oder der Radiästhesie. Ich erhalte seit Jahren die besten Diagnoseergebnisse durch ein intensives Gespräch.
Es ist sehr wichtig, gut zuhören zu können. Das heißt, man muß auch »hören« können, was der andere nicht sagt, was er durch Tonfall, Körperhaltung oder bestimmte Gesten ausdrückt. Dabei sollte man sich nicht von den Geschichten seiner Klienten gefangennehmen lassen und nicht ihren Selbsttäuschungsmanövern auf den Leim gehen. Wissen wir um unsere eigenen Tricks, wie wir am Wesentlichen vorbeischauen, können wir auch die anderer Menschen erkennen. Hinschauen und sehen lernen ist eben-

so wichtig für die Blütentherapie wie zuhören, denn diese Therapieform setzt immer am gegenwärtigen Zustand des Menschen an. Ich fange immer mit Naheliegendem an und nehme, was ich am anderen sehen und erkennen kann.

Um Zugang zu einem anderen Menschen zu bekommen, sollte man seine Sprache sprechen – nicht mit psychologischen oder esoterischen Weisheiten um sich werfen, sondern verständlich und einfach bleiben. Viele Menschen beschäftigen sich anhand der Blütenessenzen zum erstenmal mit ihrem Seelenleben und haben vielleicht vorher noch nie über Gemütszustände und Zusammenhänge von Körper, Geist und Seele nachgedacht. An Schmerz, Einsamkeit und Seelennot eines Menschen kann man sich nur langsam und behutsam herantasten. Hier sollte man nicht insistieren, sondern voller Geduld und Achtung vor dem besonderen Lebensweg weitergehen. Oft ist es sogar notwendig, zu warten, bis der Betreffende selbst bereit ist, sich an die schmerzhaften Punkte zu wagen. Manchmal muß ich auch innerlich einen Schritt zurücktreten, damit ich das ganze Bild sehen und den roten Faden in den Geschichten des anderen finden kann. Dies wiederum kann mir wichtige Hinweise auf bestimmte Blütenessenzen geben, die ich nicht erkennen kann, wenn ich zu nahe dran bin.

Nicht nur ein Gespräch, sondern natürlich auch alle anderen Therapiemethoden können hilfreich sein. Das Besondere an der Blütentherapie ist ja, daß man sie in einzigartiger Weise mit anderen Methoden kombinieren kann.

Wichtige Fragen

Die folgenden Fragen können einem helfen, die passende Mischung zu finden, sie können aber nur Anhaltspunkte und Richtlinien liefern. Ich möchte hier keinen Fragebogen anbieten, den man nur auszufüllen braucht, um die fertige Blütenmischung geliefert zu bekommen. Blütentherapie setzt die aktive Auseinandersetzung des einzelnen mit seinen Problemen voraus, und ihre Wirkung profitiert vor allem von einem liebevollen zwischenmenschlichen Gespräch (siehe oben). Im Gespräch muß man langsam und behutsam vorgehen. Auf direkte Fragen nach dem tiefsten Seelengrund oder unangenehmen Situationen werden die meisten Menschen mit Ablehnung und Widerstand reagieren. Fragen, die zu früh oder zu bedrohlich gestellt werden, werden oftmals sogar einfach überhört oder völlig unzusammenhängend beantwortet.

Die Fragen
- Was ist los? (Hier ist es wichtig, sich keine unendlich langen Geschichten erzählen zu lassen. Lassen Sie sich präzise sagen, um was es geht!)
- Welche Ereignisse fanden oder finden gleichzeitig mit dem Auftreten des Problems statt?
- Welche Ängste gibt es? Wo sitzt die Angst im Körper/ist sie benennbar oder eher diffus/wie sieht sie aus?
  Ängste liegen fast immer dem genannten Problem zugrunde, und sei es die Angst, in die Tiefe der eigenen Persönlichkeit zu gehen.
- Welche Stimmungen sind im Moment vorherrschend?
- Gibt es ein Schockerlebnis oder irgendwelche Traumata?
- Hat es sonst einschneidende Erlebnisse gegeben (Scheidung, Unfall, Tod)?

- Wie ist die Beziehung zu Vater oder Mutter?
- Wozu zwingen mich meine Umstände/was habe ich davon?
- Wohin geht die Sehnsucht? Wenn eine Fee käme und mir drei Wünsche gewähren würde, was würde ich mir wünschen?
- Nach den eigentlichen Beweggründen fragen: Was ist hinter den Geschichten? Warum bin ich hergekommen? Was will ich ändern?
- Welche Bereiche sind blockiert/welche überbetont? Jemand ist z. B. extrem sportlich, vernachlässigt aber seine emotionalen Bedürfnisse.
- Was fehlt?
- Braucht er nur einen »Kick«, um wieder handlungsfähig zu sein, oder sollen die Essenzen eher Linderung oder Verbindung bringen?
- Was ist allen Symptomen gemeinsam? Nach dem roten Faden suchen, um die wesentlichen Essenzen herauszukristallisieren.
- Auf die Körpersprache achten: Oft gibt der Körper in kleinen Bewegungen spontan auf eine Frage Antwort, bevor der Kopf zu denken anfängt.

Hinweis: Die Unterschiede von einer Blütenessenz zur anderen liegen in der negativen Seite der Indikation. Letztendlich führen alle Blütenessenzen zu innerer Gelassenheit und größerer Selbsterkenntnis.

Wie wirken Blütenessenzen?

Wie Blütenessenzen wirken, auf welche Weise sie auf die Seele einwirken und aus welchem Grund Veränderungen hervorgerufen werden können, weiß niemand. Bis heute stehen der modernen Wissenschaft keine Methoden zur Verfügung, mit denen man nachweisen könnte, welche Stoffe oder Kräfte Blütenessenzen so wirksam machen. Sicher ist, daß Blütenessenzen seit über 60 Jahren ihre Wirkung tun und daß inzwischen viele Menschen auf diese »unwissenschaftliche« Methode vertrauen. Blütentherapie ist eine reine Erfahrungsheilkunde. Man kann genau bestimmen, in welchen Fällen welche Essenz gegeben werden muß. Aber man kann nicht im voraus sagen, wie der einzelne im Detail darauf reagieren wird.

Bachs größtes Anliegen war es, weitere Krisen oder Nebenwirkungen von seinen Patienten fernzuhalten. Die Blüten sollten helfend und stützend wirken und Wege eröffnen, die aus seelischer Not und Krankheit herausführen. Blütenessenzen wirken wie ganzheitliche Katalysatoren, die Veränderungen und Heilung herbeiführen, ohne selbst in den Prozeß einzugreifen. Sie wirken wie Schlüssel zu Türen unserer Seele, die wir alleine nicht mehr öffnen können. Sie legen den Zugang zu unserer inneren Quelle frei, aus der heraus Heilung stattfinden kann. Bach nannte diesen Teil in uns den »inneren Arzt«.

Blütenessenzen ordnen, rücken zurecht und stabilisieren. Sie betten uns ein, wo wir dringend Schutz brauchen, und tragen uns, wo wir uns mit den dunklen Seiten unserer Persönlichkeit konfrontieren müssen. Dabei holen sie uns aus dem emotionalen Sumpf heraus, so daß wir in der Lage sind, das Problem aus einer neuen Perspektive zu sehen. »Von oben« zeigen sich oft Lösungswege, die man nicht erkennen kann, solange man noch mittendrin steckt. Blütentherapie arbeitet ausschließlich lösungsorientiert. Es geht hier nicht darum, in die tiefsten Abgründe der Seele vorzudringen. Sondern mit den Blüten ist es möglich, behutsam Schicht für Schicht abzutragen, so daß man sich vorbereitet und geschützt der Ursache der Problematik nähern kann. Essenzen gehen nach dem Prinzip der Zwiebel vor, von außen nach innen, so daß das Tempo der Entwicklung immer mit dem See-

lentempo übereinstimmt. Bach wollte Harmonie für seine Patienten erreichen und keine neuen Katastrophen hervorrufen.
Blütenessenzen sind sanfte Wegbegleiter, die uns immer wieder zu unserer Mitte führen. Mit den Worten des Familientherapeuten Bert Hellinger gesagt: »Die Mitte fühlt sich leicht an!«

Woran erkennt man die Wirkung?

Gerade bei der ersten Begegnung mit Blütentherapie berichten manche von dramatischen Wirkungen, oftmals innerhalb von wenigen Stunden. Ein Gefühl von Erleichterung, wie wenn eine Last abgenommen wurde, bis hin zu einer leichten Euphorie kann man beobachten. Eine eindeutige und schnelle Wirkung kann man vor allem auch bei den Notfalltropfen (siehe Seite 205) feststellen. Man kann auch beobachten, daß Träume intensiver wahrgenommen werden. In den meisten Fällen ist die Wirkung jedoch vielmehr subtil und langsam, und häufig werden Veränderungen eher von den Mitmenschen bemerkt als vom einzelnen selbst. Das liegt auch daran, daß Probleme, die gelöst sind, nicht mehr belasten und daher gar nicht mehr auffallen. Erfahrungsgemäß erkennen viele Menschen die Wirkung von Blütenessenzen erst rückblickend: wenn einem zum Beispiel auffällt, daß man in dieser oder jener Situation ganz anders reagiert hat als sonst üblich.
In seltenen Fällen kann es zu Erstverschlimmerungen kommen, wie man es von der Homöopathie her kennt. Manchmal »flammen« Zustände, derentwegen man die Essenzen nimmt, am folgenden Tag noch einmal auf; dies kann man besonders bei Kin-

dern beobachten. Sollte sich nach ein paar Tagen bis spätestens einer Woche keine Linderung oder Veränderung der Zustände ergeben, kann man davon ausgehen, daß es sich nicht um die richtige Mischung handelt.

Falsche Vorstellungen von Blütenessenzen

- Blütenessenzen sind keine Wunderdrogen oder »happy-pills«, die uns nur noch milde lächelnd durch den Tag gehen lassen. Innere Ausgeglichenheit ist nicht gleichbedeutend mit totaler »Wurschtigkeit«. Das Leben wird weiterhin durch Höhen und Tiefen gehen, mit Hilfe der Blüten wird es jedoch möglich, manche Schwierigkeit mit anderen Augen zu sehen oder anders anzugehen.
- Blüten bringen keine schnelle Symptomverschiebung. Sie sind keine weitere Methode, um Krankheiten möglichst rasch zum Verschwinden zu bringen. Ihre Wirkung zielt ausschließlich auf seelische Wandlung und innere Ordnung ab.
- Mit Blütentherapie kann man keine Gehirnwäsche machen oder jemanden in eine bestimmte Richtung manipulieren. Man kann damit nicht die »ideale Persönlichkeit« erzeugen. Die Versuchung ist zwar groß, unsere Partner und Mitmenschen endlich etwas »pflegeleichter« zu gestalten. Doch werden Essenzen nur Wirkung haben, wenn sie ursächlich zu diesem Menschen passen und nicht, weil eine Entwicklung in diese oder jene Richtung von anderen für wünschenswert gehalten wird.
- Mit Blütenessenzen kann man sich nicht die Konfrontation mit den eigenen Schattenseiten ersparen. Obwohl Blüten eine sehr sanfte Methode der Selbsterkenntnis darstellen, ist es

doch wichtig, daß wir die negativen Aspekte unserer Persönlichkeit anschauen, schon um eine richtige Mischung zusammenstellen zu können.
- Es ist unmöglich, sich mit Blütenessenzen wach zu halten, wenn die Kräfte einfach erschöpft sind (siehe Aloe, Oak, Olive). Wenn es der inneren Ordnung entspricht, werden Blüten eher dazu beitragen, daß sich ein übermüdeter, erschöpfter »Workaholic« die längst nötige Ruhe und Entspannung gönnt. Blüten sind kein Dopingmittel!
- Es ist nicht richtig, daß man konsequenter Vegetarier oder Nichtraucher sein muß, damit Blütenessenzen wirken können. Grundsätzlich ist jedoch eine ausgewogene Lebensweise für die seelische und körperliche Gesundheit hilfreich und auch unterstützend bei der Einnahme von Blütenessenzen.
- Um Blütentherapie machen zu können, bedarf es keiner homöopathischen Vorbehandlung. Auch schließt Blütentherapie keine andere Behandlungsmethode aus. Vielmehr ist sie in einzigartiger Weise in der Lage, Hand in Hand mit anderen Methoden und Therapien zu gehen.
- Falsch ist auch die Aussage, daß nur spirituell vorgebildete Menschen Blütenessenzen nehmen können oder daß eine Behandlung mit Blüten sowieso sinnlos sei, wenn man das Alter von 50 Jahren überschritten hat. Bach wollte gerade dem medizinisch und spirituell Ungebildeten seine Essenzen als Hilfe zur Selbsthilfe in die Hand geben; auch gibt es keinerlei Altersbeschränkung bei Blütentherapie.

Grenzen der Selbstbehandlung

Blütentherapie ist keine Wundertherapie. Es gibt Fälle und Situationen, wo eine andere Methode wirkungsvoller ist. Auch gibt es Menschen, die auf andere Therapieformen besser ansprechen. Therapie mit Blütenessenzen kann keine medizinische Diagnose oder Behandlung ersetzen, psychische Störungen bedürfen der Überprüfung durch einen Arzt oder Psychotherapeuten.

3   Mischungen zusammenstellen

Einnahme und Dosierung

Man sollte nicht mehr als *sechs Essenzen* zusammenmischen, um den Überblick über den Therapieverlauf nicht zu verlieren. Es ist jedoch in den meisten Fällen sinnvoll, sich auf wenige Essenzen zu beschränken, um ein möglichst klares Ergebnis zu erhalten. In der Arbeit mit Blütenessenzen gilt der Grundsatz: »Weniger ist mehr!« Bei kleinen Mischungen ist es leichter festzustellen, an welcher Stelle sich Änderungen ergeben haben und in welchem Bereich sich bisher nichts gewandelt hat. Bestehen Blütenmischungen aus zwölf oder mehr Essenzen, ist es kaum möglich, einzuschätzen, welche Essenz geholfen hat und welche unnötig gegeben wurde. Man sollte auf keinen Fall nach dem Prinzip vorgehen: »Schaden kann es ja nichts, also nimmt man alles, was irgendwie passend erscheint!« Die Auswahl der richtigen Essenzen erfolgt nach den genannten Kriterien.

Zubereitung einer Einnahmeflasche
In der Regel füllt man eine 30-ml-Flasche zu 2/3 mit Quellwasser (z. B. Volvic oder Evian) und zu 1/3 mit einem 43%igen Alkohol wie Brandy oder Obstler. Der Alkohol hat ausschließlich konservierende Wirkung. In diese Grundsubstanz gibt man dann jeweils 3 Tropfen der ausgewählten Blütenessenz. Bei Alkoholunverträglichkeit kann der Alkohol durch Obstessig oder vegetabiles Glycerin ersetzt werden. Ist auch das nicht möglich, sind die Blütenessenzen in sehr viel Wasser einzunehmen oder kleinere Ein-

nahmeflaschen zuzubereiten. Solche Mischungen müssen dann kühl gelagert werden.

Regel: Pro 10 ml Grundsubstanz 1 Tropfen Essenz aus der Vorratsflasche, also bei 30 ml 3 Tropfen von jeder ausgewählten Essenz. Beispiel: bei vier Essenzen bedeutet das 4 x 3 Tropfen pro 30-ml-Einnahmeflasche. Bei größeren (50 ml, 100 ml) oder kleineren Flaschen (10 ml, 20 ml) werden entsprechend mehr oder weniger Tropfen der Essenz verwendet. Jede Einnahmeflasche sollte mit einem Tropfeinsatz oder mit einer Pipette ausgestattet sein.

Dosierung

Im Normalfall werden 4 x täglich 4 Tropfen aus der Einnahmeflasche eingenommen. Bei akuten Zuständen können Blütenessenzen wesentlich häufiger eingenommen werden, das heißt von stündlich bis alle paar Minuten. Wenn sich der Zustand bessert, werden die Abstände langsam vergrößert. Hat jemand das Bedürfnis, die Essenzen öfter als 4 x am Tag einzunehmen, ohne daß ein akuter Zustand vorliegt, so darf man dennoch diesem »Bedürfnis der Seele« nachgeben.

Rhythmus und Konsequenz sind wichtige Pfeiler der Blütentherapie. Wer seine Essenzen nur unregelmäßig einnimmt, braucht sich nicht über eine geringe oder gar keine Wirkung zu wundern. Das Wichtigste ist jedoch die Einnahme der Essenzen am Morgen nach dem Aufstehen und am Abend vor dem Schlafengehen. Man sollte also den Tag mit Blüten beginnen und ihn auch mit Blüten beenden. Auf diese Weise legen die Essenzen einen Rahmen um den Tag und helfen ihn zu strukturieren. Die übrigen Male der Einnahme können sich nach dem individuellen Tagesablauf richten. Für Kinder und sehr empfindliche Menschen empfiehlt es sich, die Dosierung auf 1–2 x täglich zu reduzieren. Manche Menschen fühlen sich durch die Blütenessenzen in ihrem Schlaf gestört, sie lassen dann die Abendgabe weg. Bach hat keine Aussagen bezüglich einer Einnahme vor oder nach dem Essen gemacht. Nach meiner Erfahrung spielt dies für die Wirkung der Essenzen auch keine Rolle.

Ein Tip für Berufstätige: Um die Einnahme der Blüten 4 x täglich zu gewährleisten, ist es sinnvoll, ein Fläschchen im Bad oder am Bett zu haben und ein weiteres Fläschchen in der Tasche oder am Arbeitsplatz zu deponieren.

Orale Einnahme
Blütenessenzen können direkt aus der Einnahmeflasche in den Mund gegeben werden, das heißt also pro Gabe 4 Tropfen unter die Zunge. Es ist auch möglich, die Tropfen in etwas Flüssigkeit einzunehmen, wie Wasser, Saft oder Tee.

Äußerliche Anwendung
Blütenessenzen als Öl oder Salbe: Einige Blütenessenzen lassen sich auch gut in ein Massageöl oder in eine Salbe geben. Hier nimmt man 3 Tropfen aus der Vorratsflasche auf 10 g Öl oder Salbengrundlage. Besonders geeignet sind Blütenessenzen zur Entspannung oder Körperarbeit.
Blütenessenzen als Badezusatz: Blüten zur Entspannung und zum Loslassen eignen sich auch für die Badewanne, ebenso wie die zur Unterstützung der Träume. Es empfiehlt sich, 3–4 Tropfen aus der Vorratsflasche in das Badewasser zu geben.

Einnahme in akuten Fällen?

Bei der Behandlung von akuten Zuständen handelt es sich meistens um eine Notfallbehandlung. Hier ist es angezeigt, Notfalltropfen zu geben (siehe Seite 205). Andere Situationen für die akute Einnahme können vorübergehende Zustände wie Überforderung, situationsgebundene Ängste, Prüfungsangst oder plötzliche Schwäche sein. Für akute Zustände gibt es zwei Einnahmemöglichkeiten:

Wasserglasmethode
Hier gibt man aus der Stockbottle (Vorratsflasche) 3 Tropfen von den Notfalltropfen oder einer anderen Essenz in ein Glas mit Wasser, Tee, Saft oder ähnlichem. Den Inhalt des Glases sollte man dann schlückchenweise innerhalb von 10–20 Minuten einnehmen. Wenn sich der Zustand nicht gebessert hat, macht man noch ein Glas zurecht. Mit zunehmender Besserung vergrößert man die Einnahmeabstände. Es ist auch möglich, mit der Wasserglasmethode Blütenessenzen über einen Tag verteilt einzunehmen.

Einnahmeflasche
Aus den Notfalltropfen sollte man grundsätzlich ein Einnahmefläschchen zubereiten, das man griffbereit in Hausapotheke, Küche oder Handtasche aufbewahrt. In akuten Fällen gibt man direkt aus diesem Fläschchen einige Tröpfchen in den Mund und wiederholt diese Gabe alle paar Minuten, bis eine Besserung der Zustände zu beobachten ist. Diese Tropfen kann man auch auf Stiche oder kleine Verletzungen geben. Auch für Prüfungen oder Reisen (Flugangst) kann man Mischungen zubereiten. Diese Tropfen nimmt man in nach und nach größer werdenden Abständen, bis eine Besserung eintritt oder bis die Situation vorbei ist. Bei Flugangst beginnt man mit der Einnahme, kurz bevor die Angst auftritt, und behält dann das Fläschchen die ganze Zeit über bei sich, um immer mal wieder eine Gabe daraus einzunehmen. Die Einnahmeabstände können intuitiv erfolgen. Für akute Zustände ist es immer möglich, Blütenessenzen in hohen Dosierungen und häufigen Gaben zu nehmen, ohne eine Überdosierung befürchten zu müssen.

Langzeiteinnahme?

Wenn nicht gerade akute Zustände behandelt werden sollen, ist es üblich, Blütenessenzen über einen längeren Zeitraum einzunehmen. Eine 30-ml-Flasche hält in der Regel 3–4 Wochen vor. Es hat sich als sinnvoll erwiesen, die Tropfen über die Dauer einer Einnahmeflasche einzunehmen und nach der Beendigung der Einnahme ihre Wirkung zu überprüfen. Natürlich muß zu Anfang der Einnahme eine deutliche Wirkung zu spüren sein, die Mischung ist sonst zu verändern. Nach etwa einem Monat sollte man überprüfen, eventuell auch im Gespräch mit anderen, welche Veränderungen zu beobachten waren, in welchen Bereichen sich kaum etwas verändert hat usw. Aus diesen Informationen läßt sich dann die Folgemischung zusammenstellen.
Grundsätzlich gilt, daß Seelenzustände und Persönlichkeitsmerkmale, die über Monate oder Jahre entstanden sind, nicht innerhalb von drei Wochen verschwinden. Blütentherapie baut auch auf den Willen nach Veränderung, und deshalb ist es für den einzelnen wichtig, konsequent und geduldig mitzuwirken. Um eine tiefgreifende, anhaltende Wirkung zu erzielen, ist eine konsequente Einnahme, in manchen Fällen auch über mehrere Monate, unerläßlich. Manchmal ist es sinnvoll, auch andere Therapieformen begleitend hinzuziehen. Oder umgekehrt: Blütentherapie wird als Begleitung zu anderen Therapien eingesetzt.

Standardmischungen?

Die einzige Standardmischung, die Bach selbst zusammengestellt hat, waren seine Notfalltropfen. In der allgemeinen Bachblütenliteratur findet man häufig noch andere Standardmischungen, wie Prüfungstropfen, Infekttropfen bis hin zu vorgegebenen Mischungen für Epilepsie und andere Krankheiten.

Vorgegebene Mischungen für Krankheiten gehen jedoch völlig an der Idee Bachs vorbei, nicht die Krankheit zu behandeln, sondern den Menschen. Leider ist auch in der Blütentherapie die Tendenz steigend, schnelle Symptombehandlung zu fordern, anstatt sich mit der Persönlichkeit und der individuellen Situation des Klienten zu befassen. Es gibt keine Essenzen gegen Rückenbeschwerden, sondern nur Blüten für Menschen, die unter Rückenbeschwerden leiden. In den meisten Fällen haben ähnliche Symptome sehr unterschiedliche Hintergründe. Blütentherapie bezieht sich nur auf die Seelenzusammenhänge und die jeweiligen Gemütszustände.

Stellen Sie Standardmischungen nur zusammen, wenn Ihnen gar nichts anderes übrigbleibt. Solche Mischungen sind immer weniger effektiv als am Menschen orientierte Mischungen.

Herstellung von Blütenessenzen

Blütenessenzen können mit verschiedenen Methoden gewonnen werden. Es gibt nach Bach die *Sonnenmethode* und für Pflanzen, die schon sehr früh im Jahr blühen, die *Kochmethode*. Bevor man sich an die Herstellung von Blütenessenzen macht, ist es wichtig, sich in eine meditative, achtsame Haltung zu begeben und sich innerlich auf die folgenden Schritte vorzubereiten.

Sonnenmethode
Man begibt sich an einem sonnigen, wolkenlosen Tag an den Ort, an dem die Pflanze steht, aus deren Blüten man eine Essenz

herstellen möchte. Die Pflanzen sollten möglichst in einiger Entfernung von stark befahrenen Straßen oder industriell genutzten Gebieten wachsen. Außerdem sollten die Pflanzen gesund sein und genug vollaufgeblühte Blüten ausgebildet haben. Dann füllt man ein kleines Glasschälchen (aus hochwertigem, lichtdurchlässigem Glas) mit Quellwasser und bedeckt die Wasseroberfläche vollständig mit Blüten von möglichst vielen verschiedenen Pflanzen einer Gattung. Um die Blüten beim Pflücken nicht mit der Hand zu berühren, nimmt man ein Blatt oder ein Zweiglein derselben Pflanze und pflückt damit die Blüten ab. Nun setzt man dieses mit Blüten gefüllte Wasserschälchen vier bis fünf Stunden der Sonne aus. Dr. Bach ging davon aus, daß die Sonne die Kraft hat, das Wasser im Schälchen mit der Energie oder Information der Blüten zu »imprägnieren«. Die Essenz ist fertig, wenn die Blüten leichte Verwelkungserscheinungen zeigen, d. h., sie haben ihre Energie an das Wasser abgegeben. Dann entnimmt man vorsichtig – wieder unter Zuhilfenahme eines Blattes – die Blüten. Es ist ein ungeschriebenes Gesetz, daß man von der so entstandenen Blütenessenz, als Dank und aus Achtung vor den Kräften der Natur, einen kleinen Teil der Natur wieder zurückgibt. Das Wasser im Schälchen ist die sogenannte Urtinktur oder Mutteressenz. Zur Konservierung wird diese zu gleichen Teilen mit einem 43%igen Alkohol (Brandy oder Obstler) versetzt und in Flaschen abgefüllt.

Kochmethode
Bei Pflanzen, die schon früh im Jahr blühen, wenn die Sonne noch nicht kräftig genug ist, wendet man die Kochmethode an. Das trifft vor allem für die Blüten von Bäumen und Sträuchern zu. In diesem Fall pflückt man Blüten, Blättchen und kleine Zweige der Pflanze und kocht diese in Quellwasser 1/2 Stunde aus. Danach seiht man die Pflanzenteile ab und verfährt dann weiter mit der gewonnenen Essenz wie bei der Sonnenmethode.

Nach welcher Methode welche Bach-Blütenessenzen hergestellt werden, können Sie in Julien Barnards Buch »Das Bachblütenwunder« nachlesen. Kalifornische Blütenessenzen werden ausschließlich nach der Sonnenmethode zubereitet.
Um die Urtinktur auf Einnahmestärke zu bringen, bedarf es zweier Verdünnungsschritte.

Erste Verdünnung – Depotflasche
Man nimmt ein 5- oder 10-ml-Fläschchen, das bis zum Rand mit Alkohol gefüllt ist. In dieses Fläschchen gibt man i. d. R. 2 Tropfen der Urtinktur, so erhält man eine »Stockbottle« oder Depotflasche. Dies sind die Flaschen, mit denen man arbeitet. Diese erhalten Sie auch in der Apotheke.

Zweite Verdünnung – Einnahmeflasche
Nach der Auswahl der passenden Essenzen gibt man von jeder gewählten Essenz 3 Tropfen aus der Depotflasche in ein 30-ml-Fläschchen, das zu 2/3 mit Quellwasser (z. B. Volvic oder Evian) und zu 1/3 mit 43%igem Alkohol (Brandy oder Obstler) gefüllt ist.

Umgang mit dem Repertorium

- Zunächst sind die vorrangigen Themen zu finden, auf die die Blütenessenzen abgestimmt werden sollen (siehe Kapitel 2: *Wie findet man die richtige Mischung?*).
- Als nächsten Schritt sucht man nach den passenden Punkten im Repertorium. Innerhalb der einzelnen Punkte vergleicht man die Differenzierungen der verschiedenen Essenzen und fragt eventuell noch einmal nach.

- Es besteht sowohl die Möglichkeit, nach dem erwünschten Therapieziel (z. B. loslassen, Entspannung) zu suchen, als auch über den Seelenzustand (z. B. Angst, Einsamkeit) zu den entsprechenden Essenzen zu finden. Im Repertorium sind sowohl negative als auch positive Aspekte aufgelistet.
- Dann ist es sinnvoll, die herausgefundenen Blütenessenzen noch einmal mit den ausführlichen Beschreibungen in Kapitel 5 zu vergleichen. Stellt sich die Essenz als unpassend heraus, muß man sich wieder dem Repertorium zuwenden.

Wichtig: Sowohl in den Beschreibungen als auch im Repertorium werden viele verschiedene Aspekte einer Blütenessenz genannt. Die Blüte soll in möglichst vielen Schattierungen erscheinen, auch wenn niemals alle genannten Zustände auf einen Menschen zutreffen. Deshalb ist es wichtig, diese Texte auch mit dem Herzen zu lesen und auf die Intuition zu hören. Beschreibungen zeichnen Bilder, die oftmals nur in Teilaspekten zutreffen. Darum muß man auch auf die feinen Zwischentöne achten und lernen, sich in die verschiedenen Blütenbilder einzufühlen.

4 Blütentherapie für Eltern und Kinder

Nirgends kann man die Wirkung von Blütenessenzen so unmittelbar und klar beobachten wie an Kindern. Sie reagieren noch ganz direkt und ohne Umschweife auf die einzelnen Blüten, wenn es die richtigen sind.

Wie aber findet man die richtigen Blütenessenzen für seine Kinder, wenn man sie noch gar nicht nach den verschiedenen Themen und Differenzierungen der einzelnen Blüten fragen kann? Um für Kinder Mischungen zusammenzustellen, muß man sehr gut beobachten können und auch die Gabe entwickeln, Zusammenhänge intuitiv zu erfassen. Kinder werden mit psychologischen Fragen nichts anfangen können, geschweige denn darauf brauchbare Antworten geben. Um zu Ergebnissen zu kommen, befrage ich zunächst die Eltern nach der Problematik und nach den Charakterzügen und Eigenheiten ihres Kindes. Dann befasse ich mich eine Weile ganz intensiv mit dem Kind, wenn es geht, in Abwesenheit seiner Eltern. Ich spiele mit ihm, vielleicht lasse ich das Kind ein Bild malen, oder wir erfinden zusammen eine Geschichte. Außerdem geben mir seine Mimik und Gestik Hinweise auf bestimmte Blütenessenzen. Zum Beispiel, wenn ein Kind sehr scheu und ängstlich ist, können das Zeichen für Aspen, Centaury oder Violet sein. Man kann hier keine Standardaussagen machen, weil die Mischung immer individuell auf den betreffenden Menschen und seine Situation abgestimmt werden muß.

Für die Eltern selbst ist es immer besonders schwierig, die richtige Mischung zu finden, weil sie zu eng mit ihrem Kind verbunden sind. In emotional nahen Beziehungen (auch zwischen Partnern) ist es immer schwer, die richtigen Blüten zu finden. In den meisten Fällen werden wir die Essenzen aussuchen, die unsere Wünsche und Idealvorstellungen vom anderen wiedergeben, anstatt Blüten auszuwählen, die wirklich zu ihm passen. In engen Beziehungen ist unser Blick immer getrübt. Dies ist auch noch der Fall, wenn man sich schon sehr gut in der Blütentherapie auskennt. Es ist also sinnvoll, einen unbeteiligten Dritten hinzuzuziehen.

Kinder haben einen unverstellten Zugang zu ihrer Intuition und können sich in vielen Fällen ihre Essenzen selbst aussuchen. In einem ruhigen Moment können sie sich aus dem Satz Stockbottles selbst ihre Mischung ziehen, mit der Aufforderung: »Nimm dir, was dir jetzt guttut; such dir aus, welche Blüte zu dir paßt!« Hat man keine Stockbottle zur Verfügung, kann man Kinder anhand der Blütenbilder wählen lassen, man läßt sie die Blüten aussuchen, die ihnen am besten gefallen. Hierfür sind die Blütenkarten, die es zu den Bachblüten wie zu den kalifornischen Blüten (im Buchhandel erhältlich) gibt, besonders geeignet. Auch eine intuitive Auswahl sollte noch einmal überprüft und mit den anstehenden Themen verglichen werden. Kinder treffen jedoch meistens sehr genau den Punkt und zeigen durch ihre Wahl die Richtung der Therapie an. Nach meiner Erfahrung entscheiden Kinder intuitiv besser als die meisten Erwachsenen.

Jedoch hilft die beste Blütenmischung für ein Kind nicht viel, wenn ich Eltern und Familiensituation außer acht lasse. Ich gehe davon aus, daß Familien wie dicht verwobene Netze sind, wo es wenig nützt, wenn ich am schwächsten Fädchen ziehe. Ich kann ein verhaltensauffälliges Kind nicht erfolgreich behandeln, wenn dieses Verhalten im Zusammenleben mit den übrigen Familienmitgliedern durchaus sinnvoll ist oder wenn das Kind indirekt von den Eltern in seinem Verhalten unterstützt oder dazu aufgefordert wird. Um nachhaltige Veränderungen zu bewirken, muß ich demzufolge Eltern *und* Kind mit Blütenessenzen behandeln. In vielen Fällen genügt es sogar, daß nur die Mutter oder der

Vater Essenzen einnehmen, um dem Kind wieder ein normales Verhalten zu ermöglichen. Bevor wir also unsere Kinder therapieren, sollten wir erst mal bei uns selbst nachschauen. Kinder haben sehr feine Antennen, und wenn etwas nicht in Ordnung ist, zeigen sie das sofort durch verändertes Verhalten an. Sie werden entweder aggressiv oder unruhig, oder sie entwickeln körperliche Symptome, die als Indikator für die gesamte Familie stehen können. Kinder sind wie Spiegel. Und wenn Eltern diese Tatsache nützen, können sie durch ihr Kind sehr viel über sich selbst lernen. Unsere Kinder bringen häufig unsere ungeliebten und verleugneten Seiten zum Ausdruck. Sie übernehmen die versteckte Wut oder die Traurigkeit von Mutter oder Vater und bringen sie durch ihr Verhalten nach außen. So sind sie sichtbar, und man kann bzw. muß sich damit auseinandersetzen. Wenn Eltern diese Fähigkeiten ihrer Kinder annehmen und sie selbst zu arbeiten anfangen, können die Kinder »aufatmen« und sind in ihrer Entwicklung unbelasteter und freier. Auf diese Weise stabilisieren sich Kinder wie von selbst, wenn Eltern beginnen, sich mit ihren eigenen Schattenseiten auseinanderzusetzen. In ihrer kindlichen, unverfälschten Weisheit geben unsere Kinder uns klare Hinweise für unseren eigenen Entwicklungsweg.

Wann sollen Kinder Blütenessenzen nehmen?

- Bei auffälligem Verhalten, wie starke Aggressionen, häufige unerklärliche Traurigkeit, Ticks etc., ist es sinnvoll, einem Kind *gleichzeitig* mit seinen Eltern und eventuell auch mit seinen Geschwistern Blütenessenzen zu geben. Verhaltensauffälligkeiten und psychische Störungen müssen jedoch auch pädagogisch und medizinisch abgeklärt sein!

- In schwierigen Familiensituationen, wie Krankheit eines Elternteils, Trennung der Eltern oder Sucht- und Gewaltstrukturen, gebe ich einem Kind häufig stärkende und schützende Essenzen (Larch, Yarrow, Pink Yarrow, Angelica etc.). Sie helfen ihm, mit der gegenwärtigen Krise besser fertig zu werden, und hüllen die Seele des Kindes ein, um sie vor tieferen Verletzungen zu bewahren.
- In Übergangsphasen, wie Kindergarteneintritt, Schulbeginn, Umzug, hat sich Blütentherapie als sehr hilfreich und stärkend erwiesen. Blütenessenzen, wie Walnut und Larch, nehmen die Angst vor dem Neuen und Unbekannten und helfen dem Kind, sich in der veränderten Umgebung besser zurechtzufinden.
- Kinderkrankheiten sind immer mit Entwicklungsschüben verbunden. Gleichzeitig kann man beobachten, daß bestimmte Kinderkrankheiten ganz deutliche seelische Bezüge haben. Diese Seelenzustände können gut mit Hilfe der Blütenessenzen unterstützt werden. In vielen Fällen werden die Kinder die Krankheit leichter überwinden und gehen meistens ein Stückchen reifer und oftmals auch größer daraus hervor. Blütenessenzen können jedoch keine medizinische Diagnose und Betreuung ersetzen!
- In Notfällen werden Blütenessenzen, besonders Rescue Remedy, bei Kindern genauso wie bei Erwachsenen angewendet (siehe Rescue Remedy Seite 205).

Man kann mit Blütentherapie keine »pflegeleichten« Kinder erzeugen und auch keine »Unebenheiten« im Verhalten oder in der Persönlichkeit ausbügeln – zum Glück! Man kann aber durch Blütentherapie die Seele in ihrer Entwicklung unterstützen und so dem Kind ermöglichen, andere Verhaltensweisen auszuprobieren, die wachstumsfördernd und stabilisierend sind.

5 Beschreibungen der Blütenessenzen: Agrimony bis Zinnia und Rescue Remedy

Bei den folgenden Blütenbeschreibungen bin ich Edward Bachs Grundsatz der Einfachheit und Übersichtlichkeit gefolgt. Ich wollte ein umfassendes Bild einer Blütenessenz zeichnen, ohne dabei die eigentliche Botschaft zu »erschlagen«. Mir war es wichtig, daß noch Raum bleibt, zwischen den Zeilen zu lesen und vielleicht eigene Bilder und Erfahrungen dort zu finden.
Die Texte sind wie folgt aufgebaut:

- Ein Leitsatz oder Spruch soll das Thema der Blüte in verdichteter Form wiedergeben und als Einstimmung dienen.
- In der folgenden Kurzbeschreibung ist die Aussage »Der Beech-Typ hat ...« (oder irgendeine andere Blüte) auf »Beech hat« reduziert worden. (Das heißt natürlich nicht, daß nur Männer diese Essenzen nehmen sollen und Frauen nicht.) Ich habe die männliche Form gewählt, weil sie mir am klarsten und einfachsten erschien.
- In der Auflistung der Symptome und Zustände finden sich auch extreme Ausprägungen und ganz spezielle Situationen wie Pubertät etc.

Um eine Essenz nehmen zu können, müssen *nicht* alle aufgeführten Punkte zutreffen. Das Thema sollte vielmehr im großen passen, und einige Punkte daraus sollten die Leserin oder den Leser besonders ansprechen. Für die genaue Vorgehensweise, um zur richtigen Mischung zu finden, lesen Sie bitte Kapitel 2 *Wie findet man die richtige Mischung?*.

- Der Stern hinter dem Blütennamen kennzeichnet eine Bach-Blütenessenz.

AGRIMONY* *Odermenning, Agrimonia eupatoria*

> *Nur im ruhigen Wasser spiegelt sich das Licht der Sterne.*
> Chinesisches Sprichwort

Agrimony verbirgt seine inneren Nöte und Sorgen hinter einer Maske aus Fröhlichkeit und Freundlichkeit. Innerlich sagt eine Stimme: wie's da drinnen aussieht, geht niemanden etwas an. Agrimony spielt gerne den Alleinunterhalter in Gruppen und ist wegen seiner scheinbaren Sorglosigkeit beliebt. Diese Menschen vermeiden das Alleinsein und sind dadurch vom »Freizeitstreß« getrieben – von einer Party zur nächsten, von einem Verein in den anderen. Man sieht ihnen ihre seelischen Qualen nicht an, die sie mit Alkohol oder Tabletten zu ersticken versuchen. Manchmal ist der Agrimony-Typ auch der seelische Mülleimer für andere und hat dabei oft genug selbst niemanden, dem er seine Sorgen mitteilen kann. Agrimony-Kinder sind die Klassenclowns, die allseits beliebt sind und ihre Unzulänglichkeiten und Versäumnisse durch eine charmante Show überspielen. Viel zu oft machen sie gute Miene zum bösen Spiel und hoffen, Streit und Konflikte mit einem Lächeln zu lösen. Die Essenz gibt Mut, den eigenen Problemen ins Gesicht zu sehen und ehrlicher zu sich selbst zu sein. So kann Agrimony langsam innerlich zur Ruhe kommen und zu sich selbst finden.

Woran erkennt man Agrimony
- freundlicher, fröhlicher und sehr geselliger Mensch
- wirkt übertrieben lustig und ausgelassen

- »keep smiling«
- Alleinunterhalter, Gruppenclown
- vermeidet Alleinsein, hat gerne viele Menschen um sich
- manchmal maskenartige Erscheinung

Zustände, in denen man Agrimony nehmen kann
- macht auch in einer ernsten Lage noch Witze
- innere Unruhe, ständiges Getriebensein
- quälende Gedanken und Sorgen, die man niemanden mitteilen kann
- Neigung zu Süchten

Wandlungsmöglichkeit, Potential
- Ehrlichkeit gegenüber sich selbst
- Konfrontation mit Problemen und Sorgen
- innere Nöte aus sich heraus bringen
- innere Ruhe und Ausgeglichenheit

ALOE VERA *Aloe Vera, Aloe Vera*

Die Kunst des Ausruhens ist ein Teil des Arbeitens.
John Steinbeck

Aloe Vera arbeitet ausgesprochen gern und viel. Vor lauter Engagement vernachlässigt er die Angelegenheiten des Herzens. Es ist für ihn angenehm, Familie und Freunde im Hintergrund zu haben, jedoch bringt er keine Zeit für sie auf. Bei diesen Menschen meldet sich häufig das Herz auch auf der körperlichen Ebene mit allerlei Symptomen (Herzinfarktkandidaten). Aloe Vera ignoriert seine emotionalen und körperlichen Grenzen, bis es zum Zusammenbruch kommt. Durch übermäßigen Einsatz seiner kreativen Kräfte verheizt er mehr Holz, als vorhanden ist; die Folge ist buchstäbliches »Ausgebranntsein« – nichts geht mehr. Die Essenz läßt ihn die Dinge des Herzens ernst nehmen und hilft, sich selbst wohltuende Grenzen zu stecken. Damit ist die Erkenntnis verbunden, daß wahre schöpferische Kraft aus dem Herzen kommt.

Woran erkennt man Aloe Vera?
- Mensch mit viel »feuriger« Energie, der immer mehr einsetzt, als er hat
- Arbeitstier, »Ich arbeite gern«
- vernachlässigt seine emotionale Seite als unnötigen Gefühlskram
- findet seinen Rhythmus nicht mehr

Zustände, in denen man Aloe Vera nehmen kann
- »Burn out«-Syndrom
- bei totaler Erschöpfung und innerer Leere
- Herzbeschwerden
- Ungleichgewicht zwischen Tatkraft und Gefühlen

Wandlungsmöglichkeit, Potential
- auf die Stimme des Herzens hören
- die Grenzen des Möglichen erkennen und akzeptieren
- Tatkraft, die aus dem Herzen kommt
- Ausgleich zwischen Feuer- und Wasserelement, zwischen Aktiv und Passiv

ANGELICA *Engelwurz, Angelica archangelica*

*Nie die Stimme Gottes und Seiner Engel gehört zu haben,
hält die Welt für ein Zeichen von Gesundheit.*

Sri Aurobindo

Angelica fühlt sich oft ungeschützt und den Umständen des Lebens ausgeliefert. Es fehlt die schützende Hülle aus Vertrauen und Geborgenheit, die es Angelica ermöglicht, sich dem Leben hinzugeben. Es scheint, als hätten diese Menschen keinen festen Boden unter den Füßen. Häufig ist bereits das Urvertrauen verletzt oder gestört. Vor allem Kinder brauchen diese Essenz sehr häufig, auch um in einen erholsamen Schlaf zu finden. Diese Essenz ist vor allem in Krisenzeiten angezeigt und für Menschen hilfreich, die in ihrem Glauben an Gott erschüttert sind. Angelica-Essenz legt sich wie Watte um die Seele des Menschen und vermittelt ein tiefes Gefühl von Geborgenheit und Getragensein. Außerdem stärkt die Essenz die Wahrnehmung für geistige Führung und göttlichen Schutz. Wie auch der Name der Blüte schon sagt, schenkt sie Zugang zu der Engelwelt.

Woran erkennt man Angelica?
- wirkt dünnhäutig und ungeschützt; wie ein »rohes Ei«
- hat kein Urvertrauen
- fühlt sich schutzlos und ausgeliefert

Zustände, in denen man Angelica nehmen kann
- wenn der Boden unter den Füßen fehlt
- neue, bedrohlich wirkende Lebenssituationen
- Schlaflosigkeit durch fehlendes Vertrauen (v. a. Kinder)
- Wunsch nach mehr Hingabefähigkeit an die innere Führung
- hat keine Erinnerung an Träume
- bei Wunsch nach vertieftem Glauben

Wandlungsmöglichkeit, Potential
- Urvertrauen und Gefühl von Gehaltensein
- hilfreich bei tiefgehender psychotherapeutischer Arbeit
- zur Krisenbewältigung
- Zugang zu der Engelwelt und zu der inneren Führung
- Einsicht in Zusammenhänge und Ursachen von Problemen
- Schutz und Geborgenheit

ARNICA *Arnika, Arnica mollis*

> *Wisse, daß alles Leiden ein Ende findet. Und woran du wirklich leidest, das hat Gott zuvor gelitten.*
> Meister Eckhart

Arnica fühlt sich nach schockartigem Erlebnis nicht mehr wie er selbst. So als ob man einen Meter neben sich selbst stehen würde. Die Lebenskraft scheint abgeflossen zu sein, und man kann keine Verbindung mehr zu der inneren Quelle herstellen. Solche Zustände treten nicht nur in traumatischen Situationen, sondern auch bei starken Schmerzen auf. Die Kraft dieser Essenz liegt in ihrer Fähigkeit, den ätherischen und den physischen Körper stärker aneinander zu binden. So können Schockzustände leichter überwunden werden, und die Lebenskraft kommt wieder in Fluß. Auch alte, lang zurückliegende Seelenschmerzen können mit der Arnica-Essenz geheilt werden. Seelische und energetische Blockaden lösen sich. Die Essenz hat eine ähnliche Indikation wie Star of Bethlehem, wirkt jedoch stärker auf der körperlichen Ebene.

Notfallessenz!
- bei Schock und Trauma
- bei großen Schmerzen und schwer heilenden Wunden

- wenn die Körperempfindung durch Unfall oder Schock gestört ist
- seelische Verwirrung und Desorientierung durch chaotische Erlebnisse

Zustände, in denen man Arnica nehmen kann
- um therapeutische Maßnahmen zu unterstützen
- bei alten, schlecht geheilten Seelenverletzungen
- bei Therapieblockaden

Wandlungsmöglichkeit, Potential
- hält die Verbindung zum ätherischen Körper aufrecht
- stärkt die Lebenskraft
- fördert die innere Heilung
- vertieft andere Therapien
- löst Schockzustände
- lindert Schmerzen

ASPEN* *Espe/Zitterpappel, Populus tremula*

> *Von guten Mächten wunderbar geborgen, erwarten wir getrost, was kommen mag.*
>
> Dietrich Bonhoeffer

Aspen wirkt oft sehr zart und sensibel. Daß er sehr viel von anderen Menschen spürt und sieht, macht ihm unerklärliche Angst. Solche Ängste überfallen diese Menschen ohne erkennbare Ursache und äußern sich eher in einem dumpfen Körpergefühl. Manchmal leiden sie unter düsteren Visionen und dunklen Vorahnungen. Rationale Einsichten und irrationale Ängste vermischen sich und hüllen die Realität in einen dunklen Schleier.

Aspen-Menschen wissen oft nicht, wie sie mit diesen Gefühlen umgehen sollen, geschweige denn, wie sie sie verarbeiten sollen. Alpträume und Angst vor bösen Geistern verhindern einen gesunden, tiefen Schlaf. Da die Ursache solcher Zustände oft im verborgenen liegt, kann Aspen seine Ängste nicht überwinden. Die Essenz hilft, diffuse Wahrnehmungen zu klären, und gibt Stärke und Vertrauen, sich mit der Ursache dieser dunklen inneren Bilder auseinanderzusetzen. Viele Ängste lösen sich auf, wenn wir uns trauen, genauer hinzuschauen.

Woran erkennt man Aspen?
- sensibler, dünnhäutiger Mensch
- hat vage, unbenennbare Ängste
- hat Angst vor bösen Mächten und dunklen Kräften
- schläft nur leicht, hört alles
- erwartet ständig irgendein Unheil

Zustände, in denen man Aspen nehmen kann
- hat Vorahnungen und Horrorvisionen
- Mütter, die sich andauernd die schrecklichsten Dinge in bezug auf ihre Kinder ausmalen
- flaues Gefühl im Bauch
- irrationale, scheinbar unbegründete Angst
- verkriecht sich unter der Bettdecke
- Angst, die sich auf religiöse, spirituelle Bereiche bezieht – Angst, sündig zu sein oder zu werden

Wandlungsmöglichkeit, Potential
- Vertrauen in das Leben und in Gott
- Klärung und richtige Zuordnung der Ängste
- Mut und innere Kraft
- größere Konfrontationsbereitschaft

BASIL *Basilikum, Ocimum basilicum*

> *Eine wahre Transformation unserer Kultur würde erfordern,*
> *Erotik wieder als Kraft-von-innen in Besitz zu nehmen.*
>
> Starhawk

Basil hat Schwierigkeiten, Sexualität und Spiritualität miteinander zu vereinbaren. Häufig ist er der Meinung, ein spirituell orientiertes Leben schließe die Sexualität aus. Sexualität hält er für eine niedrige, zu überwindende Kraft, die ihm in seiner geistigen Entwicklung nur im Weg steht. Seinen Lebensstil richtet er häufig nach dem geistiger Lehrer oder Gurus aus, die ein keusches Leben führen. Da er aber innerlich diese Stufe noch gar nicht erreicht hat, spaltet er mit dieser Einstellung einen wesentlichen Bereich seiner Persönlichkeit ab. Übrig bleibt oft eine undefinierbare Sehnsucht, die er dahingehend interpretiert, daß seine Lebensweise noch nicht rein genug sei. Dadurch geraten die geistigen Bedürfnisse in Konflikt mit den seelisch-körperlichen. Die Essenz verhilft zu einem ausgewogenen Verhältnis und bringt die Erfahrung, daß die sexuelle Kraft eine wichtige lebensbejahende und schöpferische Energie darstellt. Die Basil-Essenz wird häufig in der Arbeit mit Paaren eingesetzt. Sie hilft, Konflikte zu lösen, die um Sex und Spiritualität kreisen wie auch um die Frage, wer das geistig höher stehende Leben führt. Außerdem bringt diese Essenz allgemein Klärung, wenn ein Paar sehr gegensätzliche Ansichten und Lebensauffassungen hat.

Woran erkennt man Basil?
- Neigung zu extremen spirituellen Praktiken
- Wunsch nach einem reinen, keuschen Leben
- Verleugnung der Sexualität als »niedrig« und »unrein«
- Hin-und-her-gerissen-sein zwischen extremen Meinungen

Zustände, in denen man Basil nehmen kann
- bei Konflikten in der Partnerschaft um Sexualität
- bei Streitigkeiten um Gegensätzliches
- Überidentifikation mit Heiligen und Gurus, die ein keusches Leben führen

Wandlungsmöglichkeit, Potential
- Integration der sexuellen Energie
- Einsicht, daß Körper und Seele Hand in Hand mit der geistigen Entwicklung gehen
- die Mitte finden zwischen Polaritäten

BEECH* *Buche, Fagus sylvatica*

> *Unduldsam sollte man, nach meinem Gefühl, nur gegen sich selber sein, nicht gegen andere.*
> Hermann Hesse

Beech ist kritisch und intolerant. Auf der Suche nach dem Schönen und den wahren Werten sieht Beech zunächst das Unperfekte und Fehlerhafte und nimmt dabei auch kein Blatt vor den Mund. Beech-Menschen sind ewige Meckerer, die immer den Dorn im Auge des anderen, aber den Balken im eigenen Auge nicht sehen. In ihrer Kritik sind sie manchmal gnadenlos und vernichtend. Man kann es ihnen nur schwer recht machen. Ihr ausgeprägtes ästhetisches Empfinden und ihre scharfe Wahrnehmung lassen sie leider eher das Schlechte sehen, anstatt sich an den positiven Seiten der Dinge zu orientieren. Sie sind der Meinung, anderen eine Unterstützung zu sein, wenn sie sie dauernd auf ihre Fehler und Unzulänglichkeiten hinweisen. Die Essenz läßt die eigenen Fehler deutlicher wahrnehmen und stimmt milde im Umgang mit anderen. Sie läßt einen toleranteren und liebevolleren Blick auf die Umwelt und die Mitmenschen zu.

Woran erkennt man Beech?
- hat hohe Ansprüche an andere
- ausgeprägtes Empfinden für Ästhetik
- Kritiksucht, meckert gerne, hat an allem etwas auszusetzen
- hart und zerstörerisch im Urteil
- kann nur schwer ein Lob aussprechen
- Perfektionist

Zustände, in denen man Beech nehmen kann
- ablehnende Lebenseinstellung
- Neigung zu Allergien (ablehnen, was mir dient, z. B. Nahrung)

Wandlungsmöglichkeit, Potential
- fördert Milde und Toleranz
- die eigenen Fehler und Ungereimtheiten sehen
- konstruktive Kritik
- Positives und Schönes finden

BLACK-EYED SUSAN *Sonnenhut, Rudbeckia hirta*

> *Wir können das Dunkel erkennen und es zu einem neuen Bild träumen.*
>
> Starhawk

Black-Eyed Susan hat das Gefühl, auf einem Vulkan zu sitzen. Innerlich brodeln Kräfte, die ihm unheimlich sind und denen er lieber aus dem Weg gehen möchte. Es begegnen ihm immer die gleichen Probleme, doch bei allem Bemühen findet er den Schlüssel nicht zu deren Lösung. Oftmals hat er bereits eine vage Ahnung, daß er zur Lösung seiner Probleme die dunkle Seite seiner Seele betrachten müßte. Doch das Vordringen in die letzten und dunkelsten Seelenverliese ist mit großer Angst verbunden: Was begegnet mir dort, wird es mein Leben verändern? Lieber schaut er konsequent weg und leidet weiter. Die Essenz gibt Mut, sich mit dem Schlimmen und Dunklen in uns zu befassen, und zwar zu einer Zeit, wo wir noch die Möglichkeit dazu haben, bevor die Kräfte uns einholen und uns zum Handeln zwingen. Die Black-Eyed-Susan-Essenz ermöglicht uns, die »Leichen aus dem Keller« zu holen und die darin steckende Kraft für unsere Entwicklung zu nutzen.

Woran erkennt man Black-Eyed Susan?
- verleugnet die negativen Kräfte in sich
- projiziert negative Eigenschaften auf andere
- tanzt um den heißen Brei herum
- findet den Schlüssel nicht, um seine Situation zu lösen

Zustände, in denen man Black-Eyed Susan nehmen kann
- wenn man in die Tiefe der Seele gelangen möchte
- Gefühl, innerlich einen bedrohlichen dunklen Fleck zu tragen
- gut in Kombination mit Self-Heal, Lotus oder Angelica

Wandlungsmöglichkeit, Potential
- Auseinandersetzung mit der Schattenseite der Persönlichkeit
- bringt Schlüsselprobleme zum Bewußtsein
- Erkenntnis, daß im Negativen die Kraft zur inneren Wandlung steckt

BLACKBERRY *Brombeere, Rubus ursinus*

> *Wage ruhig einen großen Schritt ... Über einen Abgrund kommt man nicht mit zwei kleinen Sprüngen.*
> David Lloyd George

Blackberry hat Schwierigkeiten, seine Ideen und Visionen in die Tat umzusetzen. Er hat viele Ideen und oft auch ganz konkrete Vorstellungen, aber es will ihm einfach nicht gelingen, auch nur ein Stückchen davon zu verwirklichen. Im Extremfall hat er Angst, sich in neue, unbekannte Bereiche des Lebens vorzuwagen, obwohl gerade dort seine Träume hingehen. Er möchte kein Risiko eingehen und bleibt lieber innerhalb seiner selbstgesteckten Grenzen. Manchmal fürchtet er sich sehr vor dem Tod und der Vergänglichkeit, was ihn auch daran hindert, sich voll auf das Leben einzulassen. Die Blackberry-Essenz hilft bei der Verwirklichung unserer Ideale und Visionen vom Leben, so daß wir vom Denken und Träumen zum Handeln übergehen können. Blackberry unterstützt ganz besonders auch die Verwirklichung unserer Vorhaben im Beruf und hilft, längst Geplantes endlich in die Hand zu nehmen.

Woran erkennt man Blackberry?
- hat tausend Ideen im Kopf, kann sie nicht umsetzen
- kann Ziele nicht verwirklichen, kriegt nicht, was er will
- fühlt sich müde und lustlos
- Angst vor dem Tod und vor dem Leben
- bewegt sich innerhalb sicherer Grenzen, vermeidet Risiken

Zustände, in denen man Blackberry nehmen kann
- typisch zwischen dem 9. und 11. Lebensjahr, wenn die Fragen nach Leben, Tod und Vergänglichkeit gestellt werden

- um Projekte und Vorhaben zu realisieren
- gut in Kombination mit Blüten für die Kreativität wie Iris und Indian Paintbrush

Wandlungsmöglichkeit, Potential
- sich auf das Leben mit allen Risiken einlassen
- Ideen und Visionen verwirklichen
- gedankliche Klarheit und Willenskraft
- nicht »möchteln«, sondern handeln

BLEEDING HEART *Tränendes Herz,*
Dicentra formosa oder spectabilis

> *Doch lasset Raum zwischen euch, denn Eichbaum und*
> *Zypresse wachsen nicht im gegenseitigen Schatten.*
> Kahlil Gibran

Bleeding Heart hat Liebeskummer. Im Herzen trauert er um einen verlorenen Geliebten oder auch um den Tod oder Verlust eines geliebten Menschen. Andererseits beschreibt Bleeding Heart auch einen Menschen, der sich sehr an den Partner klammert und mit ihm eins werden will. Bleeding Heart identifiziert sich völlig mit seinem Partner, gibt seine eigene Persönlichkeit auf und lebt nur noch für den anderen. Er leidet unter großen Verlustängsten und hängt sich so an den anderen, daß diesem keine Luft zum Atmen bleibt. Irgendwann tritt dann das ein, was von diesen Menschen am meisten gefürchtet wird: der Partner trennt sich von ihnen. Die Essenz erleichtert nicht nur Trauer und Herzensschmerzen, sondern sie hilft auch dem Verlassenen, den anderen in Liebe loszulassen und wieder Selbständigkeit zu erlangen. Die Essenz fördert Unabhängigkeit in Beziehungen und ermöglicht dem einzelnen, sich Freiraum zu schaffen, ohne eine zu große Distanz in die Beziehung zu bringen. Doch die Liebe ist ein Kind der Freiheit und kann nur wachsen, wenn sie dazu genug Entfaltungsmöglichkeit hat.

Woran erkennt man Bleeding Heart?
- macht sich selbst abhängig vom Partner
- überidentifiziert sich mit dem geliebten Menschen und gibt die eigene Persönlichkeit auf
- braucht sehr viel Sicherheit, ist unselbständig
- kann nur noch mit dem Partner leben, braucht dessen uneingeschränkte Aufmerksamkeit
- »Liebst du mich auch wirklich?«

Zustände, in denen man Bleeding Heart nehmen kann
- bei Tod oder Verlust eines geliebten Menschen
- bei Liebeskummer und gebrochenem Herzen
- bei Neigung zu symbiotischen (»klebrigen«) Beziehungen

Wandlungsmöglichkeit, Potential
- Eigenständigkeit und Freiheit in Beziehungen
- innere Sicherheit und Stabilität
- erleichtert das Abschiednehmen und Sichlösen
- fördert emotionale Unabhängigkeit

BORAGE *Borretsch, Borago officinalis*

> *Daß die Vögel der Sorge und des Kummers über deinem Haupte fliegen, kannst du nicht ändern. Aber daß sie Nester in deinem Haar bauen, das kannst du verhindern.*
> Chinesische Weisheit

Borage fühlt sich niedergeschlagen und bedrückt. Seine Gefühle sind durch ungelöste Konflikte und Streitereien mit anderen, meist nahestehenden Menschen durcheinandergeraten. Er ist voller Kummer, was sich auch in einem Gefühl von Schwere und Niedergedrücktsein äußert, vor allem im Brustbereich. Wenn Borage nicht gleich eine Lösung für seinen Konflikt sehen kann, verliert er schnell den Mut. Was bleibt, ist oft ein Schulterzucken: Was soll ich nur machen? Borage scheint ganz von der Quelle seiner Kraft abgeschnitten zu sein. Das wird häufig von starker Infektanfälligkeit begleitet. Die Essenz bringt Leichtigkeit und Mut, um die Konflikte aus einer neuen Perspektive zu sehen. Die Borage-Essenz gibt Gelassenheit, die man braucht, um den Dingen ihre Zeit zu lassen und um Unabänderliches anzunehmen. Gleichzeitig schenkt sie die Kraft, von den Problemen loszulassen und sich anderen Dingen wieder zuzuwenden.

Woran erkennt man Borage?
- ist voller Kummer und Trauer
- fühlt sich schwer und festgefahren
- beklemmendes, schweres Gefühl in der Brust
- befindet sich in einer emotionalen Krise
- hat ein ausgeprägtes Harmoniebedürfnis und reagiert mit Niedergeschlagenheit, wenn die Dinge nicht so laufen, wie er sich das vorstellt

Zustände, in denen man Borage nehmen kann
- bei seelischer Belastung
- bei dauerndem Streit zwischen Partnern
- bei Liebeskummer zusammen mit Bleeding Heart

Wandlungsmöglichkeit, Potential
- heiterer Mut, um den Krisen des Lebens zu begegnen
- Gefühl von Leichtigkeit
- innere Distanz zur eigenen Situation
- Vertrauen in die eigene Kraft

BUTTERCUP *Hahnenfuß, Ranunculus occidentalis*

> *Nütze deine Talente. In den Wäldern wäre es ziemlich still, wenn nur die Vögel sängen, die am besten singen.*
> Oliver G. Wilson

Buttercup ist im Allerinnersten der Meinung, daß seine Eigenheiten und Fähigkeiten von geringem Wert sind. Die Buttercup-Menschen wurden häufig schon als Kind nicht in ihren Eigenheiten und Anlagen ernst genommen und entsprechend gefördert. Sie sollten den Idealvorstellungen der Eltern gerecht werden. Das Kind lernt schon früh: Was ich kann, ist nicht erwünscht! Aus diesem Grund hält sich Buttercup allzuoft schüchtern zurück und traut sich nicht, zu sich selbst zu stehen. Vor allem in der Arbeitswelt und in der Teamarbeit ist er eher still und zurückgenommen – er hätte schon Einfälle und Beiträge, aber er ist sich ganz sicher, daß daß alle anderen viel bessere haben und überhaupt wesentlich kompetenter sind als er. Die Essenz gibt Vertrauen in die eigenen Fähigkeiten und unterstützt den Mut, sich so zu zeigen, wie man ist. Der Umgang mit anderen Menschen wird so freier und sicherer.

Woran erkennt man Buttercup?
- schüchtern und verschlossen
- redet nicht gern von sich und hält die eigenen Ansichten zurück
- zeigt sich und seine Wohnung nicht gern anderen
- wurde als Kind nicht in seinen Eigenarten unterstützt, eigene Wünsche wurden oft durch »bessere« ersetzt: »Lerne etwas Anständiges«
- Neigung zur Unterwürfigkeit und übertriebene Bewunderung für andere

Zustände, in denen man Buttercup nehmen kann
- für Vorstellungsgespräche und bei Teamarbeit
- bei neuen Begegnungen mit Menschen
- wenn Larch nicht wirkt

Wandlungsmöglichkeit, Potential
- Selbstvertrauen und Mut zum Selbstausdruck
- Überwindung von Schüchternheit
- wissen um die eigenen Fähigkeiten und diese auch einsetzen
- Risikobereitschaft

CALENDULA *Ringelblume, Calendula officinalis*

Mensch, sei Sonne durch dein Wort!
Hildegard von Bingen

Calendula hat Schwierigkeiten zu sagen, was er wirklich meint. In der Aufregung vergreift er sich häufig im Tonfall und stößt andere ungewollt vor den Kopf. Leider merkt er das nicht einmal. Erst wenn der andere sich beleidigt zurückzieht, wird er aufmerksam und reagiert dann völlig überrascht. Mit der Zeit lernt er, daß er oft nicht den richtigen Ton trifft, weiß aber nicht, wie er das ändern kann. So muß er feststellen, daß ihm das immer wieder passiert. Oft genug spricht Calendula schneidend und ironisch oder geht gar nicht auf sein Gegenüber ein. Dabei ist er sich nicht über die Tiefe der angerichteten Verletzungen im klaren. Das ist besonders in der Pubertät der Fall. Die Essenz bringt Liebe und Wärme in Worte und Tonfall. Sie hilft zu sagen, was man wirklich sagen will. Gleichzeitig schärft sie auch das Zuhören für die Botschaft der anderen. Diese Essenz eignet sich besonders für Familien- und Teamgespräche und klärt sowohl Sprechen als auch Hören.

Woran erkennt man Calendula?
- hat einen motzigen und abweisenden Tonfall
- findet nicht die richtigen Worte
- Widersprüche im Selbstausdruck
- verscherzt sich manche Freundschaft durch mißverständliche Ausdrucksweise
- beleidigt andere unabsichtlich
- kann sich nicht richtig mitteilen

Zustände, in denen man Calendula nehmen kann
- typische Zustände in der Pubertät
- für »Familienkonferenz« und Teamgespräche
- bei Oberflächlichkeit im Sprechen und Zuhören

Wandlungsmöglichkeit, Potential
- bringt Heilung und Wärme in die Sprache
- Einklang zwischen Herz und sprachlichem Ausdruck
- Achtung und Wertschätzung anderer durch liebevolle, angemessene Wortwahl
- Fähigkeit, das Eigentliche zu sagen und »zwischen den Zeilen« zuzuhören
- Unterstützung für Therapeuten, die viel mit Sprache und Gespräch arbeiten

CALIFORNIA PITCHER PLANT *Schlauchpflanze, Darlingtonia californica*

> *Ausschweifung kommt nie aus der Freude, sondern aus der Traurigkeit.*
> Friedrich Nietzsche

California Pitcher Plant fühlt sich hin- und hergerissen zwischen seinem Intellekt und seinen instinktiven Bedürfnissen. Er neigt dazu, eine Hälfte im Extrem zu leben und die andere zu vermeiden. Entweder unterdrückt er seine triebhafte Seite und schneidet sich dadurch von seiner Lebenskraft ab. So wirkt er blutarm und blockiert. Die Energie scheint steckenzubleiben, was sich auch auf den körperlichen Säftehaushalt negativ auswirken kann.
Oder er lebt unreflektiert seine Triebe und Instinkte und wird

dadurch zum Sklaven seiner Triebhaftigkeit. Er sucht nach ständig neuen Reizen und verlangt nach sofortiger Triebbefriedigung. Das zeigt sich zum Beispiel in der Sucht nach sexueller Befriedigung. Der Energiefluß ist in beiden Fällen nicht im Gleichgewicht. Sowohl das Niederhalten wie auch das exzessive Ausleben kosten viel Kraft. Die Lösung liegt in der Mitte. Die Essenz gleicht die geistigen und die instinktiven Kräfte aus, so daß sich Triebkraft und Intellekt gegenseitig befruchten können.

Woran erkennt man California Pitcher Plant?
- empfindet Instinkte und Triebe als unwürdig
- hat Schwierigkeiten, auf die körperlichen Bedürfnisse zu reagieren
- wirkt leblos und stumpf, die Vitalität fehlt
oder
- drängt auf sofortige Triebbefriedigung
- Sklave seiner Bedürfnisse und Wünsche (oft im Sexuellen)

Zustände, in denen man California Pitcher Plant nehmen kann
- bei Schwierigkeiten, Fremdartiges zu integrieren und zu »verdauen«
- bei Unausgewogenheit und Stau im Energiefluß
- Sexsucht

Wandlungsmöglichkeit, Potential
- Ausgleich von Triebleben und Verstand
- Freundschaft mit dem eigenen Körper und seinen Bedürfnissen
- eine gesunde Mitte finden
- Harmonie zwischen unterem und oberem Energiezentrum

CALIFORNIA POPPY *Goldmohn, Eschscholzia californica*

> *Der Mensch kommt nur dann zu sich »selbst«, wenn er zu Gott kommt ... indem er nicht bei ihm ist, verfehlt er sein Selbst.*
> Helmut Thielicke

California Poppy ist ständig auf der Suche, sei es nach spiritueller Wahrheit, nach tiefgreifenden emotionalen Erlebnissen oder schlicht nach Ablenkung von der Wirklichkeit. Innerlich fühlt er sich leer, die inneren Bilder sind ausgetrocknet. Diese Leere muß ständig von außen gefüllt werden. So rennt er von einem Seminar zum nächsten, von einer Gruppe in die andere – immer auf der Suche nach dem geistigen Kick oder nach dem »geilen« Gefühl, das auch schnell wieder verraucht. Zuletzt ist es ihm unmöglich geworden, in sich selbst Ruhe und Weisheit zu finden, er ist abhängig von ständig neuen Reizen. Solche Zustände findet man inzwischen bereits bei Kindern und Jugendlichen, die sich nicht mehr selbst beschäftigen können und Ablenkung und Berieselung durch das Fernsehen suchen. Die Essenz bringt Ruhe in die getriebene Seele und zeigt den Weg zu den inneren Schätzen, die in der Seele zu finden sind. Die Phantasie und die inneren Bilder werden wieder geweckt, so daß das in der Außenwelt Gefundene in der Innenwelt eine Entsprechung finden kann.

Woran erkennt man California Poppy?
- fühlt sich innerlich leer und ausgetrocknet
- fehlende Phantasie und innere Leere werden durch Bilder von außen ersetzt (bis zu psychedelischen Drogen)
- Sehnsucht nach der *einen* Erfahrung, nach dem Kick
- bleibt auf der Suche nach dem Lebenssinn an Äußerlichkeiten hängen

Zustände, in denen man California Poppy nehmen kann
- abhängig von ständiger Unterhaltung; Fernsehsucht
- Kinder, die nicht mehr spielen können
- »Seminar-Junkie«
- Wirklichkeitsflucht

Wandlungsmöglichkeit, Potential
- den inneren Reichtum der Seele wiederentdecken
- geistige und seelische Balance finden
- Wissen, daß die Wahrheit nur innen zu finden ist
- Unabhängigkeit von Außenreizen und Ablenkung
- zu Ruhe und mehr Zufriedenheit finden

CALIFORNIA WILD ROSE *Kalifornische Heckenrose, Rosa californica*

> *Ehrliche, herzliche Begeisterung ist einer der wirksamsten Erfolgsfaktoren.*
>
> Dale Carnegie

California Wild Rose ist vom Leben genervt und gelangweilt. Das ist die »Keine Lust zu gar nichts«-Stimmung, wie man sie besonders häufig bei pubertierenden Jugendlichen findet. Man kann sich einfach für nichts begeistern, das Leben läuft auch ohne einen ab. California Wild Rose hat für sich beschlossen, keine Gefühle mehr zu investieren, dann kann er auch nicht enttäuscht werden. Dadurch wird das Leben jedoch langweilig und verläuft ohne Höhen und Tiefen. Gleichzeitig weiß er aber ganz genau, wer oder was für das Nichtfunktionieren seines Lebens verantwortlich ist. Er schiebt alles auf die anderen, so muß er selbst keine Verantwortung übernehmen. Die Essenz hilft, wenn man für die Dinge, die einfach getan werden müssen, keine Begeisterung aufbringen kann – man hat keine Lust und kann sich nur schwer dazu aufraffen. Die California-Wild-Rose-Essenz bringt wieder Lebensfreude und Begeisterungsfähigkeit. Gleichzeitig kommt die Erkenntnis, daß ich selbst der Meister meines Lebens bin und daß ich genau soviel Freude und Spaß haben kann, wie ich selbst in der Lage bin zu empfinden.

Woran erkennt man California Wild Rose?
- Lustlosigkeit und grenzenlose Langeweile
- zieht sich vom Leben zurück
- Engagement wird als sinnlos und vergeblich erlebt
- »Wenn ich mich nicht freue, kann ich auch nicht enttäuscht werden«
- wirkt teilnahmslos und kann sich nicht freuen

Zustände, in denen man California Wild Rose nehmen kann
- für »angeödete« Schulkinder und Jugendliche
- in der Pubertät
- keine Bereitschaft, etwas für andere zu tun

Wandlungsmöglichkeit, Potential
- Begeisterungsfähigkeit, sich für seine Ideale einsetzen
- Verantwortung übernehmen
- Engagement ohne Aussicht auf Profit
- Spaß und Freude im Alltag wiederentdecken
- Risikobereitschaft

CALLA LILY *Calla, Zantadeschia aethiopica*

> *In der Sexualität äußert sich die Lebenskraft, die das Universum antreibt. Sie ist die zu- und abnehmende Vitalität, die das Universum erhält.*
>
> Starhawk

Calla Lily lebt in Unklarheit über seine sexuelle Identität. Häufig wurde er als Kind gegengeschlechtlich erzogen, das heißt, ein Mädchen sollte ein Junge sein oder umgekehrt, ein Junge wurde als Mädchen angezogen und behandelt. Daraus entsteht ein tiefverwurzeltes Gefühl, nicht in Ordnung zu sein. Andererseits entdecken manche Männer oder Frauen erst wenn sie bereits verheiratet sind, daß ihre sexuelle Sehnsucht eigentlich zu Menschen des gleichen Geschlechts tendiert. Das bringt sie in große Konflikte hinsichtlich ihrer Partnerschaft und ihrer eigenen Identität. Die Essenz ist sehr hilfreich für Menschen, die sich nicht trauen, ihre sexuellen Wünsche und Sehnsüchte zu leben. Sie hilft, zu sich selbst zu stehen, und schafft Ausgewogenheit von männlichen und weiblichen Persönlichkeitsanteilen.

Außerdem kann die Calla-Lily-Essenz Wechseljahrbeschwerden bei Frauen lindern, die in dieser Lebensphase auch in der Sexualität Veränderungen und Neuorientierung hervorrufen können.

Woran erkennt man Calla Lily?
- sexuelle Unentschlossenheit
- fühlt sich unwohl in seinem Körper und lehnt das eigene Geschlecht ab
- die äußere Erscheinung ist häufig androgyn

Zustände, in denen man Calla Lily nehmen kann
- Unausgewogenheit in den männlichen und weiblichen Persönlichkeitsanteilen
- steht nicht zu seinen homosexuellen Neigungen
- bei Wechseljahrbeschwerden

Wandlungsmöglichkeit, Potential
- Ehrlichkeit in sexueller Neigung
- Versöhnung mit Homosexualität
- lernen, zu sich selbst zu stehen
- Hingabe an die körperlichen und seelischen Wandlungsprozesse (Wechseljahre, in seltenen Fällen auch Pubertät)

CAYENNE *Paprika, Capsicum annuum*

> *Das Leben ist kurz, und seine Zeit verlieren ist eine Sünde.*
> Albert Camus

Cayenne fühlt sich festgefahren in seinen Mustern und Gewohnheiten. Häufig ist er unglücklich oder auch nicht ganz gesund, und er ist sich eigentlich darüber im klaren, daß dringend grundlegende Veränderungen seines Lebensstils notwendig wären. Er kann sich jedoch nicht dazu durchringen, endlich etwas Neues zu beginnen. Vielleicht ist auch der Leidensdruck noch nicht groß genug. So wartet er auf eine günstige Gelegenheit, die natürlich nie eintritt. Letztendlich wird er durch Druck von außen oder auch durch Krankheit dazu gezwungen, den nächsten Schritt zu tun. Bevor einen die Lebensumstände unter Druck setzen, kann man die Cayenne-Essenz nehmen. Sie bringt Feuer in unser Handeln und wirkt manchmal wie ein seelischer »Fußtritt«, der uns endlich weiterbringt. So kann Stagnation überwunden werden, wir können den eingefahrenen Pfad verlassen und neue Wege gehen. Diese Essenz wird häufig als Verstärker und Katalysator zu anderen Essenzen gegeben. Deshalb sollte sie auch nicht monatelang eingenommen werden.

Woran erkennt man Cayenne?
- ist das Opfer seiner eigenen Gewohnheiten
- findet den Mut nicht, längst fällige Veränderungen herbeizuführen
- phlegmatisch und antriebslos
- Gefühl, vor einer Wand zu stehen

Zustände, in denen man Cayenne nehmen kann
- wenn man sich von einge-*fleisch*-ten Gewohnheiten befreien will
- wenn das feurige Element im Leben fehlt
- gut als Unterstützung zu anderen Essenzen
- wenn der alte Zustand »ach, so bequem« ist

Wandlungsmöglichkeit, Potential
- Katalysator-Essenz im Zusammenhang mit Veränderung und Wandlung
- gibt den Anstoß für längst fällige Veränderung
- hilft auch Kindern, den nächsten Entwicklungsschritt zu tun, zum Beispiel beim Trockenwerden
- läßt einen die Zügel des Lebens in die Hand nehmen

CENTAURY* *Tausendgüldenkraut,*
Centaurium erythaea/umbellatum

> *Wer sich allzu grün macht, den fressen die Ziegen.*
> Johann Wolfgang Goethe

Centaury kann nicht nein sagen und läßt sich ausnützen und unterdrücken. Ein großes Harmoniebedürfnis und der Wunsch, von allen geliebt zu werden, bringen Centaury dazu, alles für andere zu tun. Er leidet unter einem Helfersyndrom und trägt auch noch das Gepäck jener Menschen, die es auch gut allein tragen könnten. Irgendwann kommen die Centaury-Menschen an den Punkt in ihrem Leben, wo sie sich fragen: Wer sorgt eigentlich für mich? Wo bleiben denn meine Bedürfnisse? In vielen Fällen haben sie ihre eigenen Wünsche und Bedürfnisse so weit weggesteckt, daß ihnen spontan gar nicht mehr einfällt, was sie für sich selbst tun könnten. Centaury muß lernen, sich gegen die ewigen Forderungen der anderen mehr abzugrenzen und für sich selbst zu sorgen. Ein ausgebrannter und gänzlich erschöpfter Helfer ist gar kein Helfer mehr. Die Essenz hilft, klare Grenzen zu ziehen, und stärkt die Willenskraft, um sich gegen die Mitmenschen durchsetzen zu können.

Woran erkennt man Centaury?
- »hilfloser Helfer«, will gebraucht werden
- vermeidet Konflikte und Auseinandersetzung
- kann sich nicht abgrenzen gegen die Wünsche anderer
- kennt kaum die eigenen Bedürfnisse
- wehrt sich nicht gegen Übergriffe von Mitmenschen
- kann sich nicht durchsetzen

Zustände, in denen man Centaury nehmen kann
- für schwache Kinder, die sich alles gefallen lassen
- in helfenden Berufen, um die eigenen Grenzen zu wahren
- wenn zu großes Mitgefühl zur Übernahme von Zuständen und Krankheiten anderer führt

Wandlungsmöglichkeit, Potential
- nein sagen, wenn man nein sagen will
- eigene Bedürfnisse kennenlernen und durchsetzen
- Hilfe zur Selbsthilfe geben, Zurückhaltung üben
- für sich selbst sorgen lernen
- Grenzen setzen und konsequent durchhalten
- mit*fühlen* statt mit*leiden*

CERATO* *Bleiwurz, Ceratostigma willmottiana*

> *Wer beim Bauen auf jeden Ratschlag hört, hat am Ende ein windschiefes Haus.*
>
> Dänisches Sprichwort

Cerato traut sich nicht, eigene Entscheidungen zu treffen, und braucht immer jemanden, den er in allen Lebenslagen fragen kann. Hat er dann alle Freunde und Bekannte um Rat gefragt, befolgt er die Synthese aus den gesammelten Ratschlägen. Hat er endlich eine Entscheidung getroffen, befallen ihn große Zweifel, ob das auch wirklich richtig war. Cerato traut sich nicht, eigene, vielleicht ungewöhnliche Wege zu gehen, weil er viel zu abhängig von der Meinung andere Leute ist. Er macht lieber, was *man* halt macht. Denn was alle machen, kann nicht so falsch sein. Er hat ein großes Bedürfnis nach Sicherheit und genauen Spielregeln – mit Ungefährangaben kann er nicht umgehen. Die Cerato-

Essenz stärkt die Persönlichkeit und hilft, auf die eigene Intuition zu hören. Sie gibt Mut, eigene Entscheidungen zu treffen und diesen auch zu vertrauen. Dadurch erlangt man mehr innere Sicherheit und Unabhängigkeit.

Woran erkennt man Cerato?
- scheut sich vor allen Entscheidungen
- leidet unter ständigem Selbstzweifel
- braucht klare Anweisungen und Vorschriften
- ist abhängig von der öffentlichen Meinung: »Was sagen denn die anderen?«
- überläßt lieber anderen die Entscheidung
- traut sich nicht, »aus der Reihe zu tanzen«
- zu unentschieden, um spontan zu sein

Zustände, in denen man Cerato nehmen kann
- schiebt Entscheidungen so lange vor sich her, bis sie sich von selbst erledigt haben
- traut seiner inneren Stimme nicht

Wandlungsmöglichkeit, Potential
- auf die innere Stimme hören, Zugang zur Intuition
- Zweifel überwinden und Entschlossenheit zeigen
- Mut zur eigenen Entscheidung
- Unabhängigkeit von der Meinung anderer und Selbständigkeit

CHAMOMILE *Kamille/Hundskamille, Matricaria chamomilla/Anthemis cotula*

> *Die größten Wunder gehen in der größten Stille vor sich.*
> Wilhelm Raabe

Chamomile läßt sich leicht aus der Ruhe bringen und leidet unter Anspannung. Emotionale Konflikte machen ihn ganz unruhig und zappelig, manchmal zeigen sie sich auch als Magenbeschwerden. Die innere Spannung versucht er häufig mit äußerer Aktivität zu kompensieren, was zu Hyperaktivität und Schlafstörungen führen kann. Vor allem Kinder leiden in unserer Zeit häufiger unter diesen Zuständen, weil sie die emotionale Belastung in ihren Familien oder in der schulischen Umgebung nicht mehr ausreichend verarbeiten können. Die übergroße Unruhe verstärkt die Spannung zusätzlich – der Teufelskreis schließt sich. Chamomile-Menschen können auch ausgesprochen launisch und mißmutig sein. Man kann ihnen nichts recht machen, und sie meckern viel. Die Essenz hilft, Spannung zu verarbeiten und innerlich loszulassen, sie bringt Gleichmut und emotionale Stabilität. Es kommt wieder mehr Ruhe in den Alltag, und die Menschen werden ausgeglichener und fröhlicher.

Woran erkennt man Chamomile?
- emotional labiler Mensch, der leicht in Tränen ausbricht
- launenhaft und ständig wechselnde Stimmungen
- reagiert leicht gereizt
- ist sehr unruhig und ständig in Bewegung

Zustände, in denen man Chamomile nehmen kann
- bei Anspannungen, die sich negativ auf die Verdauung auswirken

- Stimmungen, die sich auf den Magen schlagen
- hyperaktive, überreizte Kinder
- Schlafstörungen
- innere und äußere Unruhe

Wandlungsmöglichkeit, Potential
- fördert einen gesunden Schlaf
- Gleichmut und Beruhigung
- löst Spannungen im Magen- und Solarplexusbereich
- fördert vollständige Verarbeitung von Konflikten

CHAPARRAL *Jochblatt, Larrea tridentata*

> *Der Kirschbaum, den im Herbst der Blitz zerriß – jetzt ist er über und über von Blüten verschleiert.*
>
> Japanischer Haiku

Chaparral hat im Lauf seines Lebens schon viel Schreckliches und Belastendes erlebt. Durch Kriegserlebnisse, Gewalt oder Drogenmißbrauch haben sich bedrohliche Bilder in seiner Seele eingebrannt, die er nicht auflösen kann. Nacht für Nacht begegnen ihm diese Erlebnisse und die damit verbundenen Bilder in Alpträumen. Auch tagsüber können Eindrücke des Tages oder Bilder aus den Medien die Erinnerung an die eigene Geschichte wieder aufrühren. Die Chaparral-Essenz wirkt hier wie eine psychische Müllabfuhr. Sie »reinigt« die Psyche von diesen Bildern und löst Traumatisches auf. Das vollzieht sich bei dieser Essenz hauptsächlich über das Traumgeschehen. Erlebnisse, die zu bedrohlich sind, um sie bewußt noch einmal anzuschauen, werden so in der Nacht verarbeitet, und die seelische Belastung löst sich auf.

Man kann diese Essenz aber auch nehmen, wenn man zu den Menschen gehört, die nicht mehr ins Kino gehen oder die Nachrichtensendungen sofort abschalten, weil sie die Bilder nicht mehr loswerden. Die Essenz fördert eine distanzierte Haltung gegenüber den »alltäglichen«, grausamen Bildern und hilft, sich besser abzugrenzen.

Woran erkennt man Chaparral?
- bei tiefen seelischen Verwundungen
- gewalttätige und traumatische Erlebnisse, die in Alpträumen immer wiederkehren
- kann schreckliche Erinnerungen nicht loslassen

Zustände, in denen man Chaparral nehmen kann
- nach Drogenmißbrauch und Einnahme bewußtseinsverändernder Medikamente (Horrortrip)
- wenn sich traumatische Erlebnisse in die Seele gefressen haben, für Kriegs- und Folteropfer
- bei grausamen Bildern aus den Medien (Fernsehen, Kino), die den Schlaf rauben

Wandlungsmöglichkeit, Potential
- sanftes Lösen von Traumata
- psychische Reinigung
- erleichtert Verarbeitung durch Träume
- kann auch allgemein als Traumessenz eingesetzt werden

CHERRY PLUM* *Kirschpflaume, Prunus cerasifera*

Wer lächelt, statt zu toben, ist immer der Stärkere.
Japanische Weisheit

Cherry Plum hat Angst, durchzudrehen. Manchmal steht er derart unter Strom, daß er fürchten muß, die Kontrolle zu verlieren und etwas Schlimmes zu tun oder anderen etwas anzutun. Cherry-Plum-Menschen haben eine Tendenz zum Zwanghaften und Hysterischen. So vermeiden sie zwanghaft bestimmte Situationen, wie das Fahren im Bus oder in der U-Bahn, das Überqueren großer Plätze und ähnliches. Sie fürchten Unvorhersehbares, weil sie glauben, dann völlig durchzudrehen. Cherry Plum wird hier auch als Notfallessenz eingesetzt.
Andererseits ist die Cherry-Plum-Essenz auch sinnvoll, wenn jemand schnell aus der Haut fährt und beginnt, zu schreien und zu toben. Der Ausspruch »Das macht mich wahnsinnig/rasend!« ist dafür ein deutliches Anzeichen. Viele Eltern sagen diesen Satz sehr häufig. Die Essenz hilft, innerlich ruhiger und lockerer zu werden. Diese Ruhe ermöglicht es, auch in überraschenden Lebenslagen angemessen zu reagieren.

Woran erkennt man Cherry Plum?
- »Das macht mich wahnsinnig!«
- Neigung zu zwanghaftem Verhalten und Vermeidungen
- Hysterie und Angst, die Kontrolle zu verlieren
- schrilles Schreien

Zustände, in denen man Cherry Plum nehmen kann
- Notfallessenz; bei Gefahr, das Erlebte oder den inneren Zustand nicht mehr aushalten zu können
- Ticks, wie Kratzen, Nägelbeißen, Wunden wieder aufreißen

- bei extremer Belastung durch schlaflose Nächte oder hohen emotionalen Druck, wie Krankheit und Beziehungskrisen
- Kinder, die völlig durchdrehen und den Boden unter den Füßen verlieren
- wenn Impatiens nicht wirkt

Wandlungsmöglichkeit, Potential
- innere Ruhe und Gelassenheit
- Vertrauen auf Lösung und neue Kraft
- Stabilität
- Loslassen der starken inneren Kontrolle

CHESTNUT BUD* *Kastanienknospe, Aesculus hippocastanum*

> *Wir sind überall mit unseren Gedanken – nur nicht da, wo wir gerade sind.*
>
> Hellmuth Wolff

Chestnut Bud macht die gleichen Fehler immer wieder. Da er in Gedanken immer schon zwei Schritte voraus ist, nimmt er gar nicht richtig wahr, was er jetzt im Moment tut. Das führt dazu, das er zum Beispiel immer noch einmal kontrollieren muß, ob die Herdplatte wirklich ausgeschaltet ist, oder daß er immer seinen Schlüssel sucht usw. Da er aus Fehlern und schlechten Erfahrungen keine Konsequenzen ziehen kann, scheinen sich auch Probleme in seiner Beziehung oder in der Arbeit fortwährend zu wiederholen. Die Fallen, in die er immer wieder hineintappt, erkennt er immer erst hinterher. Die Essenz unterstützt die Wahrnehmung für unsere gegenwärtige Situation, wir achten mehr auf das, was wir im Moment gerade tun oder erleben. Das hilft, Fehler gleich zu erkennen und eine Situation gleich zu verändern. Die Essenz steigert die Achtsamkeit für die Gegenwart, so daß wir uns eher auf die Schliche kommen und nicht immer wieder in die meist selbst gestellten Fallen gehen. Gleichzeitig fördert die Chestnut-Bud-Essenz die Lernfähigkeit; sie kann auch Schulkindern gegeben werden, die sich Lerninhalte schwer merken können.

Woran erkennt man Chestnut Bud?
- kann aus Erfahrungen keine Konsequenzen ziehen
- fühlt sich gefangen und festgefahren
- lebt geistig in der Zukunft und nimmt seine gegenwärtige Lebenssituation nicht wahr

Zustände, in denen man Chestnut Bud nehmen kann
- bei Schulschwierigkeiten und verzögertem Lernen
- bei Sucht und wiederkehrenden, sich stets wiederholenden Problemen
- Teufelskreise und festgelegte Muster in Beziehungen

Wandlungsmöglichkeit, Potential
- im Hier und Jetzt leben und handeln
- Wahrnehmung für wiederkehrende, ungelöste Probleme
- ausbrechen aus nicht mehr zeitgemäßen Mustern
- Lernfähigkeit: aus Fehlern lernen
- Beobachtungsfähigkeit und innere Distanz

CHICORY* *Wegwarte, Cichorium intybus*

> *Suche immer zu nützen! Suche nie, dich unentbehrlich zu machen.*
>
> Marie von Ebner-Eschenbach

Chicory ist ein ausgesprochener Familienmensch. Er hat gern alle seine Lieben um sich, weiß stets einen guten Rat und sorgt für alle. Stets ist er für alle anderen da, mischt sich überall ein und möchte Kinder und Partner in eine bestimmte Richtung beeinflussen. Dafür erwartet er aber auch Dank und Anerkennung. Die eigenen Bedürfnisse werden vernachlässigt und kommen dann in einer Krankheit voll zum Ausdruck. Kranke Chicory-Menschen werden wie bedürftige Kleinkinder, die sehr viel Aufmerksamkeit brauchen und leicht in ein Märtyrerverhalten fallen. Die Chicory-Liebe möchte andere vor schlechten Erfahrungen bewahren, ist dabei aber so besitzergreifend, daß den anderen keine Entfaltungsmöglichkeit bleibt. Immer ist für alles schon im voraus gesorgt. Die Essenz lehrt, seine Liebe nicht an Bedingungen zu knüpfen, und hilft, die geliebten Familienmitglieder loszulassen und ihre Wege gehen zu lassen – mögen sie auch nicht in unserem Sinne sein. Man darf anderen Gutes tun, ohne sie von sich abhängig zu machen und sie dabei einzuengen. Gleichzeitig ist es wichtig, für die eigenen Bedürfnisse zu sorgen, ehe man durch Krankheit oder Einsamkeit dazu gezwungen wird.

Woran erkennt man Chicory?
- Familienmensch
- bemuttert und kümmert sich zu sehr um andere
- weiß immer einen guten Rat und mischt sich gerne ein
- ist immer für andere da, erwartet entsprechende Dankbarkeit:

»Jetzt habe ich soviel für euch getan, und niemand dankt es mir!«
- stellt die eigenen Bedürfnisse zugunsten anderer zurück
- übt eine subtile Dominanz aus, kann andere schwer loslassen

Zustände, in denen man Chicory nehmen kann
- wird bei Krankheit extrem anspruchsvoll und bedürftig, Krankheit als Machtausübung
- das Chicory-Kind ist sehr anspruchsvoll und hängt am Rockzipfel

Wandlungsmöglichkeit, Potential
- lieben, ohne Bedingungen zu stellen
- andere den eigenen Weg gehen lassen, auch wenn es weh tut
- auf die eigenen Bedürfnisse achten
- angemessene Erwartungen lernen
- »die Finger aus der Maschine nehmen«, loslassen

CLEMATIS* *Gemeine Waldrebe, Clematis vitalba*

Träume dein Leben – lebe deinen Traum!

unbekannt

Clematis ist ein Tagträumer. Häufig hat er als Kind zu wenig Aufmerksamkeit bekommen, oder die Eltern haben viel gestritten, und so hat er gelernt, sich in eine angenehme Traumwelt zurückzuziehen. Clematis wirkt immer etwas abwesend, und häufig muß man ihn mehrfach ansprechen, bis er reagiert. Die eigene Verträumtheit und Unaufmerksamkeit fordert erhöhte Achtsamkeit der Mitmenschen – manchmal muß man wirklich auf ihn aufpassen, damit ihm nichts zustößt. Manche Menschen fangen erst in Krisenzeiten oder unter erhöhten Anforderungen zu träumen an und schützen sich, indem sie geistig wegtreten. Die Essenz ermöglicht, wacher und aktiver am Leben teilzunehmen. Es gilt seine Aufgabe im Alltag zu erfüllen und nicht alles anderen zu überlassen, im Vertrauen, daß es schon irgend jemand machen wird. Die Clematis-Essenz hilft, sich auch auf die unangenehmen Aspekte der Wirklichkeit einzulassen, und unterstützt die Konzentrationsfähigkeit.

Woran erkennt man Clematis?
- gibt sich gerne seinen Träumen hin und baut Luftschlösser
- zieht sich in Krisen in eine Traumwelt zurück
- nimmt Gefahren nicht wahr und paßt nicht auf sich auf
- unkonzentriert und geistig abwesend
- reiche Vorstellungskraft, aber fehlender Realitätsbezug

Zustände, in denen man Clematis nehmen kann
- Gefühl, wie durch eine Watteschicht von der Umwelt getrennt zu sein: schwebend, benebelt oder dumpf
- Notfallessenz bei drohender Bewußtlosigkeit

Wandlungsmöglichkeit, Potential
- Achtsamkeit und Wachheit
- handeln statt träumen
- die reiche Vorstellungskraft im Leben nutzen
- Konfrontationsbereitschaft mit dem Alltäglichen
- Auseinandersetzung mit dem Schlimmen und Schmerzhaften

CORN *Mais, Zea mays*

Gönne dir einen Augenblick der Ruhe, und du begreifst, wie närrisch du herumgehastet bist.

Tschen Tschin

Corn hat Schwierigkeiten, sich unter vielen Menschen, vor allem in der Großstadt, aufzuhalten. Er verliert leicht den Boden unter den Füßen und reagiert verwirrt oder desorientiert. Unter vielen Menschen kommt er leicht in einen unangenehmen Schwebezustand, in dem er nicht mehr handlungsfähig ist. Manchmal reagiert er auch mit körperlichen Symptomen, die ihn dazu veranlassen, sich sofort zurückzuziehen. Er hat keine gute Erdverbundenheit, und die ganze Energie staut sich im Kopf. In diesem Fall stabilisiert die Essenz den Kontakt zur Erde und hilft, die innere Mitte zu finden und zu behalten. Corn-Essenz ist auch für Menschen hilfreich, die jeden Bezug zur Natur verloren haben. Das Bewußtsein, daß Mutter Natur uns ernährt und am Leben hält, ist verlorengegangen. Es ist bezeichnend, daß die Hopi-Indianer die Maispflanze selbst »Mutter Natur« nannten. So hilft uns diese Blüte, den Kontakt zur Natur und zur Erde wieder aufzubauen, so daß wir dort Kraft und vor allem inneren Halt finden können.

Woran erkennt man Corn?
- Verwirrung und Desorientierung unter vielen Menschen
- reagiert mit Hektik und Nervosität
- verliert den Kontakt zu sich selbst
- fühlt sich in der Großstadt wie ein Automat, schaltet auf Notbetrieb

Zustände, in denen man Corn nehmen kann
- Großstadtessenz
- der Kontakt zur »Mutter Erde« fehlt

- bei Gefühl von Schweben und Haltlosigkeit
- in Menschenmassen (Schlußverkauf, Wohnsilos)

Wandlungsmöglichkeit, Potential
- geerdet sein
- Überblick behalten
- innere Stabilität und In-sich-Ruhen
- Handlungsfähigkeit in Streßsituationen
- Liebe und Dankbarkeit gegenüber Mutter Erde und der Natur

CRAB APPLE* *Holzapfel, Malus sylvestris*

> *Vor allem verachte dich nicht. Es ist sehr schwer, sich zu verachten, ohne Gott zu verletzen.*
>
> Georges Bernanos

Crab Apple fühlt sich innerlich unrein und befleckt und empfindet sich meist auch äußerlich häßlich und abstoßend. Er hat Schwierigkeiten im Umgang mit Erde und Teig und ekelt sich leicht, wenn er sich die Hände schmutzig machen soll. Die Sehnsucht nach Reinheit und Perfektion wird zum Zwang, und seine Angst vor Bakterien und Ansteckung trägt mit dazu bei, daß er schließlich jeden Schnupfen auffängt. Solche Zustände treten häufig bei Frauen während der Menstruation auf oder bei Menschen, die unter Hautunreinheiten und Akne leiden. Die Essenz steigert die Lebensfreude und das Selbstwertgefühl und hilft, von seinen hohen Ansprüchen abzusehen. Andererseits kann die Crab-Apple-Essenz auch als Reinigungsblüte eingesetzt werden: als seelische Begleitung zum Heilfasten oder als Stärkung und innere Reinigung für Menschen, die mit körperlich oder psychisch Kranken arbeiten.

Woran erkennt man Crab Apple?
- Angst vor Schmutz und Bakterien
- Ekel und Abscheu gegenüber menschlichen Körperausscheidungen
- ausgeprägter Ordnungssinn und Sauberkeitsbedürfnis – Waschzwang
- Wunsch nach perfekter Umgebung

Zustände, in denen man Crab Apple nehmen kann
- lindert Hautunreinheiten und Akne
- Schwangerschaftsübelkeit
- erlebt Menstruation als unrein und abstoßend
- für Menschen, die viel mit Kranken zu tun haben und ein starkes Reinigungsbedürfnis verspüren

Wandlungsmöglichkeit, Potential
- Reinigungsessenz, als seelische Begleitung des Fastens
- sich selbst annehmen
- Körper und Sexualität als natürlich erleben
- freier Umgang mit dem »erdigen« Element

DANDELION *Löwenzahn, Taraxacum officinale*

> *Wer sein Herz dem Ehrgeiz öffnet, verschließt sich der Ruhe.*
> Chinesische Weisheit

Dandelion ist ehrgeizig und erfolgsorientiert. Bei seiner Tätigkeit stehen ihm Gefühle nur im Weg, daher ignoriert er sie oder schiebt sie weg. Mit hochgezogenen Schultern geht er durchs Leben und nimmt viel auf sich, um seine Ziele zu erreichen. Dieses Phänomen findet man bereits bei Schulkindern, die sehr ehrgeizig sind und sich dabei selbst stark unter Druck setzen. Dieser Druck zeigt sich bei Kindern wie bei Erwachsenen in starken Muskelverspannungen, vor allem im Schulter- und Nackenbereich. Auf diese Weise melden sich auch die verdrängten Gefühle wieder und erinnern uns daran, daß es außer Leistung auch noch etwas anderes gibt. Die Essenz ermöglicht, lockerzulassen und von den hohen Ansprüchen an sich selbst abzukommen. Sie eignet sich besonders gut zur Begleitung von körperorientierten Therapien, weil sie die im Körper gespeicherten Emotionen und Konflikte zu lösen hilft. Außerdem kann die Dandelion-Essenz äußerlich als Entspannungsblüte in einem Bad oder als Massageöl angewendet werden.

Woran erkennt man Dandelion?
- Mensch, der sich selbst überfordert und dabei verkrampft
- vernachlässigt die Emotionen
- Gefühle werden als lästiger Kinderkram angesehen
- setzt sich selbst hohem Druck aus

Zustände, in denen man Dandelion nehmen kann
- Schulter-Nacken-Syndrom
- unterdrückte Gefühle äußern sich als Muskelverspannungen
- ehrgeizige Kinder
- Schlafstörungen
- für Menschen, die harte körperliche Arbeit verrichten

Wandlungsmöglichkeit, Potential
- Entspannung, Druck wegnehmen
- abgelegte und verdrängte Emotionen lösen
- im Rahmen des Möglichen bleiben
- unterstützt körpertherapeutische Maßnahmen, gut bei Massagen

DEERBRUSH *Säckelblume, Ceanothus integerrimus*

> *Die Hälfte aller Fehler entstehen dadurch, daß wir denken sollten, wo wir fühlen – und daß wir fühlen sollten, wo wir denken.*
>
> John Churton Collins

Deerbrush handelt selten nach seiner inneren Überzeugung, sondern tut, was man vom ihm erwartet oder was am wenigsten Aufwand bedeutet. Für seine Mitmenschen ist er schwer einzuschätzen, weil Aussagen und Handlungsweisen oft völlig gegensätzlich sind. Herz und Hand scheinen nichts voneinander zu wissen, und so sind seine Beziehungen meistens voller Mißverständnisse. Deerbrush tut oft Dinge, über deren Ergebnis er erst nachzudenken beginnt, wenn alles schon geschehen ist. Er ist sich nicht über seine Motive und Absichten im klaren und merkt erst hinterher, daß er dieses oder jenes so gar nicht gewollt hat. Die Essenz ermöglicht, in Übereinstimmung mit seinem Herzen zu leben, das heißt, daß das, was wir tun, mit der Stimme in unserem Herzen übereinstimmt. Die Deerbrush-Essenz klärt die Absichten, bevor man zu handeln beginnt, und verhilft so zu einem kongruenten, »stimmigen« Verhalten. Beziehungen zu anderen Menschen gewinnen an Klarheit und Stabilität.

Woran erkennt man Deerbrush?
- handeln und reden oder Aussage und Körpersprache widersprechen sich
- Unklarheit über Motivation
- »Die rechte Hand weiß nicht, was die linke tut«
- geht den Weg des geringsten Widerstandes
- ist unberechenbar und mißverständlich
- weiß erst, was er will, wenn er es ausprobiert hat

Zustände, in denen man Deerbrush nehmen kann
- wünscht sich Klarheit über Absichten und Ziele
- in Beziehungskrisen
- traut seinen inneren Empfindungen nicht

Wandlungsmöglichkeit, Potential
- Reinheit des Herzens, dem Herzen folgen
- Übereinstimmung von Herz und Verstand, von Handeln und Fühlen
- Klarheit in Intention und innerer Haltung
- wenn wichtige Entscheidungen zu treffen sind

DILL *Dill, Anethum graveolens*

Die größte Offenbarung ist die Stille.

Laotse

Dill fühlt sich überwältigt von der Fülle der Eindrücke und Informationen, die dauernd auf ihn einströmen. Es fällt ihm schwer, die Vielzahl an Reizen zu ordnen und zu verarbeiten. Er reagiert leicht mit Verwirrung oder entwickelt typische Symptome von Reizüberflutung, wie Unruhe, Aggression oder Verdauungsstörungen. Diese Zustände treten häufig bei Reisen auf, wenn es uns nicht mehr gelingt, all das Gesehene und Erlebte aufzunehmen und zu »verdauen«. Aber auch Schulkinder leiden mehr und mehr unter den Auswirkungen der Mediengesellschaft und können immer weniger von immer mehr Information verkraften. Die Essenz unterstützt eine schrittweise Verarbeitung und »Verdauung« der täglichen Erlebnisse. Sie fördert die Fähigkeit, sich zurückzuziehen, wenn es genug ist, und sich Ruhepausen zu gönnen. Gleichzeitig hilft die Dill-Essenz, richtige Schwerpunkte zu setzen und sich nicht dem gesellschaftlichen Tempo zu unterwerfen.

Woran erkennt man Dill?
- fühlt sich völlig überfordert durch Reize wie Lärm, zu viele Bilder, Menschenansammlungen und Gerüche
- kann verschiedene Eindrücke nicht verarbeiten
- Unfähigkeit zu differenzieren und Nebensächliches auszublenden

Zustände, in denen man Dill nehmen kann
- bei Reizüberflutung
- auf Reisen und in der Großstadt
- bei Schulschwierigkeiten
- bei Neigung zu Verdauungsproblemen

Wandlungsmöglichkeit, Potential
- Abgrenzung und rechtzeitiger Rückzug
- Prioritäten setzen
- chaotische und nervenaufreibende Situationen meiden
- Verarbeitung und Verdauung von Erfahrungen
- innerlich abschalten können

DOGWOOD Hartriegel, Cornus nuttallii

Das Nichts dehnt sich um uns aus. Aber in diesem Nichts finden wir etwas, von dessen Existenz wir nichts wußten.
Susan Griffin

In der Kindheit wurde Dogwood hin- und hergeschoben oder mußte, zum Beispiel durch den Verlust eines Elternteils, die Rolle eines Erwachsenen übernehmen. Viele Dogwood-Menschen hatten eine ungewöhnlich harte oder belastete Kindheit. Schon früh haben sie gelernt, daß sie selbst nichts wert sind, daß das Leben irgendwie weitergehen muß, daß es jedoch auf den einzelnen nicht ankommt. Das trifft auch auf Menschen aus Kriegsgebieten zu. Durch traumatische Erlebnisse haben sie den Bezug zur eigenen Würde und Gesundheit verloren. Sie erwarten nichts Gutes vom Leben, sind hart geworden und können nichts mehr empfinden. Dadurch achten sie auch nicht mehr auf sich selbst und erleiden häufig Unfälle und Verletzungen. Man kann allgemein eine Neigung zur Selbstzerstörung beobachten. Auffällig ist auch, daß Dogwood in seinem Körperausdruck eher unbeholfen wirkt und die Bewegungen eckig und ungelenk sind. Die Essenz hilft, alte traumatische Erlebnisse zur verarbeiten, und fördert eine liebevolle Einstellung zu sich selbst. Auch der Umgang mit dem eigenen Körper wird graziler und sicherer. Die Dogwood-Essenz gibt wieder Vertrauen in die Welt.

Woran erkennt man Dogwood?
- Neigung zu Unfällen und Selbstzerstörung
- eckiger, unbeholfener Körperausdruck
- ungewöhnlich harte Kindheit, verlorene Kindheit
- mißachtet körperliche Warnsignale und Grenzen
- wirkt gehetzt, immer auf der Flucht

Zustände, in denen man Dogwood nehmen kann
- Gefühl von Wertlosigkeit und Sinnlosigkeit, »sich selbst wegwerfen«
- verhärtete Gefühle, »Das Leben hat mich hart gemacht«
- nihilistische Lebenseinstellung

Wandlungsmöglichkeit, Potential
- Lösung von traumatischen Kindheitserlebnissen

- Weichheit und Sanftmut
- Gefühl für den eigenen Körper und dessen Belastbarkeit
- gibt Anmut und Sicherheit in der Bewegung
- Positives und Schönes im Leben entdecken

ELM* *Ulme, Ulmus procera*

> *Das meiste haben wir gewöhnlich in der Zeit getan, in der wir meinen, nichts getan zu haben.*
> Marie von Ebner-Eschenbach

Elm leidet unter dem Gefühl der Überforderung. In der Regel schafft Elm sein Arbeitspensum gut, überschätzt sich jedoch häufig und lädt sich mehr auf als nötig. Aus dem Bewußtsein heraus, doch immer alles irgendwie geschafft zu haben, macht er vieles gleichzeitig und weiß dann nicht mehr, wo er zuerst anfangen soll. Auch Mitarbeiter wissen gut, daß Elm seine Arbeit gewissenhaft erledigt, und legen ihm gerne noch mehr Arbeit hin. Meistens ist es aber nur eine vorübergehende Situation, in der Elm den Überblick verloren hat. Dann kann es auch passieren, daß er gar nichts mehr macht und auf hohe Belastung mit großer Müdigkeit und Trägheit reagiert. Hier kann die Elm-Essenz helfen, den roten Faden wiederzufinden und ein Gefühl für die richtige Reihenfolge der zu erledigenden Arbeiten zu bekommen. Sie ist eine gute Blüte für Organisation und Management. Gleichzeitig unterstützt sie uns, das Arbeitspensum in Zukunft überschaubar zu halten. Die Elm-Essenz ist eine wichtige Blüte für Eltern mit Kindern, wenn vieles von einem erwartet wird und alles gleichzeitig gemacht werden soll.

Woran erkennt man Elm?
- hat in der Regel eine gute Selbsteinschätzung
- die Umstände oder die Mitmenschen fordern viel
- fühlt sich der gegebenen Situation nicht gewachsen
- überfordert sich selbst und überschätzt die eigene Kapazität

Zustände, in denen man Elm nehmen kann
- wenn vieles gleichzeitig zu erledigen ist
- für Organisation vielschichtiger Bereiche
- für überforderte Mütter und Väter

Wandlungsmöglichkeit, Potential
- gut für Organisation und Management
- hilft, in Prüfungssituationen den Überblick zu bewahren
- richtige Prioritäten setzen und eins nach dem anderen bearbeiten
- erkennen, was andere machen können oder was man weglassen kann

FAIRY LANTERN *Weiße Mormonentulpe, Calochortus albus*

> *Habe Vertrauen. Ein neues Leben nimmt dich in seine Arme.*
>
> Medhananda

Fairy Lantern erscheint viel jünger und kindlicher, als er ist, wie wenn seine Seele noch auf den nächsten Entwicklungsschritt wartet. Durch eine Krise ist er in eine frühere Phase zurückgefallen. Das kann durch die Geburt eines Geschwisterkindes passieren oder durch Trennung der Eltern und ähnliches. In machen Familien ist es auch sinnvoll, ein Kind oder ein Baby zu bleiben.

Aber auch viele Erwachsene fallen in Krisensituationen in kindliches Verhalten zurück und haben dann keine Möglichkeit mehr, angemessen zu reagieren. Sie wollen mit ihrem Kind-Ich ein Problem lösen, das der Erwachsene hat. Das kann nicht gelingen. Fairy Lantern möchte eigentlich auch nicht erwachsen werden. Hilflosigkeit und Naivität bringen scheinbar mehr Aufmerksamkeit als Selbständigkeit und Unabhängigkeit. Die Essenz ermöglicht den Reifeprozeß, der der gegenwärtigen Situation entspricht. Kindliches Verhalten aus der Vergangenheit kann richtig zugeordnet werden, so daß erwachsene Lösungsansätze gefunden werden können.

Woran erkennt man Fairy Lantern?
- benimmt sich nicht altersgemäß
- möchte Kind bleiben, Sehnsucht nach kindlicher Unschuld
- wird von der Familie in einem kindlichen Stadium gehalten
- Nesthäkchen, Kindfrau, Muttersöhnchen
- verweigert die Übernahme von Verantwortung

Zustände, in denen man Fairy Lantern nehmen kann
- Regression in frühere Entwicklungsstufe, z. B. bei Veränderung der Familienkonstellation, im Alter, bei Krankheit
- bei Magersucht; möchte nicht erwachsen werden
- verzögerte sexuelle Reife

Wandlungsmöglichkeit, Potential
- Erwachsenwerden, altersgemäßes Verhalten
- Entwicklungsbereitschaft
- Verantwortung übernehmen und Selbständigkeit lernen
- sich unangenehmen, schweren Aufgaben stellen

FILAREE *Reiherschnabel, Erodium cicutarium*

> *Die Probleme werden dadurch am besten gelöst, daß man sie erkennt, bevor sie Probleme werden.*
>
> Joachim Zahn

Filaree hat eine Neigung, sich zu verzetteln und mit Kleinigkeiten viel Zeit zu vertrödeln. Oft fragt er sich, warum er den ganzen Tag beschäftigt war, ohne wirklich etwas geschafft zu haben. Filaree fühlt sich schon morgens von der Last des Tages erdrückt und möchte am liebsten gar nicht aufstehen. Beginnt er dann mit seiner Arbeit, fängt er alles gleichzeitig an und kommt vom Hundertsten ins Tausendste. Er kann den Umfang einer Tätigkeit nicht einschätzen und verplant den Tag mit Kleinigkeiten, für die er teilweise Stunden braucht. Organisieren und ökonomisch planen fällt ihm sehr schwer. So findet er sich meistens von Chaos umgeben und weiß eigentlich gar nicht, wie es dazu gekommen ist. Filaree-Menschen wirken meistens etwas gehetzt und durcheinander. Die Essenz hilft, die Angst vor der täglichen Arbeit zu überwinden, und verschafft Überblick. Sie ist eine gute Unterstützung, um den Alltag in den Griff zu kriegen, ohne dabei in Streß zu geraten.

Woran erkennt man Filaree?
- herumwursteln, vom Hundertsten ins Tausendste kommen
- macht aus einer Mücke einen Elefanten
- kann Wichtiges und Unwichtiges nicht unterscheiden
- verliert sich im Detail
- fühlt sich am Morgen von der unüberschaubaren Last des Tages erdrückt

Zustände, in denen man Filaree nehmen kann
- kann komplexe Arbeitsvorgänge nicht überblicken
- hat keine Wahrnehmung für die eigene Vorgehensweise
- »Ich weiß gar nicht, wie die Zeit vergangen ist«
- chaotische Ausstrahlung

Wandlungsmöglichkeit, Potential
- planvolles Vorgehen – Schritt für Schritt
- Ereignisse in ihrer wahren Dimension zu erkennen
- realistische Selbsteinschätzung und Überblick
- Gelassenheit

FORGET-ME-NOT *Vergißmeinnicht, Myosotis sylvatica*

> *Im Augenblick, da ich die leise innere Stimme unterdrücke,*
> *werde ich aufhören, nützlich zu sein.*
> Mahatma Gandhi

Forget-Me-Not fühlt oft eine unerklärliche Sehnsucht oder hat ständig den Eindruck, etwas versäumt zu haben. Unerledigte Geschäfte, aber auch vernachlässigte oder unterdrückte Fähigkeiten und Begabungen äußern sich häufig in einer diffusen, unbenennbaren Sehnsucht. Innerlich unruhig und getrieben sucht er nach Lösungen, ohne wirklich zu wissen, nach was er eigentlich sucht. So entsteht zum Beispiel bei manchen Frauen der Wunsch nach einem Kind, und dahinter steht eigentlich der Wunsch nach schöpferischem Tun und Selbstausdruck. Hier bringt die Essenz Klarheit in diese Suche und öffnet die Tore zu der Ursache unserer Sehnsucht und zu den verborgenen Schätzen unserer Seele. Bisher ungesehene Fertigkeiten können so ans Licht kommen und sich endlich entfalten.

Forget-Me-Not ist auch angezeigt, wenn man das Gefühl hat, daß manche Beziehung noch nicht geklärt ist oder zu Ende gebracht ist. Solche »unfertigen« Beziehungen kosten viel Kraft und hindern uns am Weitergehen. Die Essenz weckt die Erinnerung an »vergessene« Menschen und hilft uns, Unfertiges und Ungeklärtes zu vollenden.

Woran erkennt man Forget-Me-Not?
- hat wichtige Persönlichkeitsanteile vergessen
- positive Qualitäten und Anlagen werden unterdrückt und nicht gelebt
- wichtige seelische Entwicklungsschritte des jungen Erwachsenen wurden vernachlässigt
- läßt Beziehungen zu anderen Menschen unvollendet

Zustände, in denen man Forget-Me-Not nehmen kann
- »offene Rechnungen« mit anderen Menschen
- bei Mißachtung der Reihenfolge von Lebensabläufen
- viele ungeklärte, offene Beziehungen
- bei Schwierigkeiten, den Verlust eines Menschen zu akzeptieren

Wandlungsmöglichkeit, Potential
- sich der unerledigten Geschäfte im Leben erinnern
- tiefes Verständnis für Freundschaften und Beziehungen
- vergessene Begabungen wiederbeleben und Beiseite-Gelegtes vollenden
- vergangene Beziehungen abschließen
- richtige Zuordnung von Wunschvorstellungen und Visionen
- Versöhnung mit und Anerkennung von Verstorbenen

FUCHSIA *Fuchsie, Fuchsia hybrida*

Die Tiefe ist im Klaren und im Heiteren.
Hermann Hesse

Fuchsia ist ein Meister des Dramas. Wenn er Gefühle zeigt, dann immer übertrieben und dramatisch. Seine Begeisterung wie seine Trauer lebt er auf dramatische Weise aus. Es scheint keine Mitte zu geben. Fuchsia-Menschen haben als Kinder gelernt: Nur wenn ich ganz laut schreie, werde ich gehört. Dabei wirken diese Gefühlsausbrüche auf andere unecht und aufgesetzt, und so werden sie wieder nicht ernst genommen. Dabei ist das Schauspiel der Gefühle oft ein verzweifelter Versuch, Schmerz und bedrohliche Gefühle zu überspielen. In solchen Fällen kann die Essenz Echtheit und Aufrichtigkeit ins Gefühlsleben bringen. Sie hilft, sich mit dunklen Gefühlen, wie Verlassenheit und Angst, zu konfrontieren. Dadurch können die Fuchsia-Menschen sehr viel an Klarheit und Ausgeglichenheit gewinnen. Aus der gespielten Achterbahn der Gefühle entsteht ein harmonischer Gefühlsausdruck und ein tiefes Verständnis für die wahren, wenn auch schmerzhaften Gefühle.

Woran erkennt man Fuchsia?
- überschwemmt andere mit heftigen Gefühlen
- wirkt unecht und aufgesetzt
- hat schon als Kind gelernt, zu spielen und zu dramatisieren
- Vermeidung von Schmerz
- Unfähigkeit, wahre Gefühle zu zeigen

Zustände, in denen man Fuchsia nehmen kann
- Neigung zu psychosomatischen Erscheinungen
- Hypochonder
- Kinder mit Neigung zum Drama, wenn Chicory nicht wirkt

Wandlungsmöglichkeit, Potential
- Zugang finden zu tieferliegenden Gefühlen wie Trauer, Schmerz, Einsamkeit
- Ausgewogenheit und Ehrlichkeit des Gefühlsausdrucks
- innerlich zur Ruhe kommen

GARLIC *Knoblauch, Allium sativum*

> *In allen Ängsten dieser Zeit ist ein unaussprechliches Heil. Der Weg endet ja nicht, wo wir meinen; der Weg führt uns durch die Wand hindurch, und am anderen Ende des Weges ist alles gut.*
>
> Reinhold Schneider

Garlic leidet unter nervösen Ängsten. Häufig hat er einen Beruf, in dem er vor Publikum stehen muß, was ihn viel Kraft kostet. Lampenfieber und die Angst, etwas falsch zu machen, haben einen negativen Einfluß auf seine Abwehrkräfte, und er hat eine hohe Infektanfälligkeit.

Bei einigen Garlic-Menschen läßt sich eine starke Affinität zu parasitären Kräften beobachten. Sie saugen schlechte Energien wie Staubsauger auf und können sich nicht davon abgrenzen. Auch das ist ein deutliches Zeichen für eine mangelnde seelische Abwehrkraft. Die Essenz stärkt und stabilisiert die Persönlichkeit. Sie unterstützt die seelische Widerstandskraft und gibt Sicherheit. Solche seelische Abwehr wirkt sich auch positiv auf das körperliche Immunsystem aus. Gleichzeitig hilft die Garlic-Essenz, die Angst als Herausforderung anzunehmen und trotzdem den nächsten Schritt zu tun.

Woran erkennt man Garlic?
- kränkelnde Erscheinung
- starke Anfälligkeit für Infektionskrankheiten (Dauerschnupfen)
- nervöse Ängste und Lampenfieber
- Unsicherheit in der Öffentlichkeit
- manchmal psychisch labil

Zustände, in denen man Garlic nehmen kann
- schlechte Abgrenzung gegenüber parasitären Kräften und krankmachenden Energien
- übernimmt Krankheiten und Zustände anderer
- Anzeichen von Besessensein

Wandlungsmöglichkeit, Potential
- fördert Vitalität und Kraft
- ermöglicht eine gesunde Abgrenzung
- hilft Sicherheit und Stabilität zu entwickeln
- unterstützt seelische und körperliche Immunabwehr

GENTIAN* *Bitterer Enzian, Gentiana amarella*

> *Die schlimmste Art, ein Glück zu versäumen, ist, es nicht glauben, daß man es erlebt.*
> Arthur Schnitzler

Gentian hat ein schlechtes Selbstbewußtsein. Er geht in jeder Situation erst mal davon aus, daß sie mißlingen wird. Seine Grundhaltung ist pessimistisch, und beim geringsten Widerstand gibt er auf. Doch das kompensiert er, indem er die Schuld auf andere oder die Umstände schiebt. Solches kommentiert er dann höchstens noch mit einem »Seht ihr, das hab' ich euch gleich gesagt!«. Die Essenz läßt zu einer positiven Haltung finden und verhilft zu mehr Eigenverantwortlichkeit.

Die Gentian-Essenz kann auch bei Frustration und Enttäuschung über nichterfüllte Erwartungen angewendet werden. Das können eine nichtbestandene Prüfung oder auch falsche Hoffnungen gegenüber anderen Menschen sein. Die Essenz gibt Einsicht in den eigenen Anteil an den Enttäuschungen und klärt unsere Erwartungen.

Woran erkennt man Gentian?
- wirft schnell die Flinte ins Korn
- glaubt von vornherein an das Mißlingen seiner Vorhaben
- ist leicht enttäuscht und frustriert
- übernimmt keine Verantwortung für eigene Fehler
- bleibt am Problem hängen

Zustände, in denen man Gentian nehmen kann
- bei nichterfüllten Erwartungen
- in Prüfungssituationen
- fehlende Ausdauer
- für Schulkinder, die schnell aufgeben und dann andere anklagen

Wandlungsmöglichkeit, Potential
- ermöglicht, Fehler als Lernchance zu sehen
- positive Lebenseinstellung
- lösungsorientiertes Denken
- fördert Eigenverantwortlichkeit

GOLDEN EAR DROPS *Herzglöckchen, Dicentra chrysantha*

Tränen sind ein Heilmittel gegen den Schmerz.
Hildegard von Bingen

Golden Ear Drops leidet unter den Auswirkungen einer schwierigen Kindheit. In jungen Jahren haben diese Menschen schlimme Erlebnisse gehabt oder sind in chaotischen Familienverhältnissen aufgewachsen. Für das Kind war es überlebensnotwendig, nicht zu fühlen, um nicht wieder verletzt zu werden. So hat das innere Kind unbewußt beschlossen, sich nie wieder auf andere Menschen zu verlassen oder einfach keine Gefühle mehr zu haben. Als Erwachsene spüren sie, daß sie sich nicht wirklich auf eine Beziehung einlassen können. Die Furcht vor der Wiederkehr vergangener Schmerzen und Enttäuschungen läßt sie tiefe Beziehungen vermeiden. Die Essenz hilft, sich mit der Vergangenheit auszusöhnen und dem Leben trotz des erfahrenen Leids eine gute Wendung zu geben.

Golden-Ear-Drops-Essenz hilft auch Kindern, die sich gegenwärtig in einer problembeladenen Familie befinden. Hier unterstützt die Blüte die seelische Verarbeitung von unverständlichen und bedrohlich wirkenden Erlebnissen. Die Essenz wird auch Golden Tear Drops genannt, weil sie all die runtergeschluckten und nichtgeweinten Tränen hervorbringt. Es kann also passieren, daß man mit der Einnahme dieser Blüte erst einmal richtig weinen muß.

Woran erkennt man Golden Ear Drops?
- Mensch, der als Kind nicht weinen durfte
- vermeidet tiefe Beziehungen aus Angst vor Verletzung und Mißachtung
- unterbrochene Beziehung zu Mutter oder Vater durch Krankheit, Scheidung oder Tod

- fürchtet, die schlimmen Erlebnisse aus der Kindheit könnten sich wiederholen
- diffuse Erinnerung an die Kindheit

Zustände, in denen man Golden Ear Drops nehmen kann
- verdrängte, traumatische Kindheitserlebnisse, deren Verarbeitung nicht gelungen ist
- kann nicht weinen oder weint an falschen Stellen, z. B. im Kino, an Familienfesten

Wandlungsmöglichkeit, Potential
- hilft, alte Verwundungen bewußtzumachen und loszulassen
- Mut, sich auf zwischenmenschliche Beziehungen einzulassen
- nichtgeweinte Tränen können fließen
- gut in Kombination mit Angelica oder Yerba Santa

GOLDENROD *Kanadische Goldrute, Solidago canadensis*

> *Freundlichkeit ist eine Sprache, die Taube hören und Blinde lesen können.*
>
> unbekannt

Goldenrod ist im Grunde unsicher und hat nur wenig Selbstvertrauen. Das versucht er durch auffälliges, negatives Verhalten auszugleichen. Um in Kontakt zu anderen Menschen zu kommen, benimmt er sich extra eklig und abstoßend. So wie es manche Kinder machen, die, statt »Ich will mit dir spielen« zu sagen, den anderen boxen. Goldenrod bekommt zwar so die gesuchte Aufmerksamkeit, aber letztendlich wenden sich die anderen ab, und er fühlt sich allein und abgelehnt. Durch die eigene Unsicherheit ist Goldenrod besonders dafür anfällig, innerhalb einer

Gruppe aggressiv und zerstörerisch zu werden. Er läuft dann Gefahr, Dinge zu tun, die er alleine niemals tun würde.

Goldenrod-Essenz ist auch hilfreich für Kinder, die sich viel Negativaufmerksamkeit holen müssen, weil sie sonst überhaupt keine bekämen. In diesem Fall ist es aber unbedingt erforderlich, auch die Eltern dieses Kindes zu behandeln.

Die Essenz stärkt die Selbstsicherheit und hilft, den Kontakt zu anderen Menschen auf eine Weise herzustellen, daß man bekommt, wonach man sich sehnt. In Gruppen ist es dann leichter, die Grenzen zu wahren und sich selbst treu zu bleiben.

Woran erkennt man Goldenrod?
- findet seine Identität in Gruppen, »gemeinsam sind wir stark«
- Mitläufer, steht nicht zu sich selbst
- benimmt sich betont abstoßend und eckt überall an
- mißachtet gesellschaftliche Spielregeln
- fehlende Stabilität und Selbstvertrauen

Zustände, in denen man Goldenrod nehmen kann
- Pubertätsblüte
- vergrault Freunde mit seinem Verhalten
- sucht Negativaufmerksamkeit
- bei Schwierigkeiten in der Schule

Wandlungsmöglichkeit, Potential
- eigene Identität finden
- innere Stabilität und Selbstsicherheit
- eigenen Werten und Idealen treu bleiben
- offenerer Umgang mit anderen Menschen

GORSE* *Stechginster, Ulex europaeus*

Ein Sonnenstrahl reicht hin, um viel Dunkel zu erhellen.
Franz von Assisi

Gorse leidet schon lange unter irgendeinem körperlichen oder seelischen Problem, sei es eine monatelange Krise in der Partnerschaft oder auch lang anhaltende Schlafstörungen. Bis jetzt hat er keine brauchbare Lösung gefunden. Darüber ist ihm fast alle Hoffnung verlorengegangen. Doch schulterzuckend läßt er sich immer wieder zu einem neuen Versuch überreden.

Diese Essenz wird immer dann gegeben, wenn das Problem schon sehr lange besteht und schon viele Möglichkeiten ausprobiert wurden (die Erfahrung zeigt, daß die Betroffenen meistens als letzte Möglichkeit auch Blütenessenzen probieren – schaden kann es ja nichts!). Auch wenn manche Menschen nach außen hin ganz zuversichtlich wirken, schwingt doch darunter die Hoffnungslosigkeit und die bange Frage mit, ob man wohl je eine Besserung erfahren wird. Die Essenz gibt Mut, immer wieder neue Wege zu gehen, und die Hoffnung, doch noch Linderung für sein Leiden zu erfahren.

Woran erkennt man Gorse?
- hat schon alle Möglichkeiten zur Lösung seiner Probleme erfolglos ausprobiert
- die Kraft, sich auf einen neuen Weg einzulassen, ist verlorengegangen
- hoffnungslose Grundstimmung
- hat das Gefühl, der Situation ausgeliefert zu sein

Zustände, in denen man Gorse nehmen kann
- bei Problemen, wo eine baldige Lösung nicht sichtbar ist
- in Beziehungskrisen

- monate- oder jahrelange Angstzustände
- unerklärliche Symptome, die medizinisch abgeklärt sind und sich nicht behandeln lassen

Wandlungsmöglichkeit, Potential
- Hoffnung auf Besserung und Veränderung der gegenwärtigen Zustände
- Vertrauen in das eigene Schicksal finden
- Zuversicht

HEATHER* *Heidekraut, Calluna vulgaris*

> *Bete, daß deine Einsamkeit der Stachel werde, etwas zu finden, wofür du leben kannst.*
>
> Dag Hammarskjöld

Heather hat große Angst vor dem Alleinsein. Deswegen sucht er immerzu die Gesellschaft anderer. Heather-Menschen reden sehr viel und kreisen dabei nur um die eigenen Probleme und Erfahrungen. Sie können nur schwer anderen zuhören, und manchmal nehmen sie andere Menschen gar nicht richtig wahr. Hauptsache, sie haben einen Ansprechpartner. Sie sind nicht in der Lage, eine tiefere und gleichwertige Beziehung zu einem anderen Menschen einzugehen. Diese Verhaltensweisen bewirken außerdem, daß sich immer mehr Menschen von ihnen distanzieren, weil sie sich benützt fühlen. So entsteht ein Teufelskreis der Einsamkeit.

Die Essenz hilft, aus der Selbstbezogenheit auszubrechen und auf andere offen zugehen zu können. Die Einsamkeit kann durch echte Beziehungsfähigkeit überwunden werden.

Heather-Kinder kommen meist aus Familien, in denen ihnen

niemand zuhört. So haben sie gelernt, jedem Erstbesten ihre ganze Geschichte zu erzählen und ihn förmlich zuzureden. Auf diese Weise versuchen sie ihr Defizit an Zuwendung auszugleichen.

Woran erkennt man Heather?
- Mensch, der andere in Grund und Boden redet
- telefoniert viel und lang
- starke Ich-Bezogenheit, braucht sehr viel Aufmerksamkeit
- nimmt andere gar nicht wahr, kann anderen nicht zuhören
- Unfähigkeit, mit sich selbst alleine zu sein
- Mensch, der vor anderen unaufgefordert seine ganze Lebensgeschichte ausbreitet

Zustände, in denen man Heather nehmen kann
- Einsamkeit, Beziehungslosigkeit
- Menschen, die Arbeiten ohne sozialen Kontakt verrichten
- bei Vernachlässigung und fehlender emotionaler Zuwendung in der Kindheit
- Distanzlosigkeit, Grenzenlosigkeit
- Hypochondrie

Wandlungsmöglichkeit, Potential
- Beziehungsfähigkeit, auf andere zugehen können
- lernen, »normale« Gespräche zu führen, dialogfähig sein
- zuhören
- Einsamkeit überwinden, indem man sich um andere Menschen kümmert
- aus der Ich-Bezogenheit ausbrechen, auf andere zugehen können

HIBISCUS *Roter Hibiskus, Hibiscus rosa-sinensis*

Erfüllung findest du nur in der liebevollen Hingabe.
Medhananda

Hibiscus hat die Hingabefähigkeit in der Sexualität verloren. Seelische Verwundungen hindern ihn daran, sich auf eine intime Beziehung einzulassen. Hibiscus-Menschen wirken scheu und in ihrer sexuellen Ausstrahlung gehemmt. Ihre äußere Erscheinung ist häufig indifferent, und man kann auf den ersten Blick nicht genau erkennen, ob es sich um eine Frau oder einen Mann handelt. Sie sehnen sich danach, einen Partner zu finden, fürchten aber gleichzeitig Nähe und Intimität. Sie können gute Kumpel sein, unterdrücken jedoch die Entfaltung ihrer Sexualität. In manchen Fällen ist dieses Verhalten aus einer ausbeuterischen Beziehung entstanden oder auf sexuellen Mißbrauch zurückzuführen. Sich hinzugeben ist mit einer schmerzvollen Erinnerung gekoppelt und gleichbedeutend mit Verletzung oder Mißbrauch. Hibiscus-Essenz löst alte Schmerzen auf und hilft, die eigene Sexualität wieder als lustvoll und schön zu erleben. Sie bringt Wärme und Weichheit in das sexuelle Erleben und fördert allgemein die Hingabefähigkeit.

Woran erkennt man Hibiscus?
- hat Schwierigkeiten mit Nähe und Hingabe beim Sex
- die Sexualität ist zur lästigen Pflichterfüllung geworden
- »Ich kann gut ohne Sex leben«
- oft wird Sexualität durch sportliche Aktivität ersetzt
- asexuelle Erscheinung

Zustände, in denen man Hibiscus nehmen kann
- nach sexuellem Mißbrauch oder negativen sexuellen Erlebnissen

- stark ausgeprägtes Mißtrauen gegenüber dem anderen Geschlecht
- nach negativen Erfahrungen in Beziehungen
- eher eine Frauenessenz

Wandlungsmöglichkeit, Potential
- Warmherzigkeit und Hingabefähigkeit
- Vertrauen wiedergewinnen und Sicherheit bekommen im Umgang mit dem anderen Geschlecht
- Zulassen von Nähe und Intimität
- positives Erleben von körperlicher Liebe

HOLLY* *Stechpalme, Ilex aquifolium*

Liebet einander, denn Er hat euch zuerst geliebt.

Johannes

Holly-Menschen fühlen sich ungeliebt und zurückgewiesen. Sie sind eifersüchtig, neidisch und manchmal voller Haß und unterdrückter Wut. Meistens können sie nicht mit ihren Aggressionen umgehen und schlucken sie lieber runter. Die Wut findet ihren Weg dann durch die zusammengepreßten Zähne oder in körperlichen Symptomen.

Holly ist Bachs Blüte der Liebe, deshalb wird sie bei Problemen eingesetzt, die im weiteren Sinne mit Liebe zu sich selbst und zu anderen zu tun haben. Wenn Paare oder Familien gemeinsam Blütenessenzen einnehmen, wird Holly als verbindende Essenz in jedes Fläschchen gegeben. Die Essenz weist den Weg über die Liebe zu sich selbst hin zu mehr Liebe und Verständnis für andere.

Woran erkennt man Holly?
- hat das Gefühl, zu kurz zu kommen und ungeliebt zu sein
- lehnt sich selbst ab
- leidet unter Eifersucht, Haß, Neid und Rachegefühlen
- kann nicht mit Aggressionen umgehen
- kontrolliert eifersüchtig den Partner

Zustände, in denen man Holly nehmen kann
- Haß des ungeliebten Kindes auf die Eltern
- Eifersucht unter Geschwistern
- wenn man mit Aggressionen nicht umgehen kann
- um Beziehungsprobleme zu klären, Holly als verbindende Essenz

Wandlungsmöglichkeit, Potential
- kann sich selbst annehmen und wertschätzen
- liebevoller Umgang mit sich und anderen
- Wut und Zorn in eine gute Kraft verwandeln
- gegenseitiges Verständnis und Versöhnung zwischen den Menschen
- richtige Zuordnung von Projektionen und Übertragungen

HONEYSUCKLE* *Geißblatt, Lonicera caprifolium*

> *Die wichtigste Stunde ist immer die Gegenwart. Der bedeutendste Mensch ist immer der, der dir gerade gegenübersteht.*
> Meister Eckhart

Honeysuckle hängt sehr an der Vergangenheit und hat eine Veranlagung zur Nostalgie. Er sagt: »Früher war alles viel schöner und besser!« Alle Erlebnisse werden an Vergangenem gemessen und können gegen die verklärten Vorstellungen aus der guten alten Zeit nicht bestehen. Honeysuckle-Menschen können sich nur schwer von Dingen trennen, mit denen irgendwelche Erinnerungen verbunden sind. Ihre Wohnung gleicht einem Museum. So versuchen sie, die Vergangenheit zu konservieren, und hindern sich gleichzeitig daran, sich auf das Hier und Jetzt einzulassen. Manche Paare überspielen ihre Krise, indem sie sich darauf konzentrieren, wie schön sie es früher miteinander hatten. Andere Menschen tragen lang vergangene negative Erinnerungen mit sich herum und können sie nicht loslassen. In einem ewigen Monolog erzählen sie immer wieder die alte Geschichte und übersehen dabei die schönen und positiven Seiten der Gegenwart – ja, vergessen dabei zu leben. Die Essenz weckt die Aufmerksamkeit für die Gegenwart und hilft, die positive sowie die negative Vergangenheit loszulassen. Alte Geschichten können zurücktreten und den Weg freimachen, damit man wieder aktiv am Leben teilnehmen kann.

Woran erkennt man Honeysuckle?
- sehnt sich nach der guten alten Zeit (Realitätsflucht)
- überbewertet und verklärt frühere Erlebnisse
- kann bereits abgeschlossene Beziehungen zu anderen Menschen nicht loslassen
 oder
- weigert sich, vergangene negative Ereignisse zu vergessen
- projiziert vergangene Ereignisse in die Gegenwart hinein (z. B. gescheiterte Beziehungen)

Zustände, in denen man Honeysuckle nehmen kann
- Wunsch nach Bewältigung der Vergangenheit
- Heimweh
- Scheidungskinder, die sich nach der harmonischen Familie zurücksehnen

Wandlungsmöglichkeit, Potential
- Vergangenes vergangen sein lassen und überwinden
- sich auf die Gegenwart einlassen können
- sich mit der aktuellen Situation auseinandersetzen
- Loslassen von vergangenen Beziehungen

HORNBEAM* *Hainbuche, Carpinus betulus*

> *Wer am Morgen eine Stunde verliert, muß ihr den ganzen Tag nachlaufen.*
>
> Josef Konrad Schauber

Hornbeam leidet unter Antriebsschwäche. Schon am Morgen hat er keine Lust aufzustehen. Er weiß, er müßte eigentlich dieses und jenes tun, aber er kann sich einfach nicht dazu aufraffen. Lieber macht er alles andere zuerst. Hornbeam braucht viel Zeit und macht oft große Umwege, bis er seine Vorhaben endlich beginnt. Aber einmal angefangen, bringt er diese auch zu Ende. Nur der Weg dahin ist das Problem. Man kann diese Blüte bildhaft als »Steuererklärung-Essenz« bezeichnen. Hornbeam leidet auch häufig unter Müdigkeit, ohne sich sonderlich angestrengt zu haben. Das ist eine geistige Müdigkeit, die vor allem dann auftritt, wenn man anspruchslose Routinetätigkeiten verrichtet. Die Essenz gibt Kraft und Entschlossenheit, den Tag zu beginnen, und hilft zu tun, was getan werden muß. Man hört auf, die unangenehmen Dinge vor sich herzuschieben, sondern erledigt sie nach Möglichkeit gleich. Das setzt neue Energien frei und schafft ein Gefühl von Zufriedenheit.

Woran erkennt man Hornbeam?
- »Monday-Morning-Feeling«

- Antriebslosigkeit und Müdigkeit
- hat ständig ein schlechtes Gewissen und das Gefühl, »ich müßte noch ...«
- geistige Müdigkeit durch eintönige, täglich gleiche Tätigkeit
- macht alles andere zuerst

Zustände, in denen man Hornbeam nehmen kann
- fühlt sich schlapp, obwohl keine Anstrengung vorausgegangen ist
- kommt morgens nicht aus dem Bett
- bei Prüfungsvorbereitungen

Wandlungsmöglichkeit, Potential
- Entschlossenheit (»Tu's gleich«)
- lustvolle Aussichten für den Tag kreieren, Gedanken nach vorne richten
- Antriebskraft und Wachheit

HOUND'S TONGUE *Hundszunge, Cynoglossum grande*

> *Das Wunder ist nicht ein Widerspruch zu den Naturgesetzen, sondern ein Widerspruch zu dem, was wir von diesen Gesetzen wissen.*
>
> Augustinus

Hound's Tongue ist in seiner Grundeinstellung ein materialistischer Mensch. Er bezeichnet sich selbst als Realisten und hat ein großes Bedürfnis, den Dingen auf den Grund zu gehen. Dabei stolpert er immer wieder über seine materialistische Weltanschauung. Mit der Haltung »Ich glaube nur, was ich sehen und anfassen kann« verschließt er sich den Wahrheiten einer geistigen Welt. Häufig ist er ein guter Techniker und Naturwissenschaftler. Er hat aber bei seinen Forschungen noch nicht den Geist hinter der meßbaren Welt entdeckt und tut solche Behauptungen auch gerne als Blauäugigkeit und Sentimentalität ab. Hound's-Tongue-Kinder zerlegen gerne alle möglichen Geräte und Maschinen. Mit Märchen und phantastischen Geschichten haben sie es jedoch schwer. Sie können sich zum Beispiel nicht darauf einlassen, einen imaginären Luftballon aufzublasen. Dieses Phänomen kann man häufig bei Großstadtkindern beobachten. Die Essenz hilft, auch dem Unerklärlichen und Unsichtbaren eine Realität zuzugestehen. Sie beflügelt die Phantasie und erleichtert den Zugang zum Transzendenten durch Meditation und Glauben.

Woran erkennt man den Hound's Tongue?
- ignoriert das Unbegreifliche und Unerklärliche des Lebens
- glaubt, alles berechnen und erklären zu können
- Vorstellungskraft ist auf materielle Dinge beschränkt
- Vorliebe für Maschinen und schnelle Autos

Zustände, in denen man Hound's Tongue nehmen kann
- Ärzte, die die Seele des Menschen noch nicht gefunden haben
- altkluge Kinder, die zu früh das magische Denken verloren haben
- Wunsch nach mehr Hingabefähigkeit im Glauben

Wandlungsmöglichkeit, Potential
- öffnet das Bewußtsein dafür, daß das Ganze mehr ist als die Summe seiner Teile
- Wahrnehmung für seelisch-geistige Realität
- weckt die Neugierde auf die Wunder der Schöpfung

IMPATIENS* *Drüsentragendes Springkraut,*
Impatiens glandulifera

> *Wie glücklich würde mancher leben, wenn er sich um anderer Leute Sachen so wenig bekümmerte als um seine eigenen.*
> Georg Christoph Lichtenberg

Impatiens ist ein schneller Arbeiter, der Schwierigkeiten mit der »Langsamkeit« seiner Mitmenschen hat. Er kann nicht zusehen, wie andere in ihrem Tempo vorgehen, und nimmt ihnen lieber die Arbeit aus der Hand: »In der Zeit, in der ich dir zusehe, habe ich es dreimal getan!« Dadurch hat er immer mehr zu tun als eigentlich nötig. Impatiens neigt zu Ungeduld und Hektik, dabei verbreitet er den selbsterzeugten Streß und seine schlechte Stimmung auch auf andere. Ständig mischt er sich ein und behauptet, alles besser und schneller zu können. Wenn etwas nicht so gelingt, wie er sich das vorgestellt hat, gerät er leicht in Zorn und wird aufbrausend.

Die Essenz bringt mehr Geduld und Gelassenheit. Man kann die anderen nach ihrer eigenen Art schaffen lassen und geht den Alltag mit mehr Ruhe an.

Impatiens ist eine wichtige Essenz für genervte Eltern und nervende Kinder, wobei man nie sagen kann, wer eigentlich angefangen hat. Mit dieser Essenz gelingt es Müttern und Vätern, geduldiger mit ihren Kindern zu sein, so kann das Familienleben wesentlich geruhsamer und streßfreier gestaltet werden.

Woran erkennt man Imaptiens?
- ungeduldiger, leicht genervter Mensch
- nimmt den anderen aus Ungeduld die Arbeit ab
- alles muß schnell erledigt sein, selbst zum Essen bleibt keine Zeit

- aufbrausend und unbeherrscht
- oft dem selbstgemachten Streß am meisten ausgeliefert

Zustände, in denen man Impatiens nehmen kann
- der Lebensrhythmus ist sehr schnell und atemlos, Ruhepausen sind nicht vorgesehen
- Notfallessenz für extreme Streßsituationen
- für genervte Eltern
- Manageressenz

Wandlungsmöglichkeit, Potential
- Geduld und innere Gelassenheit
- anderen ihren eigenen Arbeitsrhythmus zugestehen und sich darauf einstellen können
- größere Geduld vor allem gegenüber Kindern und älteren Menschen
- Loslassen und entspannen; auch äußerlich anwendbar als Badezusatz oder Massageessenz

INDIAN PAINTBRUSH *Indianischer Malpinsel,*
Castilleja miniata

> *Kunst entsteht aus einem spontanen Instinkt wie die Liebe.*
> *Sie muß gepflegt werden wie eine Freundschaft.*
> Raissa Maritain

Indian Paintbrush geht im weitesten Sinne einem schöpferischen Beruf nach, wie Maler, Designer, Bildhauer, Gärtner usw. Dabei hat er immer wieder Schwierigkeiten, den Fluß der kreativen Energie aufrechtzuerhalten. Er hat zwar diffuse Ideen im Kopf, kann sie jedoch nicht umsetzen. Oder er leidet sehr darunter, daß ihm im Moment einfach nichts mehr einfällt. Er hat das Vertrauen in die Tatsache verloren, daß auf eine aktive Phase auch eine Phase des Ausruhens und Auftankens folgen muß, damit der schöpferische Prozeß lebendig bleibt. Eher reagiert Indian Paintbrush mit Müdigkeit, oder er lenkt sich irgendwie ab. Hat er gute Ideen, fehlt es ihm an Durchhaltevermögen und Selbstbewußtsein. Beim geringsten Widerstand wirft er die Arbeit hin und ist frustriert. Die Essenz hilft, sich dem Strom von Kreativität und Intuition und dem damit verbundenen Auf und Ab hinzugeben, ohne in den Schaffenspausen gleich den Mut zu verlieren. Sie verhilft der schöpferischen Kraft zu einem kraftvollen Ausdruck und unterstützt die Realisierung von Projekten.

Woran erkannt man Indian Paintbrush?
- Ideenfluß stagniert
- Qualität der Arbeit sinkt, es fehlt an Tiefe und Lebendigkeit
- große Unzufriedenheit mit der Situation
- findet keinen Arbeitsrhythmus

Zustände, in denen man Indian Paintbrush nehmen kann
- für Menschen in kreativen Tätigkeiten
- unter hohem Druck fällt einem nichts mehr ein
- naheliegende Lösungen werden übersehen
- mangelnde Willenskraft
- hat keinen Spaß an der Arbeit

Wandlungsmöglichkeit, Potential
- Ausdauer und Durchhaltevermögen
- gibt die Möglichkeit, Ideen tatsächlich umzusetzen
- fördert die Ausdrucksstärke und gibt der Arbeit Substanz
- Einhalten von schöpferischen Pausen

INDIAN PINK *Leimkraut, Silene californica*

> *Durch Gelassenheit und Ruhe findet ihr die Rettung, im Stillesein und im Vertrauen liegt eure Kraft.*
>
> Jesaja 30,15

Indian Pink gerät bei hohen Anforderungen von außen völlig aus dem Gleichgewicht. Wenn der Druck in der Arbeit steigt und in bestimmten Situationen mehr Leistung erforderlich ist, kann Indian Pink sich überhaupt nicht mehr konzentrieren. Er wird ausgesprochen fahrig, und es passieren viele unnötige Fehler.
Von Hektik und Chaos um sich herum wird er völlig eingenommen, und er kann sich davon nicht abgrenzen. An Orten wie Großraumbüros, Flugplätzen und Schulen beobachtet man häufig Erwachsene wie auch Kinder mit Indian-Pink-Zuständen. Diese Menschen möchten sich am liebsten verkriechen und sind nicht mehr in der Lage, normal zu reagieren, geschweige denn, gute Leistungen zu erbringen. Die Essenz dient der inneren Sammlung und Abgrenzung. Sie hilft, trotz eines hohen Drucks oder erhöhter Anforderungen handlungsfähig zu bleiben und immer wieder zu seiner Mitte zurückzufinden.

Woran erkennt man Indian Pink?
- möchte sich am liebsten verkriechen
- kann sich gegen Hektik und Chaos nicht abgrenzen und wird davon fortgerissen
- gerät bei höheren Anforderungen leicht ins Flattern
- wird leicht aus der Bahn geworfen

Zustände, in denen man Indian Pink nehmen kann
- typisch im Großraumbüro
- für Schulanfänger, die von der neuen Situation völlig überfordert sind

- in Prüfungssituationen
- für Kinder in schwierigen, chaotischen Familienverhältnissen

Wandlungsmöglichkeit, Potential
- in der eigenen Mitte Sicherheit finden
- Zentriertheit und Sammlung
- den Mut haben, nein zu sagen und rechtzeitig wegzugehen
- lernen, dem eigenen Tempo gemäß zu handeln
- unbeeindruckt von der Umgebung seiner Tätigkeit nachgehen

IRIS *Iris, Iris douglasiana/versicolor*

> *Die Phantasie ist es, die dem Universum Form gibt.*
> Barry Lopez

Iris hat den Kontakt zu seiner Kreativität und Inspiration verloren. Oft ist er bereits in der Kindheit darauf hingewiesen worden, daß aus ihm bestimmt nie ein Künstler würde. Und auch in der Schule hat er eher frustierende Erfahrungen mit dem Musischen gemacht. So hat er es irgendwann aufgegeben, sich schöpferisch zu betätigen. Das Leben scheint sich nur noch an praktischen Dingen zu orientieren. Doch jetzt fehlt es den Iris-Menschen an Phantasie, um den Alltag farbiger zu gestalten, und sie fühlen sich innerlich leer und ausgetrocknet. Die Essenz belebt die schöpferischen Fähigkeiten der Seele wieder und bringt Farbe und Lebendigkeit in den Alltag wie in den Beruf. Sie gibt frischen Mut, den inneren Impulsen zu folgen, um vielleicht buchstäblich dem Leben einen neuen Anstrich zu geben. Iris-Essenz stellt allgemein den Kontakt zu den Strömungen der Kunst und zum »Zeitgeist« her. Sie weckt die Aufnahmefähigkeit für Inspiration und Ideenreichtum. Deshalb kann sie auch eine gute Unterstützung für alle kreativen Berufe sein.

Woran erkennt man Iris?
- fühlt sich in seinem schöpferischen Selbstausdruck behindert
- die Phantasie ist eingetrocknet, die Inspiration fehlt
- wurde als Kind oft im kreativen Ausdruck gebremst und lächerlich gemacht
- hat aufgegeben, sich in irgendeiner Form schöpferisch zu betätigen
- hat keine Ideen und Einfälle mehr

Zustände, in denen man Iris nehmen kann
- das Leben ist farblos und eintönig
- Eindruck, daß die Arbeitsumgebung dämpfend auf die Kreativität wirkt
- bei Kindern: Furcht vor kreativen Schulfächern, z. B. Linkshänder
- Gefühl, nicht so gut zu sein wie andere

Wandlungsmöglichkeit, Potential
- öffnet die Wahrnehmung für Schönheit und Ästhetik
- für Farbe und Lebendigkeit im Alltag
- Zugang zur Inspiration und zu den Strömungen der Kunst
- unterstützend für kreative Berufe

LARCH* *Lärche, Larix decidua*

> *Laß dich niemals durch das, was du nicht kannst, an dem irremachen, was du kannst.*
>
> unbekannt

Larch hat ein schlechtes Selbstvertrauen. Er fürchtet Fehler und Rückschläge so sehr, daß er bei vielem gar nicht erst den Versuch wagt. Mit ständigen inneren Monologen wie »Das kann ich sowieso nicht, dazu bin ich bestimmt zu ...« hindert er sich selbst an der Entfaltung seiner Ideen und Fähigkeiten. Aus dem Nichthandeln kann natürlich auch keine positive Erfahrung folgen. Wenn etwas mißlingt, sucht er die Ursache grundsätzlich im eigenen Versagen und stellt sein Licht unter den Scheffel. Auf diese Weise ist die Energie und Kreativität der Larch-Menschen stark eingeschränkt. Übrig bleibt häufig eine Sehnsucht danach, sich mehr zu trauen und mutiger zu handeln. Die Essenz fördert eine positive Selbsteinschätzung und gibt Mut zum Handeln und sich dabei auch Fehler zu erlauben. Da Larch grundsätzlich das Selbstvertrauen stärkt und aufbaut, wird sie häufig als Basisblüte verwendet und immer dann beigemischt, wenn das Selbstwertgefühl Unterstützung braucht.

Woran erkennt man Larch?
- glaubt nicht an die eigenen Fähigkeiten und traut sich selbst nichts zu
- qualifiziert sich selbst ab: »Dazu bin ich zu blöd«
- fürchtet, Fehler zu machen und sich der Kritik auszusetzen
- macht sich für jedes Scheitern selbst verantwortlich

Zustände, in denen man Larch nehmen kann
- blockierte, eingeschränkte Kreativität
- bei Vorstellungsgesprächen
- in Prüfungssituationen und bei Schulschwierigkeiten
- für Schulanfänger und für kleine, zarte Kinder

Wandlungsmöglichkeit, Potential
- schöpferischer Selbstausdruck und Selbstvertrauen
- Mut und Durchsetzungskraft
- erlaubt sich, Fehler zu machen
- bringt die eigenen Fähigkeiten und Begabungen in die Gemeinschaft ein

LARKSPUR *Rittersporn, Delphinium depauperatum/ nuttallianum*

> *Jesus hat seinem Nächsten die Füße gewaschen – nicht den Kopf.*
>
> Marianne Fricke

Larkspur besetzt meistens eine Führungsposition im Leben. Er hat ein stark ausgeprägtes Pflichtbewußtsein und erwartet von seinen Mitarbeitern und Untergebenen dieselbe Arbeitsmoral. Im Grunde ist er der Meinung, daß seine Ansichten die einzig wahren sind, und er erwartet, daß alle Tätigkeiten so ausgeführt werden, wie er sich das vorstellt. Wenn Larkspur-Menschen kleinlich und engstirnig auf die Ausführung ihrer Anweisungen bestehen, werden sie für ihre Mitmenschen zu einer Belastung. Sie neigen zu Rechthaberei und Bevormundung, freie Entfaltung anderer Ideen ist fast nicht möglich. Larkspur gerät in Streß durch die eigene Lebensweise, weil er nur noch mit Kontrolle beschäftigt ist. Vieles macht er sowieso schon allein, weil er es niemandem zutraut.

Die Essenz verbindet entschlossene Führungstätigkeit mit Großherzigkeit und Freude. Sie öffnet die Augen für die individuellen Qualitäten der Mitarbeiter und hilft, in bestimmten Bereichen zu delegieren, bevor man selbst unter der ganzen Last zusammenbricht. Die Larkspur-Essenz ermöglicht Führung durch Vorbild und nicht durch Bevormundung und Kontrolle.

Woran erkennt man Larkspur?
- Pedanterie und Kleinlichkeit
- nur die eigene Lösung wird als richtig anerkannt
- erwartet von anderen die gleiche Arbeitshaltung wie von sich selbst
- hart gegen sich und gegen andere

Zustände, in denen man Larkspur nehmen kann
- bei dem Gefühl, für alles verantwortlich zu sein
- »Ich bin von Idioten umgeben und muß alles alleine machen«
- Manageressenz

Wandlungsmöglichkeit, Potential
- Gleichmut, Großzügigkeit und Nachsicht
- die Fähigkeit, zu delegieren und Arbeiten abzugeben
- anderen eigene Entwicklungsmöglichkeiten zugestehen
- Vertrauen in die Selbständigkeit und Verantwortung anderer

LAVENDER *Lavendel, Lavandula officinalis*

> *Ich kenne nur ein fruchtbares Tun, das ist das Gebet; zugleich weiß ich aber, daß jedes Tun ein Gebet ist, wenn du dich ihm hingibst, um zu werden.*
>
> Antoine de Saint-Exupéry

Lavender hat sich hohe Ziele gesetzt und will vor allem seine spirituelle Entwicklung mit aller Kraft vorantreiben. Durch dauernde geistige Übungen und Meditationen überreizt er sein Nervensystem und steht stark unter Spannung. Durch diesen Lebensstil entsteht gerade das Gegenteil von dem Erstrebten: Statt ruhiger und ausgeglichener zu werden, läuft er sich innerlich »heiß«. Er findet keine tiefe Ruhe, was sich auch auf den Schlaf auswirkt. Lavender-Menschen strengen sich um so mehr an, je weiter sie sich von ihrem Ziel entfernen. Damit tun sie immer mehr von dem, was ohnehin nicht klappt. Zuletzt haben sie das Gefühl, alle Nerven würden offenliegen, und wissen sich nicht mehr zu helfen. Solche Zustände kann man auch häufig bei Lehrern beobachten, die sehr viel von sich verlangen. Die

Essenz hilft, von seinen hohen Ansprüchen abzukommen und zu lernen, das richtige Maß einzuhalten. Meditationen und geistliche Übungen dürfen nicht in Leistungsdruck und Streß übergehen, dann verfehlen sie ihren Sinn. Lavender-Essenz beruhigt den angespannten Geist und die heißgelaufenen Nerven und fördert einen gesunden Schlaf.

Woran erkennt man Lavender?
- stellt hohe Anforderungen an sich selbst
- ist ständig in Bewegung, ohne wirklich etwas zu »bewegen«
- spiritueller Streß und Leistungsdruck
- innere Anspannung durch übertriebene Ausübung spiritueller Praktiken, z. B. täglich mehrere Stunden Meditation
- geistige Übung findet keine Entsprechung im Alltag

Zustände, in denen man Lavender nehmen kann
- Schlafschwierigkeiten
- nervliche Überreizung und große innere Unruhe
- findet trotz Meditation etc. keine Ruhe

Wandlungsmöglichkeit, Potential
- Ausgewogenheit zwischen Kontemplation und Aktivität
- das rechte Maß finden und zur Ruhe kommen
- erkennen, daß sich geistige Entwicklung nicht erzwingen läßt
- Spiritualität in den Alltag integrieren
- loslassen können und nichts leisten müssen

LOTUS *Lotus, Nelumbo nucifera*

> *Besinnung ist der Mut, die Wahrheit der eigenen Voraussetzungen und den Raum der eigenen Ziele zum Fragwürdigsten zu machen.*
>
> Martin Heidegger

Lotus hat schon viele psychologische und spirituelle Erfahrungen gesammelt. Er weiß genau über die Zusammenhänge und Strukturen der Seele Bescheid. Trotzdem gelingt es Lotus nicht, dieses Wissen tatsächlich im Leben umzusetzen. Meistens sieht er die Zusammenhänge bei anderen Menschen, erkennt sie aber an sich selbst nicht. Die Essenz fördert die Selbsterkenntnis: also die Erkenntnis, daß Mitmenschen und Ereignisse wie ein Spiegel sein können, der uns im Äußeren unser Innenleben zeigt. Lotus-Essenz hilft auch Menschen, die sehr streng mit sich selbst sind und sich Fehler nur schwer verzeihen können. Hier stimmt Lotus uns milde und nachsichtig mit uns selbst. Es entsteht eine klare Wahrnehmung für die eigenen Automatismen und Fallen, die mit einer heiteren und liebevollen Gelassenheit gekoppelt ist. Man kann sich selbst in Frage stellen und mit der gleichen Milde anderen begegnen.

Lotus-Essenz dient allgemein auch als Verstärker und Katalysator für andere Blütenmischungen. Sie hilft, in Meditation und spirituellen Übungen eine tiefere Ebene zu erreichen, ohne sich unter Druck zu setzen.

Woran erkannt man Lotus?
- »psychologisch verseucht«
- sehr reflektierter Verstandesmensch, der sich dadurch selbst blockiert
- schafft trotz spiritueller Lebenshaltung nicht den Übergang zum Eigentlichen

- hat vor allem in geistiger Hinsicht sehr hohe Ansprüche an sich selbst

Zustände, in denen man Lotus nehmen kann
- wenn die Entwicklung stagniert
- man spürt die eigene »Betriebsblindheit«, findet aber nicht heraus
- der nächste Schritt will trotz Bemühung einfach nicht gelingen
- Meditation und Gebet kommen über die Kopfebene nicht hinaus

Wandlungsmöglichkeit, Potential
- ermöglicht unverkrampfte Selbsterkenntnis
- richtige Selbsteinschätzung
- Milde zu sich selbst, sich Fehler erlauben
- Steigerung von Intuition und Empfindsamkeit
- fördert ein liebevolles Verständnis für andere Menschen
- harmonisiert Blütenmischungen und vervollständigt sie, Katalysatoressenz

MADIA *Madie, Madia elegans*

> *Mensch, werde wesentlich: denn wann die Welt vergeht, so fällt der Zufall weg, das Wesen, das besteht.*
> Angelus Silesius

Madia kann sich nicht konzentrieren. Immer wenn er sich hinsetzt, um etwas zu lernen oder zu lesen, schweifen die Gedanken ab. Es fällt ihm schwer, mit den Gedanken ganz bei einer Sache zu bleiben. Er hat tausend Dinge gleichzeitig im Kopf und bringt sie einfach nicht auf den Punkt. Hat er einmal mit einem Thema

begonnen, läßt er sich sehr leicht ablenken: jedes Gespräch, ein Blick aus dem Fenster oder auch eine Tasse Tee bringen ihn immer wieder weg von dem, was er eigentlich tun wollte. So kann er den ganzen Tag vor einem weißen Blatt Papier verbringen, ohne auch nur einen Satz geschrieben zu haben. Sich gedanklich ganz auf ein Thema zu beschränken, kostet ihn soviel Kraft, daß er schnell ermüdet und die Arbeit auf den nächsten Tag verschiebt. Also wächst nicht nur der Berg von Unerledigtem, sondern auch die Unzufriedenheit. Die Essenz steigert die Konzentrationsfähigkeit, sie hilft die Gedanken zu fokussieren und angefangene Projekte zu Ende zu bringen.
Madia ist eine hilfreiche Essenz für Schule, Studium und allgemein für »Kopfarbeit«.

Woran erkennt man Madia?
- unkonzentriert und zerstreut
- macht alles andere, nur nicht das Eigentliche
- läßt sich leicht ablenken und schweift ab
- hat keine Energie zum Arbeiten und ermüdet leicht
- fängt schwungvoll etwas an und verliert dann die Lust daran

Zustände, in denen man Madia nehmen kann
- für Schule, Studium und Prüfungen
- bei Konzentrations- und Lernschwäche

Wandlungsmöglichkeit, Potential
- Konzentrationsfähigkeit
- Sammlung und Fokussierung der Gedanken
- von vielem die Aufmerksamkeit auf eines lenken
- geistige Wachheit und Aufmerksamkeit
- Durchhaltevermögen und »zu Ende bringen«

MALLOW *Malve, Malva parviflora/Sidalcea glauscens*

> *Das Lächeln, das du aussendest, kehrt zu dir zurück.*
> Indisches Sprichwort

Mallow ist sehr schüchtern und hat Schwierigkeiten, auf andere zuzugehen. Selbst wenn er jemanden schon jahrelang kennt, bleibt er im Umgang mit ihm auf der höflich-distanzierten Ebene. Er ist der Meinung, daß er für andere Menschen nicht interessant und attraktiv genug ist. Seine Schüchternheit und die Angst vor Ablehnung hindern ihn daran, Freundschaften aufzubauen. So bleibt er meistens allein. Eigentlich hat er eine große Sehnsucht nach Freundschaften und tiefergehenden Beziehungen, aber er kann die eigenen Hemmungen und Blockaden nicht überwinden und wirkt etwas unbeholfen und unsicher.

Die Mallow-Essenz wird oft die Freundschaftsblüte genannt, sie stärkt das Vertrauen in die eigene Liebenswürdigkeit und hilft Zuneigung gegenüber anderen zum Ausdruck zu bringen. Mallow ist eine wichtige Essenz für Kinder, die keine Freunde finden oder sich schwertun, Kontakt zu anderen Kindern herzustellen.

Woran erkennt man Mallow?
- sehnt sich nach Freundschaft und Nähe
- schüchtern und zurückhaltend, Angst vor Zurückweisung
- Unbeholfenheit im zwischenmenschlichen Bereich
- kann seine Zuneigung nicht zeigen

Zustände, in denen man Mallow nehmen kann
- für Kinder, die keinen Anschluß finden
- gestörte Kontaktfähigkeit
- Einsamkeit

- hat kaum Freunde oder kann Freundschaften nicht aufrechterhalten

Wandlungsmöglichkeit, Potential
- Freundschaftsessenz
- mutig auf andere zugehen, die man gerne näher kennenlernen will
- Nähe und Tiefe in Beziehungen zulassen können
- den eigenen Wert erkennen

MANZANITA *Weiße Bärentraube, Arctostaphylos viscida*

> *Hast du einen Körper? Dann sitz nicht unterm Dach! Geh hinaus und laufe im Regen!*
>
> Kabir

Manzanita hat eine tiefe Abneigung gegenüber allem, was mit dem Körper zu tun hat. Er betrachtet seinen Körper als etwas Schlechtes, voller Triebe und unkontrollierbarer Kräfte, den es zu überwinden gilt. Solch eine Haltung kann man häufig im religiösen Bereich beobachten, wo der Körper mit seinen Trieben und Instinkten als niedrig und dunkel angesehen wird. Das drückt sich dann in einer Neigung zu Askese und Kasteiung aus. Aber auch eine körperfeindliche Erziehung oder ein traumatisches Erlebnis (durch Mißbrauch) können zu dieser Einstellung führen. Manzanita-Essenz wird angewendet, wenn jemand seinen Körper häßlich und abstoßend findet oder seine körperlichen Bedürfnisse auf grobe Weise vernachlässigt – wie bei Magersucht. Manzanita läßt den Körper als Wohnung von Geist und Seele anerkennen und schafft eine positive Einstellung gegenüber dem eigenen Körper. Die Essenz hilft,

Freude am Körperlichen zu gewinnen und sich so anzunehmen, wie man ist.

Woran erkennt man Manzanita?
- lehnt alles Körperliche als niedrig oder unrein ab
- mißachtet die Grundbedürfnisse des Körpers und kasteit sich
- findet sich häßlich und abstoßend (v. a. Frauen)
- manchmal religiös-asketische Grundhaltung, »der Körper muß überwunden werden«

Zustände, in denen man Manzanita nehmen kann
- Neigung zu Magersucht
- in der Schwangerschaft, hat Angst vor den Veränderungen des Körpers
- für Pubertierende, die ihren Körper häßlich finden oder vernachlässigen

Wandlungsmöglichkeit, Potential
- Wahrnehmung des Körpers als Tempel von Seele und Geist
- sich selbst mit seinem Körper bejahen
- für sich selbst und die Grundbedürfnisse seines Körpers sorgen
- Einklang von Spiritualität und Körperlichkeit
- Lebendigkeit

MARIPOSA LILY *Mormonentulpe, Calochortus venustus*

> *Die Kräuter bieten einander den Duft ihrer Blüten; ein Stein strahlt seinen Glanz auf die anderen, und jedwede Kreatur hat einen Urtrieb nach liebender Umarmung.*
>
> Hildegard von Bingen

Mariposa Lily fühlt sich ungeliebt und allein gelassen und hat eine belastete Beziehung zur Mutter. Durch einen Bruch in der Kindheit durch Trennung oder Tod der Mutter fehlt es der Seele an Wärme und Hingabefähigkeit. Manchmal ist das Verhältnis zur Mutter auch mit Schuld beladen oder mit schlimmen Erinnerungen belegt, so daß es schwerfällt, Lösung und Vergebung zu finden. Das kann dazu führen, daß uns die Probleme, die wir mit der Mutter haben, in anderen Frauen wiederbegegnen. Die Essenz klärt solche Projektionen und Übertragungen aus der Beziehung zur Mutter und hilft uns, diese Probleme an der richtigen Stelle zu lösen.

Mariposa Lily ist allgemein die Mutter-Kind-Essenz. Sie harmonisiert eine zu enge wie auch eine zu distanzierte Bindung zur Mutter und hilft Müttern und Kindern, die Mitte zu finden zwischen klammern und wegstoßen. Mariposa Lily wird auch bei unklarer Haltung gegenüber der eigenen Mutterschaft oder bei enttäuschter Mutterschaft durch Unfruchtbarkeit und Kindstod gegeben.

Woran erkennt man Mariposa Lily?

- Gefühle von Ungeliebtsein und Vernachlässigung
- früher Bruch in der Mutter-Kind-Beziehung durch Trennung, Krankheit oder Tod
- Verachtung oder Haßgefühle gegenüber der Mutter oder anderen Mutterfiguren

- bei zu enger oder unterkühlter Bindung zwischen Mutter und Kind

Zustände, in denen man Mariposa Lily nehmen kann
- wenn die Mutter fehlt
- Probleme mit der eigenen Mutterrolle
- bei enttäuschter oder jäh beendeter Mutterliebe durch Fehlgeburt oder Tod des Kindes

Wandlungsmöglichkeit, Potential
- Versöhnung mit der Mutter oder Lösung von ihr
- Heilung des verlassenen Kindes
- Entwicklung von Wärme und Fürsorge
- harmonische Mutter-Kind-Beziehung
- Auseinandersetzung mit der Mutterrolle

MIMULUS* *Gefleckte Gauklerblume, Mimulus guttatus*

> *Mut ist nichts anderes als Angst, die man nicht zeigt.*
> Sergio Leone

Mimulus hat Angst. Es handelt sich dabei um ganz normale Alltagsängste, die uns daran hindern, den nächsten Schritt zu tun. Bach nannte diese Angst »weltliche Angst«, weil sie sich um die Dinge des täglichen Lebens dreht und vom Betroffenen auch benannt werden kann. Mimulus steht für alle Ängste, bei denen man sagen kann: »Ich habe Angst vor …« – Prüfungen, Krankheit, Dunkelheit, Verlassenwerden, großen Hunden usw. Diese Essenz wird sehr häufig gegeben, weil sich hinter den meisten Problemen auch eine benennbare Angst befindet. Die Essenz gibt den Mut zu einer Konfrontation mit der Angst und ist gleichzeitig in der Lage, solche Ängste aufzulösen. Dadurch entsteht die Möglichkeit, bisher angstbesetzte Situationen neu zu erfahren und in Zukunft anders zu reagieren.

Woran erkennt man Mimulus?
- hat Angst vor benennbaren, bekannten Dingen
- Verlust- und Existenzängste
- reagiert mit Angst schon beim Gedanken an eine gefährliche Situation
- Angst hält von vielen freudvollen Erlebnissen ab

Zustände, in denen man Mimulus nehmen kann
- geräuschempfindlich
- bei Prüfungsangst
- kann schlecht schlafen

Wandlungsmöglichkeit, Potential
- Mut, trotz der Angst weiterzugehen
- sich mit der Angst auseinandersetzen und dahinterblicken
- Möglichkeit, Angst aufzulösen

MORNING GLORY *Trichterwinde, Ipomoea purpurea*

> *Was hilft aller Sonnenaufgang, wenn wir nicht aufstehen.*
> Georg Christoph Lichtenberg

Morning Glory findet keinen Rhythmus im Leben. Häufig befindet er sich auf irgendeine Weise in einer suchtartigen Abhängigkeit. Von der Gewohnheit zur Sucht ist es ein langsamer, fließender Übergang, sei es beim Essen, Rauchen, Alkoholtrinken oder Tablettengebrauch. Auch wenn die Signale seines Körpers schon Alarm schlagen, überhört er sie oder versucht er sie mit weiteren Suchtmitteln zum Schweigen zu bringen. Sucht ist inzwischen ein weitgefaßter Begriff und schließt auch die vielen kleinen Notwendigkeiten und täglichen Abhängigkeiten mit ein, an die man sein Wohlbefinden knüpft. All das dient im Grunde dazu, ein darunterliegendes Bedürfnis zu stillen oder ein beunruhigendes Gefühl zuzudecken. Morning-Glory-Menschen fehlt es an Struktur und Vitalität. Die Essenz hilft selbstzerstörerische Gewohnheiten als solche zu erkennen und sich von ihnen zu lösen. Morning-Glory-Essenz unterstützt Vitalität und Willenskraft, um die eigentlichen Bedürfnisse wieder wahrzunehmen. Struktur und Rhythmus bringen Sicherheit und Stabilität für die Seele und damit auch für den Alltag.

Woran erkennt man Morning Glory?
- Neigung zu Abhängigkeit und Sucht
- nimmt aufputschende Mittel, um den Energiepegel künstlich hoch zu halten
- ungesunder, chaotischer Lebenswandel
- findet keinen Rhythmus

Zustände, in denen man Morning Glory nehmen kann
- mangelnde Vitalität
- fehlende Kraft, um sich aus zerstörerischer Abhängigkeit zu befreien
- kommt morgens nicht aus dem Bett

Wandlungsmöglichkeit, Potential
- Struktur und Rhythmus in der Lebensgestaltung
- Wahrnehmung für entwicklungsfördernde Lebensweisen
- Willenskraft, um sich aus krankmachenden Gewohnheiten zu lösen
- Vitalität und Wachheit

MOUNTAIN PENNYROYAL *Pferdeminze, Monardelle odoratissima*

> *Denn von innen, aus dem Herzen des Menschen kommen die bösen Gedanken.*
>
> Jesus in Markus 7,21

In Mountain Pennyroyals Kopf befindet sich ein permanenter Kritiker, der jede Wahrnehmung und jedes Erlebnis unaufhörlich kommentiert. Mountain-Pennyroyal-Menschen sind sehr empfänglich für negative Gedanken und Ansichten. Wenn sie nicht sowieso schon negativ eingestellt sind, so lassen sie sich leicht von der ablehnenden Haltung anderer anstecken. Diese Gedankenprogramme sind manchmal schon in der Kindheit entstanden (»Wenn du ohne Mütze rausgehst, erkältest du dich!«) und hindern sie daran, das Leben zu genießen und spontan zu handeln. Die Essenz bringt Klarheit in die Gedanken und hilft, sich von den Ansichten anderer deutlich abzugrenzen. Sie hilft, hinderliche Selbstprogrammierungen zu verändern und eine positive Lebenseinstellung zu gewinnen.

Woran erkennt man Mountain Pennyroyal?
- läßt sich leicht von negativen Ansichten anderer beeinflussen
- kann sich gegenüber fremdem Gedankengut schwer abgrenzen
- ständiger innerer Kommentar: »Ich kann das nicht, dazu bin ich nicht gut genug«
- hält positive Einstellung für »blauäugig«

Zustände, in denen man Mountain Pennyroyal nehmen kann
- ausgeprägte negative Gedankenprogramme
- Schutzlosigkeit gegenüber Gedanken und Meinungen anderer
- das Leben verläuft in eingefahrenen Gleisen

Wandlungsmöglichkeit, Potential
- innere Programmierung erkennen und verändern
- ermöglicht positive Grundhaltung und Erwartungen
- hilft Negativität anderer abzuwehren
- Klarheit der Gedanken
- dazu paßt NLP als hilfreiche Therapierichtung

MOUNTAIN PRIDE *Newberrys Bartfaden, Penstemon newberry*

> *Um Großes zu vollbringen, muß man leben, als müßte man niemals sterben.*
>
> Vauvenargues

Mountain Pride ist ausgesprochen konfliktscheu und vermeidet Auseinandersetzungen jeder Art. Streit ist ihm so unangenehm, daß er sich lieber den Gegebenheiten anpaßt und den Kopf einzieht. Er geht nur in extremen Situationen in den Widerstand, aber er hat nie gelernt, für jemanden oder etwas zu kämpfen. Oft ist ihm schon in der Kindheit alles nachgetragen worden, oder man hat ihm immer alles abgenommen. Er weigert sich, die Herausforderungen des Lebens anzunehmen, und bleibt in seiner Lebensführung lau und indifferent. Manchmal gerät auch Mountain Pride in Situationen, denen er nicht entrinnen kann. Jetzt gilt es, einen Standpunkt einzunehmen oder sich zu stellen. Das ist für ihn so ungewohnt, daß er völlig hilflos reagiert. Mountain-Pride-Essenz gibt Mut, sich dem Unausweichlichen zu stellen, und hilft, eine kämpferische Energie zu entwickeln, mit der man dem Leben begegnen kann. So wird es möglich, eigene Visionen vom Leben zu entdecken und sich auch für deren Verwirklichung einzusetzen. Die Essenz fördert eine aktive Auseinandersetzung mit den Herausforderungen des Lebens.

Woran erkennt man Mountain Pride?
- konfliktscheuer, lauer Mensch
- versucht, selbst dem Unausweichlichen noch aus dem Weg zu gehen
- steckt den Kopf in den Sand und wartet, bis sich der Sturm gelegt hat
- notorischer Wegschauer
- läßt sich nicht festlegen
- kämpferische Energie und positive Aggression fehlen
- läuft weg, wenn's schwierig wird

Zustände, in denen man Mountain Pride nehmen kann
- junge Menschen, die nicht gelernt haben zu kämpfen
- für Situationen, bei denen es keine Ausweichmöglichkeit gibt
- hilft, unangenehme Gespräche zu führen und Vorhaben durchzusetzen

Wandlungsmöglichkeit, Potential
- sich für eine gute Sache einsetzen
- kämpfen und Energie aufwenden
- der Gralsritter, der für eine gute Sache ins Feld zieht
- einen Standpunkt einnehmen, eine Wahl treffen

MUGWORT *Beifuß, Artemisia douglasiana*

> *Das Bewußtsein wieder mit dem Unbewußten verbinden, ...*
> *heißt Worte wieder mit Stille verbinden; die Stille einlassen.*
> N.O. Brown

Mugwort ist sich nur wenig bewußt über seinen innerseelischen Zustand. Er wirkt oft schläfrig und geistig abwesend. Auch im Alltag scheint die Wahrnehmung für Mitmenschen und Ereignisse eingeschränkt zu sein. Mugwort-Menschen können sich nicht an ihre Träume erinnern oder verneinen sogar, jemals geträumt zu haben. Auch umgekehrt können bei manchen Menschen die »Mondkräfte« zu stark ausgeprägt sein, was zu Hysterie und übermäßig emotionalen Reaktionen führen kann. Die Mitte fehlt. Mugwort-Essenz schafft den Ausgleich zwischen Wach- und Traumbewußtsein und kann deshalb unterstützend bei Traumarbeit und Meditation eingesetzt werden. Die Essenz steigert die Erlebnisfähigkeit und weckt das Bewußtsein für die inneren psychischen Abläufe. Die Energie zwischen Bewußtsein und Unbewußtsein kommt wieder ins Fließen.

Woran erkennt man Mugwort?
- hat keinerlei Erinnerung an Träume
- oberflächliche Wahrnehmung der Umwelt
- träge Vorstellungskraft
- plötzlicher Übergang von Wach- und Traumbewußtsein (leichter Trancezustand), so daß die objektive Wahrnehmung überlagert wird

Zustände, in denen man Mugwort nehmen kann
- starke Empfindlichkeit gegenüber dem Mondzyklus
- unterentwickelte oder übertriebene Emotionalität
- manchmal Hysterie

Wandlungsmöglichkeit, Potential
- steigert die Achtsamkeit im Alltag
- Zugang zur unbewußten Seite unserer Seele
- erleichtert den gezielten Übergang in den Alpha-Zustand
- unterstützt Meditation, autogenes Training, aktives Visualisieren
- Ausgewogenheit zwischen Wach- und Traumzustand

MULLEIN *Kleinblütige Königskerze, Verbascum thapsus*

> *Aufrichtigkeit ist höchstwahrscheinlich die verwegenste Form der Tapferkeit.*
>
> Somerset Maugham

Mullein tut sich schwer mit der Ehrlichkeit. Um gut dazustehen, erzählt er oftmals nur die halbe Wahrheit oder erfindet gleich neue Geschichten. Dadurch verstrickt er sich in ein Netz aus Lügen, das früher oder später zusammenbrechen wird. Nach Bedarf hängt er sein Fähnchen in den Wind und läßt sich auf Vereinbarungen absolut nicht festnageln. Im Grunde ist Mullein sehr unsicher und steht nicht zu sich selbst. Er kennt seine Fähigkeiten nicht gut oder schätzt sich falsch ein. Vieles fängt er voller Begeisterung an, wenn dann manches nicht seinen Vorstellungen entspricht, findet er Ausreden und Gründe, seine Vorhaben nicht zu Ende zu bringen. Es fehlt ihm an Durchhaltevermögen und Aufrichtigkeit. Für seine Mitmenschen bleibt er unzuverlässig und schwer einzuschätzen. Die Essenz verleiht Selbstvertrauen und richtige Selbsteinschätzung. Sie verhilft, zu sich und seinen Fähigkeiten zu stehen und auch bei Fehlern und Mißlingen dabeizubleiben. Mullein fördert Ehrlichkeit und aufrichtiges Verhalten.

Woran erkennt man Mullein?
- findet sich oft in tragischen Konflikten wieder
- führt andere in die Irre, um selbst einen Vorteil daraus zu ziehen
- läßt sich nicht festlegen und leugnet frühere Vereinbarungen
- fürchtet sich vor tiefgreifenden Entscheidungen
- Undurchsichtigkeit
- Aussagen und Handlungen bleiben für andere unklar
- kann eigene Fähigkeiten nicht einschätzen

Zustände, in denen man Mullein nehmen kann
- Rückenbeschwerden, die mit der Unaufrichtigkeit einhergehen
- kein Unrechtsbewußtsein
- gewissenloses Handeln

Wandlungsmöglichkeit, Potential
- Ehrlichkeit, Aufrichtigkeit
- Mut, zu sich selbst zu stehen
- Verantwortung übernehmen können
- zu den eigenen Fehlern stehen
- Zugang zu moralischen Werten und der Stimme des Gewissens

MUSTARD* *Ackersenf, Sinapis arvensis*

> *Licht findet seine Farbenfülle erst im Widerstand der Wolken.*
>
> Rabindranath Tagore

Mustard leidet unter Traurigkeit und Depression, die sich wie eine dunkle Wolke auf sein Gemüt legen. Diese Stimmungen kommen ganz plötzlich und verschwinden dann auch plötzlich wieder. Dabei bleibt die Ursache häufig ungewiß. Meistens bleibt dem Betroffenen nichts anderes übrig, als zu warten, bis die dunkle Wolke wieder verflogen ist. Zustände treten häufig in Verbindung mit hormonellen Umstellungen auf – Pubertät, Wochenbett, prämenstruelles Syndrom, Wechseljahre. Auch Kinder leiden häufig unter plötzlich auftretender Traurigkeit, die sie nicht erklären können. Die Essenz löst diese Stimmungen auf und gibt gleichzeitig Mut, sich mit den dunklen, leidvollen Bereichen der Seele auseinanderzusetzen.

Woran erkennt man Mustard?
- Traurigkeit und Depression »aus heiterem Himmel«
- fühlt sich seinen Stimmungen ausgeliefert
- der Hintergrund solcher Gefühle läßt sich nicht erfassen

Zustände, in denen man Mustard nehmen kann
- als seelische Begleitung für dunkle Stimmungen, die im Geleit hormoneller Umstellungen auftreten, wie Pubertät, Wochenbett, weiblicher Zyklus oder Midlife-crisis.

Wandlungsmöglichkeit, Potential
- sich mit dem Werden und Vergehen im Leben auseinandersetzen
- Schmerz und Trauer innerlich zustimmen
- unterdrückte (Depression = Unterdrückung) Persönlichkeitsanteile zum Leben erwecken und ans Tageslicht holen
- Mut, auch die dunkle Seite des Lebens auszuhalten

NASTURTIUM *Kapuzinerkresse, Tropaeolum majus*

> *Es gibt Fragen, um gelöst zu werden. Andere sind dafür da, um gelebt zu werden.*
>
> Romano Guardini

Nasturtium arbeitet fast ausschließlich am Schreibtisch. Er ist ein richtiger Bücherwurm und auch ein Stubenhocker. Er bewegt sich kaum, und Sport ist ihm ein Greuel. Durch die einseitige Betonung der geistigen Tätigkeit fühlt sich Nasturtium häufig müde und erschöpft. Der Körper dient ihm nur dazu, um am Schreibtisch zu sitzen – nur der Geist nimmt am Leben teil. Nasturtium weiß viel, aber es mangelt ihm an Lebendigkeit und

Bewegung. Auch seine Gefühle kommen wenig zum Ausdruck, und er wirkt sehr nüchtern und trocken. Die Essenz bringt den nötigen Ausgleich zwischen der reinen Kopflastigkeit und einer harmonischen Verteilung der Energie im ganzen Körper. Sie hilft, auf die Bedürfnisse von Körper, Geist und Seele zu hören, verhilft dazu, sich körperlich zu betätigen, zum Beispiel Sport oder Gartenarbeit zu machen. Nasturtium bringt Frische und Vitalität für alle, die viel geistig arbeiten.

Woran erkennt man Nasturtium?
- intellektuelle Menschen, die nur im Kopf leben
- mißachtet die körperlichen und emotionalen Bedürfnisse nach Ausgleich
- »Stubenhocker«
- wirkt sehr verstandesbetont und trocken

Zustände, in denen man Nasturtium nehmen kann
- bei Müdigkeit und Erschöpfung
- Energiestau im Kopf
- wenn Meditation nur in der Kopfebene bleibt und nicht bis zum Herzen kommt
- mangelnde Vitalität und Erkältungsneigung
- für Studium und Forschung

Wandlungsmöglichkeit, Potential
- ausgewogenes Verhältnis zwischen Körper und Geist
- Energie bleibt nicht im Kopf stecken
- nur in einem gesunden Körper lebt ein gesunder Geist
- Übergang von der Theorie zur Praxis

OAK* *Eiche, Quercus robur*

> *Wo Kraft ist, ist Wirkung von Kraft. Kein Sonnenstrahl geht verloren.*
>
> Albert Schweitzer

Oak hat viel Kraft und Ausdauer, die mit einem übergroßen Pflichtgefühl gekoppelt sind. Er hat schon als Kind gelernt, stark zu sein. Haltungen wie »Ich kann nicht, gibt's nicht« oder »Reiß dich zusammen« hat er tief verinnerlicht. Sein übertriebenes Pflichtbewußtsein läßt ihn auch noch die Pflichten anderer erfüllen. Er kann keine Ruhe finden, weil auch die Pflicht nie vollständig erledigt ist. So geht er auch noch krank in die Arbeit und hört erst auf, wenn sein körperlicher Zustand ihn dazu zwingt. Oak mißachtet das Ruhe- und Erholungsbedürfnis des Körpers. Er kann keine Schwäche zulassen und kämpft auch noch in ausweglosen Situationen. »Zähne zusammenbeißen und durch« ist seine Devise. Oak-Essenz hilft, die Grenzen der eigenen Belastbarkeit anzuerkennen und gegebenenfalls auch Schwäche und Ruhe zuzulassen. Auf die Dauer müssen Oak-Menschen lernen, Pflichten loszulassen und für die eigenen Bedürfnisse zu sorgen.

Woran erkennt man Oak?
- arbeitet bis zum Umfallen, geht auch krank noch in die Arbeit
- geht weit über seine Grenzen hinaus, kann nicht loslassen
- übertriebenes Pflichtbewußtsein
- Kämpfer, der auch in ausweglosen Situationen nicht aufgibt
- ignoriert das Ruhebedürfnis von Körper und Seele

Zustände, in denen man Oak nehmen kann
- bei großer Erschöpfung

- kann es kaum aushalten, krank zu sein, »Ich darf nicht krank werden«
- Workaholic

Wandlungsmöglichkeit, Potential
- Zulassen von Schwäche und Versagen
- nachgeben können, den Kampf aufgeben
- Ruhezeiten einhalten
- Erkennen der eigenen Grenzen und Möglichkeiten
- Unabänderliches hinnehmen können

OLIVE* *Olive, Olea europaea*

> *Du weißt nicht, wie schwer die Last ist, die du nicht trägst.*
> Afrikanische Weisheit

Olive ist völlig erschöpft und am Ende seiner Kraft. Das kann sowohl eine seelische wie auch eine körperliche Erschöpfung sein. Die Olive-Essenz wird jeder Blütenmischung beigefügt, wenn es darum geht, die Kräfte wiederaufzubauen und die Seele zu stärken und zu stabilisieren. Wenn man wochenlang einen kranken Menschen betreuen muß, wenn eine Beziehungskrise einen auffrißt oder wenn eine Krankheit sehr zehrt, ist Olive angezeigt. Sie ist der allgemeine Kraftspender unter den Blütenessenzen und stärkt die seelische und körperliche Abwehrkraft. Außerdem hilft sie Menschen, die in ihrer Arbeit grundsätzlich über ihre Grenzen hinausgehen und ihr Schlaf- und Erholungsbedürfnis ignorieren, auf ein gesundes Maß ihrer Belastbarkeit zu achten.

Woran erkennt man Olive?
- Neigung, sich zu übernehmen
- totale Erschöpfung und Kraftlosigkeit
- chronische Müdigkeit

Zustände, in denen man Olive nehmen kann
- zur Genesung von seelischer oder körperlicher Anstrengung
- für Eltern kleiner Kinder
- wenn man einen kranken Menschen pflegen muß
- bei angegriffenem Immunsystem
- in Lebensumständen, die viel Kraft kosten

Wandlungsmöglichkeit, Potential
- hilft, auf die eigenen Bedürfnisse zu achten
- gibt Kraft in schwierigen Lebenssituationen
- verbessert die Selbsteinschätzung

OREGON GRAPE *Mahonie, Berberis aquifolium*

> *Vorsicht und Mißtrauen sind gute Dinge, nur sind auch ihnen gegenüber Vorsicht und Mißtrauen nötig.*
> Christian Morgenstern

Oregon Grape fühlt sich von seinen Mitmenschen bedroht. Er glaubt, daß seine Mitmenschen ihm Schlechtes wollen, und ist von ihren negativen Absichten überzeugt. Im Geschäftsleben hat er ständig Angst, betrogen oder hintergangen zu werden, und in der Öffentlichkeit rechnet er immer mit dem Schlimmsten: daß er im nächsten Moment beraubt oder angegriffen wird. Wenn jemand freundlich zu ihm ist, fragt er sich im stillen, was der wohl von ihm will, wenn er so nett ist. Die teilweise auch berechtigte Vorsicht im Umgang mit anderen steigert sich bis zum Verfolgungswahn. Solche Ängste werden auch von den Medien ausgeschlachtet und geschürt, und man kann sie besonders ausgeprägt in den Großstädten beobachten. Die Essenz schärft die Wahrnehmung für die Umwelt, so daß man lernen kann, seine Mitmenschen richtig einzuschätzen. Sie hilft, auch die positiven Motive anderer zu sehen und die Welt als zugewandt und freundlich zu erleben.

Woran erkannt man Oregon Grape?
- Neigung zu Mißtrauen und Argwohn
- unterstellt allen anderen grundsätzlich Schlechtes
- erlebt die Welt als unsicher und furchterregend
- »Was will der von mir, daß er so lieb zu mir ist?«

Zustände, in denen man Oregon Grape nehmen kann
- bei einseitiger Wahrnehmung der Bedrohungen einer Großstadt
- wertet positive Lebenshaltung als unrealistisch und blauäugig ab: »Nur wenn ich das Schlechte sehe, bin ich realistisch«
- Mißtrauen, das häufig in Kombination mit Schwerhörigkeit und Alter auftritt
- hat eindeutige, unumstößliche Feindbilder

Wandlungsmöglichkeit, Potential
- Vertrauen in die guten Absichten anderer
- die freundlichen und positiven Seiten des Lebens erkennen
- angemessene Vorsicht im Umgang mit anderen

PENSTEMON *Davidsons Bartfaden, Penstemon davidsonii*

Ein Edelstein wird ohne Reiben nicht blank, ein Mensch ohne Prüfungen nicht vollkommen.

Chinesisches Sprichwort

Penstemon befindet sich in einer schwierigen Lebensphase. Das kann eine große Krise in der Beziehung sein, eine schwere Krankheit oder ein Unfall. Er ist ungewöhnlich großen Schicksalsschlägen ausgesetzt, und man hat den Eindruck, daß von ihm mehr abverlangt wird, als für ihn erträglich ist. Penstemon weiß oft nicht mehr, wie es weitergehen soll und wie lange er das alles noch aushalten kann. Die Grenzen des Erträglichen sind längst überschritten, und manchmal möchte er am liebsten verschwinden. Diese Essenz ist angezeigt, wenn Menschen sich in ungewöhnlich schweren Umständen befinden, zum Beispiel mit einer Behinderung leben müssen oder sich schmerzhaften medizinischen Behandlungen unterziehen müssen. Die Essenz gibt Kraft und Vermögen, durchzustehen, was nicht zu ändern ist. Sie hilft, auch in schweren Lebensabschnitten einen Sinn zu finden und Einbrüche und Krisen als Herausforderung anzunehmen.

Woran erkannt man Penstemon?
- ist am Ende seiner Kraft
- befindet sich in Situationen, die die letzten Kraftreserven angreifen
- hat das Gefühl, den Prüfungen des Lebens nicht mehr gewachsen zu sein
- weiß nicht, wie er den nächsten Tag überstehen soll
- hat die Tendenz, die Flinte ins Korn zu werfen

Zustände, in denen man Penstemon nehmen kann
- extrem schwierige Situationen wie Krankheiten, Behinderung, Beziehungskrisen
- in Pechsträhnen
- Verzweiflung
- bei Selbstmordgedanken (unbedingt therapeutische Hilfe aufsuchen!)
- bei Behinderung und einschränkenden Krankheiten, zum Beispiel nach einem schweren Unfall

Wandlungsmöglichkeit, Potential
- hilft, Gottvertrauen zu finden
- Erkenntnis, daß auch die größten Schicksalsschläge unsere Entwicklung voranbringen
- auch in Krisen einen Sinn sehen können
- Durchhaltevermögen in schweren Zeiten

PEPPERMINT *Pfefferminze, Mentha piperita*

> *Es genügt nicht, zum Fluß zu kommen mit dem Wunsch,*
> *Fische zu fangen, man muß auch Netze mitbringen.*
> Chinesische Weisheit

Peppermint fällt geistige Tätigkeit schwer. Er ist geistig schwerfällig und neigt zu Lethargie. Er lernt nicht leicht und muß alles häufig wiederholen, bis es endlich in seinem Kopf hängenbleibt. Er ist langsam und unbeweglich, auch kann er sich nicht lange konzentrieren. Die Beschäftigung mit Texten und Büchern fällt ihm schwer, und er schiebt sie so lange wie möglich hinaus. Peppermint-Essenz erleichtert Studieren und Lernen. Sie erfrischt und weckt den Geist und fördert die Aufmerksamkeit und Merkfähigkeit. Die Essenz fördert ein klares und bewegliches Denken und stimuliert den Intellekt. Vor allem Schulkindern erleichtert sie das Lernen.

Woran erkennt man Peppermint?
- geistige Trägheit und Müdigkeit
- ist in seinem Denken schwerfällig und langsam
- ermüdet schnell bei geistigen Tätigkeiten
- fühlt sich wie in einer Dunstwolke

Zustände, in denen man Peppermint nehmen kann
- bei Konzentrationsschwäche
- für geistiges Arbeiten
- mangelnde Merkfähigkeit und Lernfaulheit
- für Schulkinder

Wandlungsmöglichkeit, Potential
- fördert Studieren und Lernen
- geistige Wachheit und Beweglichkeit
- Vitalität und Aufnahmefähigkeit

PINE* *Kiefer, Pinus sylvestris*

> *Jeder ist an allem schuld. Aber wenn jeder das wüßte, hätten wir das Paradies auf Erden.*
>
> Fjodor M. Dostojewski

Pine leidet unter Schuldgefühlen. Oft ist er in einer Familie aufgewachsen, in der das schlechte Gewissen eine große Rolle spielte und einer dem anderen die Schuld zugeschoben hat. Pine fühlt sich sofort schuldig, wenn er etwas falsch gemacht hat oder wenn er meint, etwas falsch gemacht zu haben. Wenn irgendwo die Schuldfrage zu klären ist, zieht sich Pine sofort diesen Schuh an, auch wenn es gar nicht seiner ist. Auch längst vergangene Fehler kann sich Pine nicht vergeben und zermürbt sich mit Selbstvorwürfen. Wenn es ihm gutgeht, meint er, das nicht verdient zu haben. Pine ist eine wichtige Essenz, die angezeigt ist bei Schuldgefühlen der Eltern gegenüber ihren Kindern: sie klagen an, nicht genug Zeit zu haben, nicht liebevoll und geduldig genug zu sein, Erziehungsfehler gemacht zu haben, bestimmte Dinge versäumt zu haben. Die Essenz hilft, mit sich selbst liebevoller umzugehen, sich Fehler zu erlauben und vor allem sich selbst zu vergeben. Sie bringt die Selbstbestrafungsmechanismen zum Bewußtsein und fördert das Selbstwertgefühl. Dadurch kann man neue Lösungswege finden.

Woran erkennt man Pine?
- fühlt sich schuldig, auch für die Fehler anderer
- kann sich eigene Fehler nicht verzeihen
- hat oft ein schlechtes Gewissen, besonders wenn es ihm gutgeht
- häufig Selbstanklage
- meint, Glück und Wohlergehen stehen ihm nicht zu

Zustände, in denen man Pine nehmen kann
- für berufstätige Eltern, die sich gegenüber ihren Kindern schuldig fühlen
- für Eltern kranker oder behinderter Kinder
- in Beziehungen, in denen viel mit der Schuld des anderen argumentiert wird
- Schuldgefühle, die religiösen Ursprungs sind

Wandlungsmöglichkeit, Potential
- richtige Einschätzung von Schuld und Verantwortung

- vergangene Fehler eingestehen und hinter sich lassen
- sich gute Zeiten erlauben
- Gewißheit, sein Bestes gegeben zu haben
- höheres Selbstwertgefühl, innerlich frei auf andere zugehen

PINK MONKEYFLOWER *Rosa Gauklerblume, Mimulus lewisii*

> *Was am schwächsten und verworrensten scheint in euch, ist das stärkste und entscheidendste in euch.*
>
> Kahlil Gibran

Pink Monkeyflower empfindet ständig ein Gefühl der Scham, am liebsten möchte er im Boden versinken. Er entschuldigt sich dauernd dafür, daß er überhaupt existiert, und weiß eigentlich gar nicht, warum er so handelt. Statt wütend oder traurig zu werden, überfällt ihn immer wieder die Scham, und er zieht sich zurück. Seine Haltung ist oft gebeugt, wie wenn er sich schützen müßte. Es scheint, als gäbe es ein schreckliches Geheimnis, das er hüten muß. Er kann nicht auf andere Menschen zugehen, weil er fürchtet, mißverstanden und verletzt zu werden. Solche Zustände treten häufig bei Menschen auf, die geschlagen oder mißbraucht wurden. Sie schämen sich ihrer selbst und lassen es sich schlechtgehen, anstatt berechtigten Zorn zu entwickeln. Häufig dienen die Schamgefühle dazu, die darunterliegenden Gefühle von Schmerz und Wut zurückzuhalten. Die Essenz hilft, zu sich selbst und zu seiner Verletzlichkeit zu stehen. Allmählich können die unter der Scham liegenden Gefühle zum Ausdruck kommen und in eine positive Kraft umgewandelt werden. So wird es möglich, die eigene Kraft kennenzulernen und sich auch wieder für andere Menschen zu öffnen.

Woran erkennt man Pink Monkeyflower?
- schämt sich für alles, entschuldigt sich dauernd
- fürchtet verletzt oder bloßgestellt zu werden
- »Ich bin der Dumme«
- verschließt sich vor anderen Menschen
- starke Schuldgefühle, kennt deren Ursache oft nicht

Zustände, in denen man Pink Monkeyflower nehmen kann
- nach tiefen emotionalen Verletzungen und Mißbrauch
- bei traumatischen Kindheitserlebnissen
- Kontaktlosigkeit

Wandlungsmöglichkeit, Potential
- emotionale Freiheit und Beweglichkeit
- Selbstvertrauen und Zuversicht
- sich so zeigen, wie man ist
- fördert Beziehungsfähigkeit

PINK YARROW *Rosa Schafgarbe, Achillea millefolium var. rosa*

> *Daß wir so tief drinstecken, das heißt Mensch sein.*
> Theodor Fontane

Pink Yarrow reagiert überempfindlich auf die Stimmungen seiner Mitmenschen. Er kann sich nicht abgrenzen und übernimmt die Gefühle und Stimmungen seiner Mitmenschen, häufig ohne daß er es merkt. Ein übergroßes Mitgefühl macht es ihm unmöglich, seine Gefühle von denen anderer zu trennen. Wie ein emotionaler Schwamm saugt er sich voll fremder Gefühle. Manchmal spüren Pink-Yarrow-Menschen auch Seelenzustände anderer, die diese selbst nicht wahrnehmen, haben aber noch keine angemessene Form gefunden, mit dieser Begabung umzugehen. So hilft oft nur noch der Rückzug.

Pink-Yarrow-Essenz stärkt die Aura und bildet eine Art Schutzschild um die Seele. So wird eine klare Differenzierung und Abgrenzung möglich – mitfühlen, aber nicht mitleiden. Pink Yarrow schützt Kinder, die die Gefühle ihrer Eltern übernehmen.

Woran erkennt man Pink Yarrow?
- große Empfänglichkeit für Gefühle und Stimmungen anderer
- fühlt sich wie ein psychischer Schwamm
- kann sich nicht abgrenzen, macht sich Gefühle anderer zu eigen
- Schwierigkeiten, die eigenen Gefühle von denen der Mitmenschen zu trennen

Zustände, in denen man Pink Yarrow nehmen kann
- wenn man in der Schwangerschaft alle Stimmungen aus der Umgebung aufnimmt
- für Kinder in schwierigen Familiensituationen
- Wetterfühligkeit
- in helfenden Berufen, bei übergroßem Mitleid

Wandlungsmöglichkeit, Potential
- fördert gesundes Mitgefühl, kein Mit*leid*!
- Abgrenzung von den Stimmungen anderer
- schützt in belastender Umgebung
- gibt seelisch-emotionalen Schutz

POMEGRANATE *Granatapfel, Punica granatum*

> *Weibliche Weisheit ist eine paradoxe Weisheit, die Gegensätzliches niemals in »Entweder-Oder«-Paaren gegenüberstellt, sondern sie in »Sowohl-Als-auch«-Beziehungen zusammenbringt.*
>
> Ann Ulanov

Pomegranate ist eine Essenz für Frauen, die sich nicht entscheiden können, in welche Richtung sie ihre weibliche Kreativität entfalten wollen. Sie sind hin- und hergerissen zwischen ihrer beruflichen Karriere und dem Wunsch nach Familie. Solche Konflikte treten bereits in der Phase der Entscheidung auf: die Frauen sind unentschlossen, sie spüren die Sehnsucht nach einem Kind, haben aber gleichzeitig gute Chancen, im Berufsleben weiterzukommen. Aus diesem Konflikt heraus versuchen viele Frauen, Kind und Berufsausübung miteinander zu verbinden. Diese Gratwanderung und der damit verbundene Organisationsaufwand kosten viel Kraft, was dazu führt, daß man sich weder für das eine noch für das andere voll einsetzen kann. Die Pomegranate-Essenz spiegelt das archetypisch Weibliche wider und lenkt die weibliche Schöpferkraft in harmonische Bahnen. Das wirkt sich auch positiv auf den weiblichen Menstruationszyklus aus – so kann diese Essenz zur Unterstützung einer harmonischen Entfaltung der weiblichen Energie genutzt werden. So können Frauen den für sie richtigen Weg zwischen Familie und/oder Beruf finden.

Woran erkennt man Pomegranate?
- lebt ständig im Konflikt zwischen Verwirklichung im Beruf und mütterlicher Fürsorge für die Familie
- fühlt sich wie »aufgefressen« von allen Seiten
- fühlt sich als Frau nicht wertvoll und anerkannt

Zustände, in denen man Pomegranate nehmen kann
- in der Schwangerschaft
- Neigung zu unregelmäßigem Zyklus und Menstruationsbeschwerden
- manchmal mädchenhafte, kindliche Erscheinung, möchte nicht zur Frau werden

Wandlungsmöglichkeit, Potential
- unterstützt und harmonisiert den weiblichen Zyklus
- Freundschaft und Identifikation mit dem Frau-Sein
- Entfaltung der weiblichen Energie und Kreativität

QUAKING GRASS *Zittergras, Briza maxima*

> *Wenn alle die erste Violine spielen wollten, würden wir nie ein Orchester zusammenbekommen.*
>
> Robert Schumann

Quaking Grass hat Schwierigkeiten, sich in eine Gruppe zu integrieren. Er schwankt zwischen Dominanz und Unterwerfung: Entweder stellt er sich stark in den Vordergrund und will seine eigenen Interessen durchsetzen, oder er macht sich klein und läßt sich von der Dynamik einer Gruppe völlig in Beschlag nehmen. Die Wahrnehmung für das rechte Maß zwischen seinen individuellen Vorstellungen und den Belangen einer Gemeinschaft fehlt ihm. Diese Essenz ist angezeigt, wenn jemand seinen Platz in der Familie oder in einer Gemeinschaft nicht findet. Sie unterstützt eine gesunde Integration und fördert dabei die Selbstbehauptung, wo sie nötig ist. Quaking Grass dient als Teamessenz, wenn eine Gruppe zusammen ein Projekt bearbeiten soll – dann nehmen alle diese Blütenessenz, damit eine gute Zusammenarbeit entstehen kann. Die Essenz hilft, die Mitte zwischen Individualität und Gemeinschaftssinn zu finden und in angemessener Weise seinen Platz in einer Gruppe einzunehmen.

Woran erkennt man Quaking Grass?
- findet seinen Platz nicht (Familie, Team)
- braucht spezielle Beachtung und sucht, sich herauszustellen
- möchte seine Vorstellungen durchsetzen
oder
- hat Angst vor Gruppen
- fühlt sich verwirrt und kann sich nicht einbringen

Zustände, in denen man Quaking Grass nehmen kann
- für Teamwork (alle Beteiligten sollten die Essenz einnehmen)
- Schulkinder, die sich nicht einordnen können

Wandlungsmöglichkeit, Potential
- fördert den Sinn für die Gemeinschaft
- Ausgewogenheit von Individualität und Gemeinschaftssinn
- sich als Mitglied einer Gruppe fühlen, ohne sich selbst zu verlieren

QUINCE *Zierquitte, Chaenomeles speciosa*

> *Weich ist stärker als hart, Wasser stärker als Fels, Liebe stärker als Gewalt.*
>
> Hermann Hesse

Quince steht im Konflikt zwischen der geforderten Härte im Berufsleben und der Identität als liebevoller, sanfter Mensch. Das betrifft vor allem Frauen, die in einer männlich ausgerichteten

Berufswelt ihre weibliche Identität verleugnen oder dadurch männlicher werden als ihre männlichen Kollegen. Sie halten Weiblichkeit mit Eigenschaften wie Kompromißbereitschaft und Intuition für Schwäche. Anstatt die Stärke und Kraft des Weiblichen voll zu entfalten, entwickeln sie vor allem die negativen Seiten des Männlichen und werden hart und unerbittlich. Gleichzeitig spüren sie aber, daß sie einen wesentlichen Teil ihrer Persönlichkeit abspalten. Die Quince-Essenz kann auch für Männer hilfreich sein, die ihre fürsorglichen und weichen Persönlichkeitsanteile unterentwickelt haben. Bei Alleinerziehenden, die ihren Kindern sowohl Mutter als auch Vater sein wollen, unterstützt Quince die Fähigkeit, zu sich selbst zu stehen und in der Erziehung der Kinder eine gesunde Mitte zu finden. Mit dieser Essenz ist die Erkenntnis verbunden, daß sowohl das Männliche wie auch das Weibliche in ihrer Unvollkommenheit stark und kraftvoll sind. Quince wirkt einer innerlichen Verhärtung entgegen und fördert die Entwicklung einer liebevollen Stärke.

Woran erkennt man Quince?
- Weichheit und Kompromißbereitschaft werden als Schwäche empfunden (hauptsächlich an sich selbst)
- Menschen mit Neigung zu übertriebener Härte aus Angst davor, als schwach angesehen zu werden
- »harte Schale, weicher Kern«

Zustände, in denen man Quince nehmen kann
- für Menschen, die im Konflikt Karriere contra Fürsorge stehen
- Alleinerziehende, die sowohl väterliche als auch mütterliche Eigenschaften erfüllen müssen
- Frauen, die im Beruf »männlicher« sind als ihre männlichen Kollegen
- Männer, die keine Ausdrucksmöglichkeiten für ihre sanfte, weiche Seite haben

Wandlungsmöglichkeit, Potential
- Integration der »weiblichen« Persönlichkeit, der Anima
- Vertrauen in die Kraft von Weiblichkeit und Weichheit
- die Stärke in seinem eigenen Geschlecht entdecken und zu sich selbst stehen

RABBITBRUSH *Hasenbürste, Chrysothamnus nauseosus*

> *Durch Denken erlangst du es nicht, ohne Denken kannst du es nicht suchen.*
>
> Zen-Text

Rabbitbrush muß in seinem Leben häufig weitgefaßte, komplexe Zusammenhänge überblicken. Dabei hat er Schwierigkeiten, in die Tiefe der Details zu gehen, ohne gleichzeitig das große Ganze aus den Augen zu verlieren. Oder umgekehrt: Er sieht das Gesamtbild und die Konzeption, aber verliert dabei die Wahrnehmung für wichtige Einzelheiten. Die Essenz erweitert den Horizont und schärft die Auffassungsgabe sowohl im Horizontalen wie im Vertikalen. Sie ist eine wichtige Essenz für jene Menschen, die in Bereichen tätig sind, in denen sie komplexe Systeme überblicken und gleichzeitig Details sinnvoll verändern müssen. Wenn man Veranstaltungen organisieren muß, verhilft Rabbitbrush zu einer koordinierten Vorgehensweise. Die Rabbitbrush-Essenz verbindet Konzentration und Überblick, sie erweitert die Wahrnehmung für das große Ganze und die dazugehörigen Einzelteile.

Woran erkennt man Rabbitbrush?
- pendelt zwischen Detailverlorenheit und Nachlässigkeit
- bei Neigung zu Chaos und Unübersichtlichkeit in der Arbeit und im Leben
- für den »zerstreuten Professor«

Zustände, in denen man Rabbitbrush nehmen kann
- für Menschen, die in großen Zusammenhängen denken und arbeiten müssen
- für große organisatorische Tätigkeiten
- wenn man Entscheidungen mit weitreichenden Folgen treffen muß

Wandlungsmöglichkeit, Potential
- Fähigkeit, gleichzeitig in die Tiefe und in die Breite zu gehen
- erweiterter Horizont
- Würdigung der Teilerfolge auf dem Weg zum Ziel
- fördert Gesamtüberblick und Koordination

RED CHESTNUT* *Rote Kastanie, Aesculus carnea*

> *Obwohl sie nicht hundert Jahre alt werden, bereiten sich die Menschen Sorge für tausend Jahre.*
> Chinesisches Sprichwort

Red Chestnut sorgt sich um nahestehende, geliebte Menschen. Er hat Angst um Kinder und Partner und befürchtet immer gleich das Schlimmste, wenn zum Beispiel jemand zu spät kommt. Er verspürt den Wunsch, andere ständig zu begleiten, um sie beschützen zu können. Dabei verliert er den Sinn für das richtige Maß. Diese Essenz hilft, Vertrauen und Zuversicht zu entwickeln, wenn man einen kranken Menschen pflegen muß, so daß man nicht die ganze Angst um den anderen in seine Fürsorge legt. Kinder aus Familien, in denen Gewalt und Alkoholabhängigkeit vorliegen, sorgen sich sehr um ihre Eltern. Aber auch wenn Vater oder Mutter erkrankt sind, haben Kinder Angst um sie. Das kann dazu führen, daß sie sich in der Schule nicht mehr konzentrieren können. Die Essenz schenkt das Vertrauen, die anderen behütet zu wissen, wo wir selbst die Kontrolle abgeben müssen. Sie hilft, loszulassen und innere Sicherheit zu entwickeln.

Woran erkennt man Red Chestnut?
- ängstlicher, überbehütender (overprotecting) Mensch
- macht sich große Sorgen bei Unpünktlichkeit anderer
- hat Angst, es könnte anderen etwas passieren
- fühlt sich verantwortlich für das Wohlergehen anderer

Zustände, in denen man Red Chestnut nehmen kann
- wenn man kranke Menschen pflegen und begleiten muß
- Kinder, die sich Sorgen um ihre Eltern machen, bei Gewalt oder Krankheit in der Familie

Wandlungsmöglichkeit, Potential
- loslassen können
- Vertrauen haben in Situationen, die man nicht ändern kann
- Distanz finden zu geliebten, nahestehenden Menschen

RED CLOVER *Wiesenklee, Trifolium pratense*

> *... und ob ich schon wanderte im finstern Tal, fürchte ich kein Unglück; denn du bist bei mir.*
>
> aus Psalm 232

Red Clover kann sich in großen Menschenansammlungen oder in der Familie schwer abgrenzen. Von starken Emotionen und chaotischen Umständen läßt er sich völlig gefangennehmen und reagiert mit Panik und Flucht. Diese Essenz ist angezeigt, wenn in einer Familie oder Gruppe die Gefühle so heftig werden, daß sie außer Kontrolle geraten und eine zerstörerische Kraft entwickeln. Die Emotionen überschlagen sich und schaukeln sich gegenseitig auf. Red-Clover-Menschen sagen von sich: »Ich kann vieles lange aushalten, aber an einem bestimmten, unvorhersehbaren Punkt raste ich völlig aus und verliere die Kontrolle über mich.« Die Essenz bringt Ruhe und Gelassenheit in gefühlsgeladenen Situationen. Sie kann sehr hilfreich für Lehrer und Gruppenleiter sein, wenn eine Gruppe sehr emotional oder hysterisch auf Streß reagiert. Hier ermöglicht die Blüte, innerlich ruhig und gefaßt zu bleiben, um die Gruppe aus der schwierigen Lage herausführen zu können.

Woran erkennt man Red Clover?
- Mensch, der eine Affinität zu Gruppenhysterie und unkontrollierten Massenbewegungen hat
- bei Tendenzen zu Unfällen und Selbstzerstörung
- verliert seine Abgrenzung in Gruppen und ist der Situation ausgeliefert

Zustände, in denen man Red Clover nehmen kann
- Notfallessenz, wenn die Emotionen außer Kontrolle geraten
- bei Gruppenhysterie
- in Familiensituationen, in denen Gewalt und Zerstörung vorherrschen
- für Gruppenleiter (z. B. Landschulheim)

Wandlungsmöglichkeit, Potential
- Führung übernehmen in Situationen, die beginnen aus dem Ruder zu laufen
- Ruhe und Gelassenheit
- in Gruppen die eigenen Grenzen aufrechterhalten, »bei sich bleiben«

ROCK ROSE* *Gemeines Sonnenröschen, Helianthemum nummularium*

> *Alles schmerzt sich einmal durch bis auf den eignen Grund,*
> *und die Angst vergeht ...*
>
> Jan Skácel

Rock Rose leidet unter panischen Angstzuständen, er fürchtet um sein Leben. Solche Zustände treten in Schocksituationen auf, aber auch wenn jemand erfährt, daß er eine schwere Krankheit hat und um sein Leben fürchtet. Panikartige Ängste treten in letzter Zeit immer häufiger auf, die die betroffenen Menschen daran hindern, das Haus zu verlassen, einkaufen zu gehen, mit öffentlichen Verkehrsmitteln zu fahren – allgemein am Leben teilzunehmen. Manche Menschen reagieren auch unter Streß mit Panik und sind dann völlig handlungsunfähig. Die Rock-Rose-Essenz kann solche Angstzustände lindern und lösen. Sie kann unterstützend bei einer Therapie eingesetzt werden, in der sich der Klient mit seiner Angst konfrontieren soll. So ist es möglich, zu erfahren, was hinter der Angst liegt. Neue Reaktionsmuster können leichter erlernt werden. Als Notfallessenz bringt Rock Rose Gelassenheit und Mut in extremen Situationen.

Woran erkennt man Rock Rose?
- Neigung zu Panik
- bei zwanghaften Ängsten (Flugangst, Klaustrophobie, Höhenangst)
- Angst vor dem eigenen Tod

Zustände, in denen man Rock Rose nehmen kann
- Notfallessenz (bei Unfällen)
- bei Alpträumen

- Panikattacken
- bei lebensbedrohlichen Krankheiten und der damit verbundenen Angst

Wandlungsmöglichkeit, Potential
- Gleichmut in Streßsituationen
- Mut fassen, sich mit seiner Angst auseinanderzusetzen und durch die Angst hindurchzugehen
- Zuversicht gewinnen

ROCK WATER* *Wasser aus heilkräftigen Quellen*

> *Endlich kam ich zu der Einsicht, daß es im Leben nur darauf ankommt, sich daran zu erfreuen und andere daran teilhaben zu lassen.*
>
> Rita Mae Brown

Rock Water hat sehr hohe Ideale und feste Prinzipien für sein Leben. In der Befolgung seiner Lebensziele kann er unerbittlich und dogmatisch sein. Dabei ist er genauso streng gegen sich selbst wie gegen andere. Die Durchführung seiner guten Vorsätze kostet ihn meist alle Lebensfreude, weil er sich keine Inkonsequenzen erlaubt und sich zum Beispiel das Stückchen Schokolade versagt, nach dem es ihn gelüstet. Bei manchen Rock-Water-Menschen tragen die Gesichtszüge schon Zeichen von Härte und unerbittlicher Konsequenz. Ihre Geisteshaltung ist unflexibel und steif; was sie einmal als richtig erkannt haben, wird auch gegen besseres Wissen beibehalten. Die Essenz bringt Beweglichkeit und löst die zwanghafte Komponente in der Lebensweise. Durch Rock-Water-Essenz können die Menschen Freude und Leichtigkeit wiederentdecken und messen in Zukunft ihre Lebensziele an dem Grad der damit verbundenen Lebensfreude.

Woran erkennt man Rock Water?
- Moralist und Dogmatiker
- die Ziele grenzen an das Übermenschliche
- was einmal für richtig erkannt wurde, wird starrsinnig und fanatisch verfolgt
- mangelnde Lebensfreude, Rigidität
- überstrenger Lehrmeister

Zustände, in denen man Rock Water nehmen kann
- Steifheit und Unbeweglichkeit in Seele und Körper
- Verbissenheit
- ernährt sich oftmals sehr gesund und sieht trotzdem krank aus
- gönnt sich keine lustvolle Handlung, alles wird dem Ideal untergeordnet
- hohe, oft auch religiös motivierte Ideale

Wandlungsmöglichkeit, Potential
- den eigenen Bedürfnissen nachgehen können
- Möglichkeit für Spontaneität und situationsgerechtes Handeln
- Flexibilität
- Ideale und Prinzipien an dem Grad der damit verbundenen Lebensfreude messen

SAGEBRUSH *Wermut, Artemisia tridentata*

> *Laß die alte Welt los, und die neue Welt wird um dich herum wachsen wie eine neue Haut.*
>
> Paul Williams

Sagebrush hängt an einem überholten Selbstbild. So lebt er zum Beispiel im Alter von 50 Jahren noch das Leben eines Studenten. Er hat entweder ein überhöhtes Idealbild von sich, oder er hängt noch an längst vergangenen Fehlern und Unfähigkeiten. In jedem Fall weigert er sich, sich auf die Gegenwart einzulassen, und gerät dadurch ständig in Konflikt mit seinen Rollen. Er nimmt sich selbst kaum wahr und weiß manchmal gar nicht genau, welche Fähigkeiten und Anlagen er besitzt. Er spielt anderen eine längst überholte Rolle vor. Das falsche Selbstbild behindert die Entfaltung der gegenwärtigen Fähigkeiten und Charakterzüge. Die Essenz hilft, alten Balast abzuwerfen und dazu zu stehen, wie man ist. Sagebrush hilft, zu werden, der ich bin.

Woran erkennt man Sagebrush?
- hängt nostalgischen Vorstellungen von sich an
- Weigerung, die gegenwärtigen Fähigkeiten zu entfalten
- spielt seiner Umwelt eine überholte Rolle von sich vor
- wird oftmals durch Krankheiten dazu gezwungen, sich weiterzuentwickeln
- oftmals ein sehr umständlicher Mensch, der ständig sein Selbstbild aufrechterhalten muß

Zustände, in denen man Sagebrush nehmen kann
- Unfähigkeit, einen Lebensabschnitt zu beenden
- »Warum sieht mich niemand so, wie ich wirklich bin?«

- ist unglücklich mit seiner Berufswahl, durch ein falsches Selbstbild
- Aufrechterhalten von längst überwundenen Unzulänglichkeiten, wird oftmals als Entschuldigung gebraucht

Wandlungsmöglichkeit, Potential
- zur wahren Identität finden
- nötige Entwicklungsschritte wagen
- Einfachheit und Klarheit im Selbstausdruck

SAGUARO *Riesensäulenkaktus, Cereus giganteus*

> *Bevor du dich daranmachst, die Welt zu verbessern, gehe dreimal durch dein eigenes Haus.*
> Chinesisches Sprichwort

Saguaro kämpft gegen Autoritäten und Institutionen jeder Art – Eltern, Schule, Professoren, Vorgesetzte, Staat, letztendlich gegen die ganze Welt. Er weiß, wie die Welt zu regieren sei, und setzt dabei viel aufs Spiel. Für eine Ideologie oder für sein eigenes Recht kämpft Saguaro bis zum äußersten. Er ist der ewige Rebell und Revoluzzer, der auch kämpft um des Kampfes willen. Dabei macht er keine Unterschiede oder erkennt nicht, daß er an der falschen Stelle beginnt. Oft genug bemerkt er die Vergeblichkeit seines Tuns nicht. Bei Saguaro geht es um die sinnvolle Integration von Traditionen und weitergegebenen »Spielregeln« mit neuen Ideen und gesellschaftlichen Normen. Um einen festen Stand zu haben, darf ich nicht alle meine Wurzeln kappen. Aber ich muß die faulen und überflüssigen wegschneiden. Saguaro muß lernen, sinnvolle und unsinnige Regeln und Traditionen zu unterscheiden, wie auch positive Autorität von negativer. Die Essenz ermöglicht es, auf seinem Weg Weisheit und innere Führung anzunehmen. Sie erleichtert, sich in einer Gruppe zurechtzufinden und zu kämpfen, wo sich Kampf lohnt.

Woran erkennt man Saguaro?
- lehnt sich gegen Autoritäten wie Eltern, Lehrer, Institutionen auf
- kann sinnvolle Regeln nicht von überflüssigen unterscheiden
- »Ich bin dagegen!«
- ewiger Revoluzzer, Unbeugsamkeit
- verausgabt sich durch ständige Auflehnung und Kampf

Zustände, in denen man Saguaro nehmen kann
- häufig in der Pubertät
- kann sich nicht in eine Gemeinschaft eingliedern

Wandlungsmöglichkeit, Potential
- Unterscheidung zwischen Dingen, die veränderbar sind, und solchen, die man hinnehmen muß
- Flexibilität und Verständnis für andere Lebensweisen
- Kraft in sinnvolle Ideen stecken und nicht kämpfen um des Kampfes willen
- Demut vor Tradition und Lebensweisheit

SAINT JOHN'S WORT *Johanniskraut, Hypericum perforatum*

Erst wenn es ganz dunkel ist, kannst du die Sterne sehen.
Lee Salk

Saint John's Wort ist sehr dünnhäutig und sensibel, er leidet unter starken Ängsten, die sich meistens nachts in Form von Alpträumen und nächtlichen Angstzuständen zeigen. Meistens hat er keine Erklärung für diese Träume und fühlt sich ihnen hilflos ausgeliefert. Bei Kindern können sich solche Ängste auch in Bettnässen und Schlafwandeln äußern. Saint-John's-Wort-Essenz steht in Relation mit dem feurigen Element: sie wird deshalb bei großer Angst vor dem Feuer oder nach traumatischen Erlebnissen mit Feuer gegeben, manche reagieren auch direkt empfindlich auf Sonneneinstrahlung. Die Essenz stärkt das innere Licht und lindert feurige Prozesse wie Hautallergien und Fieber. Saint John's Wort gibt das Vertrauen, auch während des Schlafes sicher und behütet zu sein.

Woran erkennt man Saint John's Wort?
- sehr empfindsamer, dünnhäutiger Mensch
- nimmt belastende Erlebnisse des Tages mit in den Schlaf
- überempfindlich bei grellem Licht und Sonne
- Angst vor Feuer oder Schockerlebnis in Zusammenhang mit Feuer

Zustände, in denen man Saint John's Wort nehmen kann
- bei Schlafwandeln und außerkörperlichen Zuständen
- Furcht vor dem Einschlafen und Bettnässen
- wenn die Haut nicht mehr schützt und wie Feuer brennt
- reagiert heftig bei Streß durch Familie und Umweltbelastungen

Wandlungsmöglichkeit, Potential
- wirkt beruhigend und ausgleichend
- für innere Stärke und Stabilität
- fördert ein Gefühl von Geborgenheit und Schutz
- stärkt die Haut als Schutzmantel

SCARLET MONKEYFLOWER *Scharlachrote Gauklerblume, Mimulus cardinalis*

> *Wer den Schmutz immer unter den Teppich kehrt, hat bald Schwierigkeiten, auf dem Teppich zu bleiben.*
> Georg Christoph Lichtenberg

Scarlet Monkeyflower hat Angst vor heftigen Gefühlen, die mit Aggression zu tun haben. Meistens hält er seine Wut und seinen Zorn so lange zurück, bis es beim geringsten Anlaß zu einem unkontrollierten Ausbruch kommt. Wut ist ein »verbotenes« Gefühl, das unter allen Umständen vermieden werden muß. Wutanfälle veranlassen Scarlet Monkeyflower, sich in Zukunft noch mehr zusammenzureißen – der Teufelskreis schließt sich. Viele Menschen haben es jedoch wirklich geschafft, Ärger und Wut völlig auszublenden. Das aggressionsarme Verhalten findet dann einen Ausgleich in psychosomatischen Beschwerden – die Wut im Bauch! Die Essenz ermöglicht einen gesunden Umgang mit Wut und Zorn und hilft, seine Wut zu äußern an der Stelle, an der sie entsteht. Seine Wut äußern heißt nicht, seiner Destruktivität ungezügelt Ausdruck zu verleihen. Vielmehr heißt es, ehrlicher mit sich selbst und anderen zu sein und Wut als positive, vorantreibende Kraft zu nutzen.

Woran erkennt man Scarlet Monkeyflower?

- sehr kontrollierter Mensch, der seine Aggressionen unterdrückt
- möchte niemandem weh tun
- ist sehr gut erzogen, mit geballter Faust in der Tasche
- Wechsel von Herunterschlucken und Umsichschlagen

Zustände, in denen man Scarlet Monkeyflower nehmen kann
- Neigung zu Jähzorn
- oder extreme Aggressionsarmut
- für Paare, die zuviel oder zuwenig miteinander streiten

Wandlungsmöglichkeit, Potential
- Wut und Zorn da äußern, wo sie entstehen
- Anerkennen von Wut als positive, Veränderung hervorrufende Kraft
- Integration der dunklen Seite der Persönlichkeit

SCLERANTHUS* *Einjähriger Knäuel, Scleranthus annuus*

> *Strebe nach Ruhe, aber durch das Gleichgewicht, nicht durch Stillstand deiner Tätigkeit.*
>
> Friedrich Schiller

Scleranthus leidet unter Unentschlossenheit und ständig schwankenden Stimmungen. Scleranthus-Menschen fühlen sich häufig zwischen zwei Möglichkeiten hin- und hergerissen: zwei Wohnungen oder Arbeitsstellen, zwei Partner etc. Er kann sich unmöglich entscheiden, weil er auf jeden Fall etwas versäumen würde. So entscheidet er dann nach der momentanen Laune, die kurz darauf eine andere sein kann. Er ist sehr unruhig, und es fehlt das innere Gleichgewicht, was sich manchmal auch in körperlichen Schwindelanfällen äußern kann. Scleranthus-Kinder fangen alles an und lassen es gleich wieder liegen, wenn sie keine Lust mehr haben. Die Essenz bringt Entschlossenheit und Ausgeglichenheit.

Woran erkennt man Scleranthus?
- schwankt zwischen extremen Stimmungen: »himmelhoch jauchzend – zu Tode betrübt« etc.
- innere Zerrissenheit und Unentschlossenheit
- fängt alles an, läßt alles liegen
- Unzuverlässigkeit

Zustände, in denen man Scleranthus nehmen kann
- Neigung zu Gleichgewichtsstörungen
- hilfreich bei Reisekrankheit
- bei Krankheit mit stark wechselnden Symptomen

Wandlungsmöglichkeit, Potential
- Ausgeglichenheit und Stabilität
- Entschlußkraft
- inneres Gleichgewicht und Ruhe
- Geradlinigkeit in den Entscheidungen

SCOTCH BROOM *Besenginster, Cytisus scoparius*

> *Kleine Dinge, wenn vereinigt, werden stark. Zarte Baumwollfäden, wenn verwoben, sind schwer zerreißbar.*
> Pantschatantra

Scotch Broom fühlt sich angesichts der Weltsituation überfordert und hat die Hoffnung auf eine Besserung aufgegeben. Gedanken an Hunger und Krieg in der Welt bringen ihn zur Verzweiflung, und er fühlt sich klein, machtlos und unbedeutend. Wenn er Nachrichten sieht, überkommt ihn ein Gefühl der Sinnlosigkeit und des Weltschmerzes. Darüber werden manche sarkastisch und zynisch. Solche Stimmungen kann man auch bei Menschen, die in Krankenhäusern oder ähnlichen Einrichtungen arbeiten, beobachten. Sie wissen, wo es überall fehlt, aber sie sehen sich nicht in der Lage, irgend etwas zu verändern, und erschweren mit ihrem Pessimismus und ihrem schwarzen Humor zusätzlich die Lage. Die Essenz gibt die Zuversicht, daß der Beitrag jedes einzelnen sinn- und wirkungsvoll ist. Sie verstärkt die Motivation, im eigenen Rahmen Veränderungen zu bewirken und das Mögliche zu sehen.

Woran erkennt man Scotch Broom?
- fühlt sich der allgemeinen Lage (Umwelt, Krieg, Hungersnot) auf der Erde ausgeliefert
- Machtlosigkeit gegenüber der allgemeinen Situation
- empfindet das eigene Leben angesichts der Welt als sinnlos
- Neigung zu Zynismus und Bitterkeit
- der Blick für die kleinen Schritte ist verstellt

Zustände, in denen man Scotch Broom nehmen kann
- fühlt sich in Krankenhäusern und Ämtern wie ein Rädchen in der Maschine
- erinnert an Personen in Kafkas Romanen
- bei Weltschmerz und Weltuntergangsstimmung

Wandlungsmöglichkeit, Potential
- »Auch ich bin wichtig im Weltgefüge«
- dem eigenen Leben einen Sinn geben
- sich beziehen auf den eigenen Wirkungskreis

SELF-HEAL *Kleine Braunelle, Prunella vulgaris*

> *Ich glaube, daß Krankheiten Schlüssel sind, die uns gewisse Tore öffnen können. Denn ich glaube, es gibt gewisse Tore, die nur die Krankheit öffnen kann.*
>
> André Gide

Self-Heal hat das Vertrauen in die eigene Kraft verloren und glaubt nicht mehr daran, jemals wieder ganz gesund zu werden. Er hat schon viele Wege ausprobiert, um für ein seelisches oder körperliches Leiden Hilfe zu finden. Aber der Zugang zur inneren Heilungsquelle ist versperrt. Die Essenz schenkt Vertrauen in den »inneren Arzt« und regt die Selbstheilungskräfte an. Self-Heal-Essenz wird jeder Blütenmischung beigefügt, die die Heilung auf der Seelenebene begleiten soll. Self-Heal gibt Einblick in den Sinn von Krankheit und ermöglicht, Krankheiten als Wachstumschance und Türöffner anzuerkennen. Schon im Namen der Blüte Self-Heal steckt ihre Wirkungsweise.

Woran erkennt man Self-Heal?
- wandert von einer Krankheit zur nächsten
- hat schon viele Methoden ausprobiert
- Motivation zur Gesundung fehlt, sie verspricht keinen Gewinn
- Unklarheit über die Zusammenhänge von Krankheit und Lebenswandel
- meint, daß ihm Wohlergehen nicht zusteht

Zustände, in denen man Self-Heal nehmen kann
- Notfallessenz
- bei Heilfastenkuren
- bei negativer Selbstprogrammierung

Wandlungsmöglichkeit, Potential
- Verstärker- und Katalysatoressenz
- weckt die Selbstheilungskräfte
- unterstützt andere Heilmethoden in ihrer Wirksamkeit
- hilft, die Krankheit als Entwicklungschance zu sehen

SHASTA DAISY *Marguerite, Chrysanthemum maximum*

> *Die Seele jeder Ordnung ist ein guter Papierkorb.*
> Kurt Tucholsky

Auch Shasta Daisy hat eine überwiegend geistige Tätigkeit. Als Wissenschaftler, Student oder Lehrer sammeln sich in seinem Kopf viele einzelne Fakten sowie auf seinem Schreibtisch viele Unterlagen an. Dabei gelingt es ihm kaum, Ordnung und System in die angesammelten Daten zu bringen. Er tut sich schwer, Wichtiges von Unwichtigem zu unterscheiden und notfalls Überflüssiges auszusortieren. Shasta-Daisy-Schüler schreiben deshalb jedes Wort ihres Lehrers mit und stehen dann vor einem Wust von Informationen. Shasta Daisy hebt alles auf – Papiere, alte Studienunterlagen, Erinnerungsstücke. Die Essenz fördert ganzheitliches Denken und hilft, erlerntes Wissen innerlich und äußerlich zu ordnen, um es gegebenenfalls wiedergeben zu können. Diese Blüte kann aber auch eingesetzt werden, wenn man seine Wohnung oder sein Arbeitsfeld ordnen und sortieren will und sich von unnützem Ballast befreien möchte. Shasta Daisy fördert innere und äußere Ordnung.

Woran erkennt man Shasta Daisy?
- kann schwer Ordnung halten, lebt im Chaos
- Sammler, hebt alles auf

- unfähig, das angesammelte Wissen zu reproduzieren
- blickt selbst nicht mehr durch

Zustände, in denen man Shasta Daisy nehmen kann
- für Menschen, die viel Kopfarbeit zu leisten haben
- beim Hausputz und um »ungeliebte« Fächer und Schubladen aufzuräumen
- zur strukturierten Prüfungsvorbereitung

Wandlungsmöglichkeit, Potential
- alten Ballast wegwerfen
- innere und äußere Ordnung schaffen
- unterstützt ökonomische Organisation
- für gezieltes, systematisches Lernen

SHOOTING STAR *Götterblume, Dodecatheon hendersonii*

> *Gegenwärtig bin ich in Wahrheit sehr selten. Tatsächlich bin ich fast immer anderswo ... Also muß ich mich zurückholen, damit ich hier gegenwärtig sei.*
>
> Romano Guardini

Shooting Star fühlt sich fremd und andersartig unter anderen Menschen. Er hat das Gefühl, nicht von diesem Planeten zu sein, und kann sich nicht in das gesellschaftliche Leben einfinden oder soziale Kontakte aufbauen. Wenn er andere beobachtet, versteht er nicht, was sie gerade tun, und fühlt sich selbst auch ständig mißverstanden. Ein tiefverwurzeltes Gefühl von »Ich gehöre nicht dazu« begleitet ihn immer. Shooting-Star-Essenz ist angezeigt, wenn jemand zu früh auf die Welt gekommen ist oder es bei seiner Geburt Komplikationen gegeben hat. Der Boden unter den Füßen scheint ihnen zu fehlen. In Streßsituationen »heben« diese Menschen tatsächlich leicht ab und reagieren völlig verwirrt und desorientiert. Die Essenz gibt Stabilität und Erdverbundenheit. Sie hilft, sich heimisch zu fühlen in Gemeinschaft mit anderen Menschen und dauerhafte Kontakte aufzubauen. Diese Essenz wird zur Stärkung und Stabilisierung bei einer drohenden Früh- oder Fehlgeburt gegeben. Sie ermöglicht dem Ungeborenen, sich gut im Mutterleib einzunisten und dort zu bleiben, bis die Zeit reif ist.

Woran erkennt man Shooting Star?
- Gefühl, ein »Außerirdischer« zu sein
- tiefe Seelenentfremdung
- Kindheitstrauma: »Du gehörst nicht zu uns!«
- mangelnder Kontakt zum eigenen Körper, außerkörperliche Zustände
- reagiert unter Streß leicht hysterisch und verliert den Boden unter den Füßen

Zustände, in denen man Shooting Star nehmen kann
- ein Mensch, der zu früh geboren wurde oder bei dessen Geburt es Komplikationen gab
- unbeeinflußbarer Schwebezustand
- in der Schwangerschaft Gefahr einer drohenden Fehl- oder Frühgeburt

Wandlungsmöglichkeit, Potential
- ermöglicht Eingebundensein in ein soziales Geschehen
- sich im Körper und auf der Erde zu Hause fühlen
- innere Stabilität und Verwurzeltsein
- ermöglicht dem Ungeborenen, sich im Mutterleib fest einzunisten
- bringt Normalität in den Alltag

STAR OF BETHLEHEM* *Doldiger Milchstern, Ornithogalum umbellatum*

> *Könnten wir aus unseren Schmerzen lernen, selbst wenn sie uns im Griff haben ...*
>
> Adrienne Rich

Star of Bethlehem leidet unter den Nachwirkungen unverarbeiteter Schockerlebnisse oder Traumata. Das können sowohl seelische wie auch körperliche Zustände sein. Diese Essenz wird angewendet, wenn jemand in einer tiefen Krise steckt und sehr unglücklich ist. Bach nannte diesen Zustand eine tiefe Seelennot, die vor allem durch Beziehungsprobleme oder den Verlust eines geliebten Menschen hervorgerufen wird. Die Essenz bringt Erleichterung bei Schockzuständen und kann auch lang zurückliegende Blockaden lösen. Sie ist ein Bestandteil in Bachs Notfalltropfen.

Situationen, in denen Star of Bethlehem gegeben wird:
- Notfallessenz
- bei unmittelbaren Schockerlebnissen (seelisch oder körperlich)
- nach furchtbaren und erschreckenden Nachrichten
- für Unfallopfer
- bei Verletzungen und Operationen
- löst lange zurückliegende Ereignisse, die noch in die Gegenwart hineinwirken (z. B. Geburtstrauma)
- in großer Seelennot

Wandlungsmöglichkeit, Potential
- Auflösung von Schockwirkung
- Unterstützung des Heilungsprozesses

- Zurückgewinnen von Stabilität
- vermittelt ein Gefühl von »Getragensein«

STAR THISTLE *Sonnwendflockenblume, Centaurea solstitialis*

> *Geiz und Glück haben sich nie gesehen, wie sollten sie sich da kennenlernen?*
>
> Benjamin Franklin

Star Thistle hängt sehr an materiellen Dingen und Besitz. Aus einem erlebten Mangel heraus oder aus Angst davor ist er geizig und besitzergreifend. Abgeben und teilen ist ihm fast unmöglich. So geizt er nicht nur mit seinem Besitz, sondern auch mit seiner Persönlichkeit. Man erfährt selten etwas Persönliches von ihm, und manchmal wirkt er verstockt und unnahbar. Er hat ein großes Bedürfnis nach Sicherheit – sein Haus wirkt wie eine Festung mit hohen Zäunen und Alarmanlage. Er hat kaum Freunde, weil er fürchtet, von ihnen ausgenommen zu werden. Innerlich leidet er jedoch unter Einsamkeit und fehlender Liebe. Den Hunger der Seele versucht er mit Reichtum zu stillen. Die Essenz hilft, in sich selbst Sicherheit zu finden, und ermöglicht mehr Leichtigkeit im Geben. Star-Thistle-Menschen können den Reichtum ihrer Seele wiederentdecken und lernen, daß Großzügigkeit und Liebenswürdigkeit in dem Maß zu ihnen zurückkehrt, wie sie zu geben bereit sind.

Woran erkennt man Star Thistle?
- Mensch, der materielle Güter sammelt und auf seinen Schätzen hockt: »Dagobert Duck«
- kann weder sich noch seine Sachen mit anderen teilen
- großes Bedürfnis nach materieller Sicherheit

- hat kaum Freunde; Einsamkeit
- verschlossener, unzugänglicher Mensch

Zustände, in denen man Star Thistle nehmen kann
- hat Angst, zu kurz zu kommen
- füllt die innere Leere mit äußerem Reichtum
- verkrampfter Umgang mit Geld

Wandlungsmöglichkeit, Potential
- Großzügigkeit und Freigebigkeit
- Ausgleich von Geben und Nehmen
- innere Sicherheit
- Erkennen der Werte, die hinter dem Besitz von materiellen Gütern stehen

STAR TULIP *Katzenohr, Calochortus tolmiei*

> *Das ist ja gerade der Ernst unseres Daseins, daß die Stimme,*
> *die uns auf den rechten Weg ruft, sehr leise spricht ...*
> Søren Kierkegaard

Star Tulip ist sehr vernünftig und läßt sich vor allem durch den Verstand leiten. Manchmal stellt er fest, daß ihm sein Verstand jedoch dabei im Weg steht, mehr Zugang zu seiner Intuition und Empfänglichkeit zu bekommen. Die innere Stimme spricht sehr leise und kaum vernehmbar und wird immer wieder von den rationalen Kommentaren im Kopf übertönt. Letztendlich hat er verlernt, sich auf seine innere Stimme zu verlassen. Star Tulip sehnt sich nach dem Vertrauen, sich auf dieses innere Wissen verlassen zu können. Die Essenz öffnet die Türen zu den intuitiven Bereichen unserer Wahrnehmung und hilft, auch die innere

Stimme zu hören. Star-Tulip-Essenz verstärkt das Traumerleben und öffnet uns für die Botschaften der Seele. Sie ist eine hilfreiche Essenz, um die weiblichen Anteile der Persönlichkeit zur Entfaltung zu bringen und das Innenleben durch Ausgewogenheit von Intuition und Verstand zu bereichern. Star Tulip vertieft die Hingabe in Meditation und Gebet.

Woran erkennt man Star Tulip?
- fühlt sich von der Intuition abgeschnitten
- traut den eigenen Empfindungen nicht
- der Verstand steht der unmittelbaren Wahrnehmung im Weg
- weibliche Persönlichkeitsanteile sind blockiert

Zustände, in denen man Star Tulip nehmen kann
- kann sich an Träume nicht erinnern
- hat Schwierigkeiten mit innerer Versenkung und Gebet

Wandlungsmöglichkeit, Potential
- weckt Empfänglichkeit und intuitives Erkennen
- Öffnung für die Botschaften der Seele
- harmonische Verbindung von Intellekt und Intuition
- lebendiges, inspiriertes Seelenleben

STICKY MONKEYFLOWER *Klebrige Gauklerblume,*
Mimulus aurantiacus

> *Anstatt sich durch starke sexuelle Gefühle entmutigen zu*
> *lassen, tun wir besser daran, Gott dafür zu danken.*
> Matthew und Dennis Linn

Sticky Monkeyflower hat Angst vor Intimität und Sexualität. Aufgrund eines schlimmen Erlebnisses, wie Mißbrauch oder Demütigung, ist sein Verhältnis zur eigenen Sexualität gestört. Die Furcht vor Verletzung und Ausgeliefertsein übertönt immer wieder die Sehnsucht nach Liebe und körperlicher Nähe. Manche Menschen meinen auch, sie seien sexuell unattraktiv, und verschließen sich dadurch einem wesentlichen Teil ihres Lebens. Andererseits beschreibt Sticky Monkeyflower auch das entgegengesetzte Phänomen: wenn man seine Sexualität exzessiv auslebt und eine starke Neigung zur Promiskuität hat. Teilweise wird die Sexualität wie ein Sport mit Leistungsdruck betrieben, und die Verbindung mit Nähe und Hingabe fehlt. Sticky-Monkeyflower-Essenz heilt alte Wunden und Verletzungen und hilft den Betroffenen, sich behutsam anderen Menschen wieder zu öffnen. Sie stellt die Verbindung von Liebe und Sexualität her, so daß man nicht ganz so von dem Thema Sex – sei es in der Vermeidung oder in der Übertreibung – beherrscht ist und auch Raum für Nähe und Zärtlichkeit entstehen kann.

Woran erkennt man Sticky Monkeyflower?
- Furcht vor der eigenen Sexualität und vor der Sexualität anderer
- Vermeidung von Intimität und Nähe
- Bruch zwischen Liebe und Sexualität
  oder
- exzessives Ausleben der Sexualität

- Vorliebe für extreme Sexualpraktiken mit Grenzüberschreitung
- Promiskuität

Zustände, in denen man Sticky Monkeyflower nehmen kann
- nach sexuellem Mißbrauch oder traumatischen sexuellen Erlebnissen
- verletzte Sexualität
- sexualisiertes Verhalten von Kindern nach Mißbrauch
- in der Pubertät

Wandlungsmöglichkeit, Potential
- fördert eine freie und harmonische sexuelle Entwicklung
- gibt Sicherheit im Erleben von Intimität
- verantwortungsvoller Umgang mit der eigenen Verletzlichkeit
- Lust an der Lust

SUNFLOWER *Sonnenblume, Helianthus annuus*

> *Siehe, ich will euch senden einen Propheten ... Der soll das Herz der Väter bekehren zu den Kindern und das Herz der Kinder zu den Vätern.*
>
> Maleachi 3, 23–24

Sunflower hat ein schwieriges, konfliktbeladenes Verhältnis zu seinem Vater. Die väterliche, männliche Kraft bringt Selbstsicherheit und Stärke. Wenn sie fehlt, schwanken Menschen zwischen Selbstverleugnung – »Ich kann gar nichts, neben meinem Vater bin ich nichts« – und totaler Überheblichkeit und Selbstüberschätzung. Sunflower ist die Vater-Kind-Essenz. Sie hilft bei Überidentifikation mit dem Vater, aber auch bei Verachtung und

Haß gegenüber dem Vater. Eine ungelöste Vaterproblematik begegnet uns meistens an ganz anderer Stelle, wo wir die Probleme mit dem eigenen Vater in Projektionen und Übertragungen an vaterähnlichen Figuren festmachen. Diese Essenz hilft Kindern, deren Väter viel unterwegs sind oder die ohne Vater aufwachsen. Bei direkten Konflikten zwischen Vater und Kind nehmen beide diese Blüte. Sunflower-Essenz schafft Ausgewogenheit und Sicherheit der Ichkräfte und ermöglicht Versöhnung mit dem Vater. Gleichzeitig hilft sie Männern, sich mit der eigenen Vaterrolle anzufreunden.

Woran erkennt man Sunflower?
- kann die eigenen Fähigkeiten nicht einschätzen
- Neigung zu Egozentrik und Selbstüberschätzung
- starke Aggressionen wechseln mit Sich-selbst-Kleinmachen ab
- nicht integrierte männliche Persönlichkeitsanteile
- Schwierigkeiten mit der eigenen Vaterrolle
- Haß auf Männer

Zustände, in denen man Sunflower nehmen kann
- wenn Kinder ohne Vater aufwachsen
- bei negativem oder dominantem Vaterbild
- bei Verlust des Vaters

Wandlungsmöglichkeit, Potential
- positive, integrierte Männlichkeit
- für Frauen Integration des Animus
- ausgewogene Selbsteinschätzung
- Versöhnung mit dem Vater und mit Gott
- Demut

SWEET CHESTNUT* *Edelkastanie, Castanea sativa*

Jede dunkle Nacht hat ein helles Ende.

Nisâmî

Sweet Chestnut ist durch seine Situation an die Grenzen des Erträglichen gekommen. Er ist erfüllt von einer tiefen, nagenden Verzweiflung. Die Belastung scheint nicht mehr enden zu wollen, und er weiß kaum, wie er den nächsten Tag überstehen soll. In Gedanken sehnt er sich nach Vergessen und Alles-hinter-sich-Lassen. Er trägt sein Leid sehr still, äußerlich merkt man es ihm kaum an. Sweet-Chestnut-Menschen können ihre Verzweiflung nicht hinausschreien, sondern verschließen sie in ihrer Seele, wo sie auf Dauer großen Schaden anrichten kann. Solche Zustände treten häufig in massiven Beziehungskrisen oder bei schweren Krankheiten auf. Bach nannte diesen Seelenzustand »Die dunkle Nacht der Seele«. Die Essenz gibt Hoffnung, daß am Ende des Tunnels wieder Licht zu finden sei. Sie verleiht aber auch den Mut, sich in seiner Verzweiflung anderen zu öffnen und Dinge, die nicht zu ändern sind, loszulassen.

Woran erkennt man Sweet Chestnut?
- extreme, tiefe Verzweiflung
- stiller Dulder, kehrt seine ganze Not nach innen
- meint, nicht noch mehr aushalten zu können, dem Leben nicht mehr gewachsen zu sein

Zustände, in denen man Sweet Chestnut nehmen kann
- in Trauerzeiten und bei Verlust eines geliebten Menschen
- bei schwerer Erkrankung, begleitet von einer tiefen Hoffnungslosigkeit
- in einer Pechsträhne
- in Beziehungskrisen

Wandlungsmöglichkeit, Potential
- Kraft und Mut, auch extreme Belastungen zu meistern
- Herausforderungen annehmen
- Fähigkeit, Unmögliches loszulassen und Dinge, die nicht zu schaffen sind, abzugeben
- sich nicht am Dunklen und Schweren des Lebens festhalten
- den seelischen Rucksack ablegen

SWEET PEA *Platterbse, Lathyrus latifolius*

> *Keiner von uns ist einzig für sich auf der Welt, er ist auch für alle andern da.*
>
> Gregor von Nazianz

Sweet Pea ist wie der »lonesome cowboy«, heimatlos wandert er von Gemeinschaft zu Gemeinschaft, ohne jemals Wurzeln schlagen zu können. In dem Moment, wo sich Beziehungen vertiefen und er seinen Teil dazu beitragen soll, verschwindet er wieder. Er fürchtet sich vor den Erwartungen, die andere an ihn stellen, und er will keine Bindungen eingehen. Wenn er Verantwortung oder soziale Aufgaben übernehmen soll, fühlt er sich unfrei und zieht weiter. Er fürchtet nichts so sehr, wie festgehalten und eingebunden zu sein. Der Preis für die Freiheit ist die Einsamkeit und die Heimatlosigkeit. Diese Menschen konnten oft schon als Kinder keine Wurzeln schlagen, weil sie ständig den Wohnort wechselten. Auch bei Vertriebenen und deren Kindern kann man solche Seelenzustände beobachten. Sweet-Pea-Essenz hilft, die Isolation zu überwinden und sich in kleinen Schritten in eine Beziehung oder Gemeinschaft einzufinden. Sie gibt den Mut, dazubleiben, auch wenn es unangenehm wird, und läßt so neue Wege in zwischenmenschlichen Beziehungen entdecken.

Woran erkennt man Sweet Pea?
- wurde als Kind immer wieder aus dem sozialen Umfeld gerissen
- wirkt entwurzelt und heimatlos
- fürchtet Nähe und soziale Verantwortung
- »Ich bin auf niemanden angewiesen«
- sehnt sich nach anderen Menschen, doch wenn diese zu nah kommen, nimmt er Reißaus
- hat Schwierigkeiten, ein echtes Interesse für andere Menschen aufzubringen
- starke innere Unruhe und Getriebensein

Zustände, in denen man Sweet Pea nehmen kann
- Entfremdung und Isolation
- Außenseiter
- Einsamkeit
- Kontakt bleibt an der Oberfläche

Wandlungsmöglichkeit, Potential
- hilft Bindungen zu anderen einzugehen
- seinen Platz in einer Gruppe finden und bleiben können
- sich verwurzeln
- Verantwortung tragen

TANSY *Rainfarn, Tanacetum vulgare*

> *Warum weiter auf die Welt warten? Beginnen wir!*
> Paul Williams

Tansy ist träge und faul. Das Leben ist ihm im allgemeinen zu anstrengend. Das findet häufig eine körperliche Entsprechung im Kreislauf und im Muskeltonus – alles läuft auf Sparflamme.

Tansy ist leicht zufrieden mit dem, was er hat. Warum soll er sich Mühe geben, wenn man die Dinge auch abwarten kann? Er fühlt sich in seiner gegenwärtigen Situation sicher und möchte diese Sicherheit auch nur ungern aufgeben. Er weiß eigentlich, daß bestimmte Schritte oder Handlungen nötig seien, aber der Druck ist einfach nicht groß genug, um wirklich etwas zu tun. Auf diese Weise verpaßt er viel gute Gelegenheiten und muß dann nehmen, was ihm übrigbleibt. Ehrgeiz ist für ihn ein Fremdwort. Tansy-Essenz ist hilfreich für Schulkinder, denen jede Anstrengung zuviel ist. Die Essenz bringt Tatkraft und hilft, Trägheit und Bequemlichkeit zu überwinden. Aktives Handeln wird möglich, um interessante Angebote gleich anzunehmen und wichtige Veränderungen umzusetzen.

Woran erkennt man Tansy?
- bequemer, mit sich zufriedener Mensch
- vermeidet Anstrengung
- geht den Weg des geringsten Widerstandes (Opportunist)
- Faulheit und Trägheit
- wartet so lange, bis es nicht mehr anders geht
- ewige Schlafmütze

Zustände, in denen man Tansy nehmen kann
- Gefühl, daß die Züge immer ohne einen abfahren
- verpaßt meist den richtigen Zeitpunkt und findet sich damit ab
- fehlende Begeisterung und Neugierde
- wenn Hornbeam nicht wirkt

Wandlungsmöglichkeit, Potential
- am Leben aktiv teilhaben
- interessierte, aufgeweckte Geisteshaltung
- Stagnation überwinden
- Schwerfälligkeit ablegen, Entscheidungsfreude

TIGER LILY *Lilie, Lilium columbianum/humboldtii*

> *Die Stärke, die du anderen geben konntest, trägt zu deiner eigenen bei.*
>
> Lisa Alther

Tiger Lily hat viel Kraft, die er auch gerne zum Einsatz bringt. Er ist ausgesprochen kampfeslustig und setzt seine Ellbogen ein, um seinen Willen zu erreichen. Er befindet sich ständig mit irgendwem im Streit und geht keiner Auseinandersetzung aus dem Weg. Manche Tiger-Lily-Menschen sind richtige Raufbolde, die auch überall Gelegenheit finden, ihre Stärke zu beweisen. Dieser Mentalität begegnet man oft im Straßenverkehr, wo sich derjenige die Vorfahrt nimmt, der das dickere Auto fährt. Tiger Lily hilft jenen Menschen, die erst unter Streß, zum Beispiel in der Großstadt oder in der Schule, aggressiv und feindselig werden. Mit Tiger-Lily-Essenz kann man lernen, Konkurrenz in Miteinander umzuwandeln und die eigene Stärke zugunsten anderer einzusetzen, ohne sich einen Zacken aus der Krone zu brechen. Es gilt neben der stark ausgeprägten männlich-aggressiven Energie, auch die sanfte und gefühlvolle Seite zu entwickeln.

Woran erkennt man Tiger Lily?
- Macho-Mentalität
- wenn er nicht gewinnen kann, distanziert er sich
- Streitsucht, Choleriker
- rücksichtsloser Einzelkämpfer

Zustände, in denen man Tiger Lily nehmen kann:
- reagiert extrem gereizt und aggressiv auf Streß im Stadtleben
- für aggressive Autofahrer
- Überbetonung der männlich-aggressiven Persönlichkeitsanteile (bei Männern und Frauen)

- in der Midlife-crisis, wenn man mit diesen Verhaltensweisen keinen Erfolg mehr hat und plötzlich ganz allein dasteht

Wandlungsmöglichkeit, Potential
- Entwicklung der weiblichen, gefühlvollen Seite
- die eigenen Kräfte in einen größeren Zusammenhang stellen
- anderen dienen lernen

TRILLIUM *Dreiblatt, Trillium chloropetalum*

> *Menschen sind Bestien. Um so wichtiger ist es, die Kerle gut zu füttern.*
>
> Oscar Wilde

Trillium ist extrem dominant und machthungrig. Wenn es um die Macht geht, ist ihm jedes Mittel recht. Er legt großen Wert auf Statussymbole und Besitz und unterstreicht seine Position mit einem großen Auto. Es ist ihm völlig fremd, seine Kraft und seine Macht in den Dienst anderer zu stellen. Die Erfahrung zeigt, daß solche Menschen eher selten Blütenessenzen nehmen werden.

Diese Blüte wird jedoch häufig eingesetzt, wenn es in Familien um die Macht geht: Wer ist der Stärkste, kann sich am meisten durchsetzen? Trillium ist auch hilfreich, wenn Krankheit zur Machtausübung dient. Die Essenz ermöglicht, sich selbst etwas zurückzunehmen und seine großen Kräfte anderen zur Verfügung zu stellen. Hingabe und Mitgefühl helfen, die Einsamkeit zu überwinden und sich in eine Gemeinschaft einzufügen.

Woran erkennt man Trillium?
- mißt seinen eigenen Wert an beruflicher Stellung und finanziellem Wohlstand

- muß in Gruppen immer den Ton angeben
- setzt seine Interessen um jeden Preis durch
- despotisch

Zustände, in denen man Trillium nehmen kann
- wenn Krankheit dazu dient, Macht auszuüben
- Machtspiele zwischen Eltern und Kindern
- Schulkinder, die sich nicht unterordnen können
- wenn Vine nicht wirkt

Wandlungsmöglichkeit, Potential
- Ausgewogenheit von Geben und Nehmen
- anderen auch Raum und Entfaltungsmöglichkeit zugestehen
- die eigene Kraft in den Dienst einer Gemeinschaft oder Sache stellen
- Demut und dienen lernen

TRUMPET VINE *Trompetenwinde, Campsis tagliabuana*

Eine unklare Rede ist ein blinder Spiegel.
Chinesische Weisheit

Trumpet Vine ist in seinem Selbstausdruck gehemmt. Häufig leidet er unter Sprechstörungen wie Stottern und Stammeln. In einer Gruppe traut er sich nicht, seine Stimme zu erheben und seinen Wünschen und Vorstellungen Ausdruck zu verleihen. Bis er die richtigen Worte findet, ist das Gespräch schon an einer anderen Stelle, also schweigt er wieder. Seine Körpersprache wirkt gehemmt und unsicher. Mimik und Gestik sind eher eckig und unbeholfen. Die Essenz bringt Kraft in den sprachlichen Ausdruck und Lebendigkeit in Mimik und Gestik. Außerdem unterstützt sie allgemein den verbalen Ausdruck und kann so für Redner und Vortragende hilfreich sein, die unter Streß leicht unsicher werden und sich verhaspeln. Trumpet Vine stärkt das Selbstwertgefühl und die Fähigkeit, sich trotz Behinderung durchsetzen zu können. Der Mut, sich zu äußern, bringt die notwendige Übung, um sicherer zu werden und um Hemmungen zu überwinden.

Woran erkennt man Trumpet Vine?
- Sprechschwierigkeiten wie Stottern und Stammeln
- Mimik und Gestik wirken ungeübt
- verliert in Gesellschaft leicht den Mut und fällt in Schweigen
- Sprache und Bewegungen sind langsam und schwerfällig

Zustände, in denen man Trumpet Vine nehmen kann
- spricht so langsam, daß er immer den Anschluß im Gespräch verpaßt
- gut für Redner, die sich unter Druck leicht verunsichern lassen

Wandlungsmöglichkeit, Potential
- bringt Farbe und Vitalität in den Selbstausdruck
- Sicherheit im sprachlichen und körperlichen Ausdruck
- fördert Selbstbehauptung und Durchsetzungsvermögen
- Mut, sich anderen zuzumuten

VERVAIN* Eisenkraut, *Verbena officinalis*

> Wenn du so viel Arbeit hast, daß du nicht mehr beten kannst, dann sei versichert, daß du mehr Geschäfte hast, als Gott für dich gut findet.
>
> D. L. Moody

Vervain hat eine stark ausgeprägte Begeisterungsfähigkeit, die ihn erstens viele Projekte gleichzeitig beginnen läßt und ihn zweitens dazu bringt, alles »150prozentig« zu tun. Dadurch gerät er derart in Streß, daß er irgendwann nicht mehr weiß, wo er zuerst anfassen soll. Wenn ihm etwas gefällt, ist er gleich Feuer und Flamme und möchte auch andere anstecken und mitreißen. Dabei redet er mit missionarischem Eifer auf sie ein, ohne wahrzunehmen, ob der andere auch Interesse hat. In seinem Drang, seine Projekte zu verwirklichen und schlimmstenfalls die Welt zu verbessern, überrollt er seine Mitmenschen und läßt ihnen keine Wahl. Außerdem schadet er sich auch selbst, weil er mehr Energie investiert, als er hat, und letztendlich völlig atemlos und erschöpft ist. Die Essenz ermöglicht mehr Zurückhaltung gegenüber den eigenen guten Ideen und auch gegenüber den Mitmenschen. Man wird etwas vorsichtiger in seinen Angeboten und akzeptiert auch ein »Nein« der anderen. Die eigenen Grenzen werden deutlicher. So kann man seine Ansprüche herunterschrauben und sich auch etwas Unvollkommenheit erlauben.

Woran erkennt man Vervain?
- Weltverbesserer und Perfektionist
- macht alles »150prozentig«
- kreist nur um seine eigenen Projekte und Vorhaben
- redet viel und will andere überzeugen
- entwickelt missionarischen Eifer
- geht weit über die eigenen Grenzen hinaus

Zustände, in denen man Vervain nehmen kann
- übertriebene Begeisterungsfähigkeit
- setzt sich durch den eigenen Perfektionismus unter Druck

Wandlungsmöglichkeit, Potential
- Zurückhaltung gegenüber den Mitmenschen
- das eigene Potential realistisch einschätzen
- erkennen, daß durch eine geruhsame, abwartende Haltung manches leichter geht
- Blickwinkel und Standpunkte anderer einbeziehen

VINE* *Weinrebe, Vitis vinifera*

> *Spüre deine Stärke und versuche, sie richtig einzusetzen.*
> Alexandra G. Kaplan

Vine ist eine starke Persönlichkeit, der seinen Willen durchsetzen will. Dabei übergeht er die Wünsche und Vorstellungen anderer und setzt sich mit viel Krafteinsatz durch. Er ist tyrannisch und dominant. Seine Mitmenschen fürchten seinen Jähzorn und geben ihm lieber nach, als daß sie sich mit ihm auseinandersetzen. So bekommt er immer, was er will, und muß keine Rücksicht auf andere nehmen. Wenn mehrere Vine-Menschen aufeinandertreffen, kann es zu harten, zerstörerischen Kämpfen kommen – keiner will nachgeben. Bei Vine gibt es nur Kampf und Unterwerfung. Wenn Krankheit dazu benutzt wird, um andere zu tyrannisieren, ist Vine angezeigt.

Die Essenz hilft, Rücksichtnahme zu lernen und anderen ihre eigenen Wünsche sowie ihre eigenen Methoden zuzugestehen. Mit der Vine-Essenz kann man lernen, seine Kraft und Willensstärke auch zugunsten anderer einzusetzen.

Woran erkennt man Vine?
- dominanter und tyrannischer Mensch
- »Ich mache, was ich will«
- kann die eigenen Fähigkeiten gut einschätzen, ist erfolgreich
- stülpt anderen die eigenen Lösungswege auf
- gibt sogar bei Krankheit noch Anweisungen

Zustände, in denen man Vine nehmen kann
- bei extrem ausgeprägter Trotzphase
- in Beziehungen für den unterdrückenden Partner

Wandlungsmöglichkeit, Potential
- Rücksichtnahme auf Wünsche und Bedürfnisse anderer
- die eigene Kraft zugunsten anderer einsetzen
- harmonische Führungskraft

VIOLET Veilchen, Viola odorata

> *Laß nie zu, daß zu dir jemand kommt, der nicht nach der Begegnung mit dir glücklicher von dir geht.*
> Mutter Teresa

Violet ist sehr scheu und sensibel. Er meidet Gruppen, weil er fürchtet, von der Gruppe ganz vereinnahmt zu werden und sich selbst nicht behaupten zu können. Gleichzeitig sehnt er sich aber nach Anerkennung und Aufnahme in einer Gemeinschaft. Unter anderen Menschen wirkt Violet entweder sehr unsicher und schüchtern oder unnahbar und kühl. Er weiß nicht, wie er sich verhalten soll, und zieht sich in sein Schneckenhaus zurück. Da er diesen Konflikt nicht auflösen kann, bleibt er lieber allein. Viele Schulkinder leiden unter solchen Zuständen. Sie fürchten sich vor der großen Gruppe und möchten am liebsten verschwinden. Kontakt fällt ihnen leicht, wenn sie nur ein oder zwei Kinder begegnen, aber bei einer größeren Anzahl von Kindern sind sie wie ausgewechselt und reagieren total gehemmt und ängstlich.

Die Essenz nimmt die Furcht vor anderen Menschen und hilft, Schüchternheit zu überwinden. Man kann langsam lernen, seine Hemmungen hinter sich zu lassen und sich mit seiner Furcht und seiner Sensibilität in einer Gruppe einzubringen.

Woran erkennt man Violet?
- »Mauerblümchen«
- wirkt zerbrechlich und unnahbar
- fürchtet sich, von einer Gruppe »geschluckt« zu werden
- wirkt kühl und distanziert, traut sich nicht seine wahren Gefühle zu zeigen

Zustände, in denen man Violet nehmen kann
- fühlt sich überfordert im Kontakt mit mehreren Menschen gleichzeitig
- schüchternes, sensibles Schulkind
- Einsamkeit
- sehnt sich nach Nähe und Anerkennung in einer Gruppe und fürchtet sie zugleich

Wandlungsmöglichkeit, Potential
- hilft, Vertrauen in einer Gruppe zu entwickeln
- sich mit der eigenen Sensibilität einbringen
- Furcht überwinden
- innere Stärke und Stabilität

WALNUT* *Walnuß, Junglans regia*

> *Ich konnte die Tür öffnen oder sie geschlossen halten ... Ich wählte: öffnen.*
>
> C. S. Lewis

Walnut befindet sich in einer Umbruchphase seines Lebens, wie Umzug, neue Arbeitsstelle, Geburt eines Kindes, Trennung und ähnliches. Die Veränderung steht schon vor der Tür, doch er hat Angst davor und will sich nicht darauf einstellen. In neuen Lebensabschnitten weiß man nie, was auf einen zukommt, und Walnut fürchtet das Ungewisse und kann die alte Sicherheit nicht aufgeben. Aber er spürt gleichzeitig, daß das Bisherige zu eng geworden ist, und hat das Gefühl, vor einer Wand zu stehen. Die Essenz hilft, sich auf die neuen Umstände einzulassen, und gibt Zuversicht, neue Lebensabschnitte zu meistern.
Walnut-Essenz dient auch als Schutz gegen dominante, zwischenmenschliche Einflüsse. Wenn man sich nicht traut, die eigenen Wünsche entgegen den Vorstellungen der Eltern oder des Partners durchzusetzen, oder wenn es immer jemanden gibt, der einem dazwischenredet, stärkt Walnut die eigene Persönlichkeit. Sie schirmt uns ab und hilft uns, unseren eigenen Weg zu gehen.

Woran erkennt man Walnut?
- hat das Gefühl, vor einer Wand zu stehen
- kann sich mit veränderten Situationen nicht arrangieren
- ist starken Einflüssen und dominanten Menschen ausgesetzt
- wartet zu lange, um den nächsten Schritt zu tun
- festgefahrene Verhaltensweisen behindern die Entwicklung

Zustände, in denen man Walnut nehmen kann
- in allen Übergangssituationen im Leben, wie Umzug, Arbeitsplatzwechsel, Schulbeginn, Pubertät, Wechseljahre

- bei Veränderungen in der Familie, wie Geburt eines Kindes, Scheidung etc.
- beim Zahnen
- am Beginn einer Schwangerschaft

Wandlungsmöglichkeit, Potential
- gibt Schutz vor starken Einflüssen und Unabhängigkeit von anderen
- stärkt die Persönlichkeit in ihren eigenen Vorhaben
- nimmt die Angst vor dem Neuen
- verhilft zum Durchbruch

WATER VIOLET* *Sumpfwasserfeder, Hottonia palustris*

> *Teilnahme ist der goldene Schlüssel, der die Herzen anderer öffnet.*
>
> Samuel Smiles

Water Violet ist gern allein und unabhängig, dabei sehr zuverlässig und aufmerksam. Die Auseinandersetzung mit anderen Menschen findet er anstrengend, und deshalb schweigt er lieber. In größeren Gesellschaften ist er ein stiller Beobachter, seine Antworten sind knapp – kein Wort zu viel. Das bringt ihm den Ruf ein, stolz und überheblich zu sein. Water Violet hat Schwierigkeiten, seine Gefühle und Bedürfnisse anderen mitzuteilen. Er läßt sich nicht in die Karten schauen. Meistens ist er sich auch selbst nicht bewußt, wie es in ihm aussieht. Dennoch hat er Erwartungen an andere, die dann unerfüllt bleiben, weil sie nie ausgesprochen wurden. Er macht auch alles allein, weil es ihm zu mühsam ist, andere um Hilfe zu bitten. Das führt zu einer unterschwelligen, manchmal auch offenen Unzufriedenheit. Bei

Water Violet funktioniert die Kommunikation nicht. Wenn diese Menschen lernen, von ihrem hohen Roß abzusteigen und sich anderen mitzuteilen, dann sind sie nach Edward Bachs Aussage mehr Engel als Mensch. Austausch wird möglich, und die Kommunikation endet nicht mehr im Schweigen.

Woran erkennt man Water Violet?
- stiller, zurückhaltender Mensch
- zuviel Kontakt wird als lästig empfunden
- kann eigene Wünsche und Bedürfnisse nicht mitteilen
- oft Außenseiter (auch Kinder), einsam
- macht vieles allein, trägt viel

Zustände, in denen man Water Violet nehmen kann
- schwierige Kommunikation, spricht nur das Nötigste
- ist ärgerlich über nicht erfüllte Erwartungen, obwohl diese nie geäußert wurden

Wandlungsmöglichkeit, Potential
- Zugang zu eigenen Gefühlen und Wünschen
- Fähigkeit, sich anderen mitzuteilen und sich auf die Mitmenschen einzulassen
- ausgewogene Kommunikation
- »vom hohen Roß herabsteigen«
- Tätigkeiten an andere delegieren

WHITE CHESTNUT* *Roßkastanie, Aesculus hippocastanum*

> *Die Stille ist nicht auf den Gipfeln der Berge; der Lärm ist nicht auf den Märkten der Städte; beides ist im Herzen der Menschen.*
>
> Östliche Weisheit

White Chestnut kann nicht abschalten. Endlos kreisen die Gedanken in seinem Kopf um vergangene Probleme oder bevorstehende Situationen. Wie der Hamster im Tretrad radeln die Gedanken im Kopf und stören die Konzentration und manchmal auch einen gesunden Schlaf. In Prüfungen bleiben White-Chestnut-Menschen gedanklich an den Fragen hängen, die sie nicht beantworten können, und versäumen dadurch viel Zeit. Aber auch nach langen Autofahrten oder bei Fieber treten solche Zustände auf: Der Kopf kommt nicht zur Ruhe, ständig läuft innerlich ein Film ab, den man nicht unterbrechen kann. Die Essenz bringt gedankliche Ruhe und innere Stille. Es wird möglich, den inneren »Plapperer« endlich zum Schweigen zu bringen und sich dem Hier und Jetzt zuzuwenden. White Chestnut fördert die Konzentrationsfähigkeit und die Wahrnehmung für die Umgebung.

Woran erkennt man White Chestnut?
- kann den Kopf nicht abschalten
- ständig innere Dialoge
- wiederholt in Gedanken bestimmte Situationen oder Probleme, ohne zu einer Lösung zu kommen

Zustände, in denen man White Chestnut nehmen kann
- Ruhelosigkeit
- wie eine Schallplatte, die in einer Rille hängengeblieben ist
- »Programmierer-Syndrom«, kann nicht mehr aufhören

- Schlafstörungen
- in Prüfungen, verbeißt sich in die unlösbaren Aufgaben

Wandlungsmöglichkeit, Potential
- innerlich zur Ruhe kommen
- abschalten können
- Konzentrationsfähigkeit
- Stille der Gedanken, geistig Urlaub machen

WILD OAT* *Waldtrespe, Bromus ramosus*

> *Planung beginnt damit, daß man überlegt, was man will.*
> Ekkehard Kappler

Wild Oat kann sich nicht zwischen den vielen Möglichkeiten, die das Leben bietet, entscheiden. Er ist vielseitig begabt und weiß nicht, welche Begabung er zu seinem Beruf oder seinem Hobby machen soll. Aufgrund seiner breitgestreuten Fähigkeiten wurstelt er überall ein bißchen, macht von jedem etwas und bringt dabei nichts zur Vollendung. So steht er, bildlich gesprochen, vor einem reichgedeckten Tisch und ist von der Fülle des Angebots derart überfordert, daß er nicht zugreifen kann. Von manchen Zielen läßt er sich auch allzu leicht wieder abbringen und versucht dann wieder etwas anderes. Wild Oat wird als die Wegfindungsblüte bezeichnet. Sie hilft uns, den Lebensweg oder die Berufung zu finden. Dabei unterstützt sie uns in Konsequenz und Zielstrebigkeit. Wild Oat klärt die Wahrnehmung für die Möglichkeiten, die unserer Seele am meisten entsprechen. Die Essenz ist also hilfreich in jenen Phasen des Lebens, in denen Veränderungen notwendig sind, wir aber noch nicht wissen, wohin wir gehen wollen.

Woran erkennt man Wild Oat?
- kann seine Talente nicht gezielt umsetzen
- macht alles gleichzeitig, erzielt aber nirgends eine Meisterschaft
- ist unentschlossen
- Ziellosigkeit
- hat seine eigentliche Begabung noch nicht gefunden

Zustände, in denen man Wild Oat nehmen kann
- bei wichtigen Entscheidungen wie Berufswahl
- Beginn eines neuen Lebensabschnitts, zum Beispiel, wenn die Kinder ausgezogen sind und Raum für Neues entsteht
- bei Suchtbehandlung (unterstützend)

Wandlungsmöglichkeit, Potential
- Entschlossenheit und Selbstsicherheit
- den richtigen Weg finden
- Zielstrebigkeit, konsequentes Handeln

WILD ROSE* *Heckenrose, Rosa canina*

> *Wir verlangen, das Leben müsse einen Sinn haben – aber es hat nur ganz genau so viel Sinn, als wir selbst ihm zu geben imstande sind.*
>
> Hermann Hesse

Wild Rose hat in bestimmten Bereichen seines Lebens kapituliert und hat alle Hoffnung auf eine Veränderung oder Besserung aufgegeben. Jeder von uns kennt solche vergeblichen Handlungsversuche – wie abnehmen oder eine Lösung für bestimmte Situationen finden –, die wir schließlich in irgendeiner Schublade unserer Seele vergraben haben, in der Hoffnung, sie würden sich irgendwann einfach auflösen. Aber statt zu verschwinden, rumoren diese unerledigten Dinge in uns, und es kostet viel Kraft und Lebensfreude, die Schublade geschlossen zu halten. Immer wenn sehr häufig über die Sinnlosigkeit eines Problems gesprochen wird, muß man an Wild Rose denken. Im Extremfall hat Wild Rose den Sinn seines Lebens und auch jeden Lebensmut verloren. Er verfällt in Apathie und völlige Teilnahmslosigkeit – nichts kann mehr helfen. Die Tendenz, sich selbst ganz aufzugeben, ist groß. Die Essenz hilft, dem Leben wieder einen Sinn zu geben und die Verantwortung für sich selbst zu übernehmen. Sie läßt in kleinen Schritten die Lebensfreude und die eigenen Visionen wiederentdecken.

Woran erkennt man Wild Rose?
- hat keinen Mut zum Leben
- lebt ein Leben auf »Schienen«, ein Roboter
- hat resigniert und aufgegeben
- »Es ist ja doch alles sinnlos«

Zustände, in denen man Wild Rose nehmen kann
- bei Therapieblockade – nichts scheint zu helfen
- wenn jegliche Kraft zum Leben fehlt
- suizidgefährdet (kompetente Hilfe in Anspruch nehmen!)

Wandlungsmöglichkeit, Potential
- Lebensfreude wiederfinden
- Verantwortung für die eigene Situation übernehmen
- Entscheidung für das Leben treffen
- alte Visionen aufleben lassen
- kleine Schritte wagen

WILLOW* Weide, *Salix vitellina*

> *Das Leben besteht aus lauter kleinen Münzen, und wer sie aufzuheben weiß, hat ein Vermögen.*
>
> Jean Anouilh

Willow fühlt sich als Opfer seines Schicksals, er jammert und beklagt sich viel. Man hört oft den Satz »Warum gerade ich? Ich Armer ...«. Willow fühlt sich ungerecht behandelt und von anderen falsch verstanden. Statt etwas zu verändern oder klarzustellen, steckt er seine ganze Energie in Klagen und Lamentieren. Er übernimmt keine Verantwortung für sein Handeln oder gerade auch für seine Unterlassungen und schiebt alles auf andere. Ihm fehlt die Kraft, sein Leben selbst in die Hand zu nehmen. Solche Zustände treten häufig in Beziehungskrisen auf, in denen sich einer als Opfer fühlt, aber, statt zu handeln, ins Jammern fällt. Aber auch an kranken oder alten Menschen kann man viel Selbstmitleid beobachten. Die Essenz bringt die Erkenntnis, daß nur ich allein der Meister meines Lebens bin und daß Krisen und Fehlschläge auch als Chancen zur Entwicklung dienen können. Willow-Essenz verwandelt die Kraft, die in Selbstmitleid und Bitterkeit steckt, in Verantwortungsbewußtsein und Handlungsfähigkeit.
Willow kann auch nörgelnden und jammernden Kindern helfen.

Woran erkennt man Willow?
- Opferhaltung
- fühlt sich ungerecht behandelt
- ausgeprägtes Selbstmitleid
- Tendenz zur Bitterkeit
- hält an negativen Erlebnissen fest
- nachtragend

Zustände, in denen man Willow nehmen kann
- Selbstmitleid bei Krankheit
- »Warum gerade ich?«
- jammernde und nörgelnde Kinder
- erwartet, daß die anderen sein Leben einrichten

Wandlungsmöglichkeit, Potential
- Selbstverantwortung übernehmen
- Energie ins Handeln statt ins Jammern stecken
- aktive Hinwendung an das Leben
- Vergebung

YARROW *Weiße Schafgarbe, Achillea millefolium*

> *... genügt eine Berührung, uns wissen zu lassen: wir sind nicht allein im Universum, nicht einmal im Schlaf.*
> Adrienne Rich

Yarrow ist sehr empfindlich und offen und fühlt sich der Umweltsituation hilflos ausgeliefert. Sein seelisch-körperlicher Schutz ist nur mangelhaft ausgebildet, und er reagiert schnell auf Wetterveränderungen oder andere Umwelteinflüsse. Die Yarrow-Essenz wird bei großer Schutzlosigkeit angewendet: es gibt immer mehr Kinder, die bereits von Geburt an mit einem schlechten Schutz ausgestattet sind und die heftig auf Umwelteinflüsse und Veränderungen reagieren. Auch schwangere Frauen oder Menschen in seelischen Krisen fühlen sich oft »ohne Haut«. Die Essenz legt sich wie ein Schutzmantel um die Seele und stärkt die eigenen Abwehrkräfte. Außerdem stabilisiert sie das Vertrauen in die Selbstheilungskräfte der Seele.

Woran erkennt man Yarrow?
- große Sensibilität
- empfänglich für negative Umwelteinflüsse
- Schutzlosigkeit und Gefühl, ausgeliefert zu sein
- fühlt sich bedrängt in großen Menschenansammlungen
- hat das Gefühl, andere saugen ihn aus

Zustände, in denen man Yarrow nehmen kann
- Neigung zu Allergien
- Wetterfühligkeit
- für hypersensible Kinder

Wandlungsmöglichkeit, Potential:
- allgemeine Schutzessenz!
- verstärkt den seelischen Schutzschild
- hilft, sich abzugrenzen
- schützt vor negativen Umwelteinflüssen wie Strahlen, Ozon etc.

YERBA SANTA *Heiliges Kraut, Eriodictyon californicum*

> *Der Rhythmus der Seele ist wie der Rhythmus des Atems.*
> Hildegard von Bingen

Yerba Santa ist von der Grundstimmung eher traurig, wie wenn die Traurigkeit bereits ein Bestandteil seiner Persönlichkeit geworden ist. Vor allen anderen Gefühlen (wie Wut, Freude) zeigt sich immer erst die Traurigkeit. Oft sind es längst vergangene, schmerzliche Erlebnisse, die ihn damals buchstäblich die Luft anhalten ließen und die immer noch die Entfaltung seiner Gefühle behindern. Solche Erfahrungen können sich auch als Schwere und Atemnot im Körper manifestieren. Der Austausch von Geben und Nehmen ist blockiert, was sich auch in einer behinderten Atmung ausdrücken kann. Yerba Santa löst alte Blockaden und ermöglicht eine freie Entwicklung der ganzen Gefühlspalette. Diese Essenz dient als Puffer für andere Blütenmischungen und kann unterstützend eingesetzt werden, wenn die Konfrontation mit den dunklen Seiten der Seele als bedrohlich und angstmachend erlebt wird. Schmerzhafte Therapiephasen (auch in anderen Therapien) können mit Yerba Santa gehalten und aufgefangen werden.

Woran erkennt man Yerba Santa?
- tiefe verinnerlichte Trauer und Melancholie
- Trauer überlagert alle anderen Gefühle
- innerer Druck durch alte, ungelöste »Geschichten«
- kann nicht tief einatmen oder hält oft die Luft an

Zustände, in denen man Yerba Santa nehmen kann
- schmerzhafte Erfahrungen behindern eine freie Atmung
- Neigung zu Asthma und Lungenkrankheiten
- Essenz kann als »Puffer« eingesetzt werden bei tiefgehenden, schmerzhaften Therapien

Wandlungsmöglichkeit, Potential
- Loslassen und Verarbeiten alter Gefühle
- durch die Trauer hindurchgehen
- innere Befreiung – Luft holen
- ungehinderter Fluß von Geben und Nehmen
- lindert und harmonisiert andere Essenzen

ZINNIA *Zinnie, Zinnia elegans*

> *Der verlorenste aller Tage ist der, an dem man nicht gelacht hat.*
>
> Chamfort

Zinnia kann viel tragen und organisieren, sein übergroßes Verantwortungsbewußtsein veranlaßt ihn jedoch auch immer wieder, sich für Dinge verantwortlich zu fühlen, die mit ihm gar nichts zu tun haben. Er neigt dazu, sich und das Leben überhaupt zu ernst zu nehmen, und möchte alles gut und richtig machen. Darüber ist ihm der Humor und der spielerische Umgang mit mehreren Möglichkeiten verlorengegangen. Es fällt ihm schwer, fröhlich und ausgelassen zu sein, und er sehnt sich nach mehr Leichtigkeit. Der Satz »Ich bin doch verantwortlich« wird ihm zum Hindernis, um Freude und Spaß zu erleben. Die Essenz bringt die Erkenntnis, daß wir uns nicht immer anstrengen müssen, um gut zu sein, und daß manches sich ergibt, indem wir es einfach sich selbst überlassen. Zinnia hilft, loszulassen und den Alltag eher spielerisch und mit Leichtigkeit anzugehen.

Diese Essenz ist auch geeignet, wenn man wieder mehr Zugang zu dem Kind in sich bekommen möchte, aber auch wenn man sich in der Begegnung mit Kindern schwertut.

Woran erkennt man Zinnia?
- sehr verantwortungsvoll
- nimmt sich und seine Aufgabe sehr ernst
- Verbissenheit, Humorlosigkeit
- tut sich schwer, mit mehreren Möglichkeiten zu spielen
- will alles ganz richtig machen
- Angst, Fehler zu machen
- Heiterkeit und Ausgelassenheit fehlen

Zustände, in denen man Zinnia nehmen kann
- findet schwer Zugang zu Kindern
- Wunsch nach mehr Leichtigkeit und Unbeschwertheit

Wandlungsmöglichkeit, Potential
- sich nicht ganz so ernst nehmen
- Verantwortung abgeben
- dem Kind in sich Raum geben
- Ausgelassenheit und Albernheit zulassen
- spielerischer Umgang mit Problemen

RESCUE REMEDY* *Notfalltropfen*

Rescue Remedy ist eine Bachblüten-Mischung aus fünf Essenzen:
Cherry Plum – bei Angst, durchzudrehen oder die Kontrolle zu verlieren,
Clematis – bei geistigem Weggetretensein oder Gefahr einer Bewußtlosigkeit,
Impatiens – für extremen Streß und starke psychische Anspannung,
Rock Rose – bei panischer Angst, Todesangst,
Star of Bethlehem – bei Schock und traumatischen Erlebnissen.

Diese Mischung steht hier wie eine einzelne Blütenessenz, weil man sie auch als solche einsetzen kann. Sie ist die einzige Standardmischung, die Bach selbst so zusammengestellt hat. Rescue Remedy ist eine reine Notfallmischung für seelische und körperliche Notfälle und wird nur in akuten Fällen angewendet. Ein Einnahmefläschchen Rescue Remedy sollte immer griffbereit in der Küche, in der Handtasche oder im Reisegepäck sein. Diese Mischung wirkt innerhalb von wenigen Minuten und kann in

Notfällen als zusätzliche Erste-Hilfe-Maßnahme dienen. Rescue Remedy ist jedoch kein Ersatz für eine ärztliche Behandlung. Rescue Remedy wird in kurzen Abständen aus der Einnahmeflasche gegeben (alle paar Minuten), bis sich der Zustand gebessert hat. Dann werden die Einnahmeabstände langsam vergrößert, bis man schließlich die Gabe beenden kann (zur Einnahme in akuten Fällen siehe Seite 31).
Bei lang anhaltenden seelischen Krisen sollte man nach kurzer Rescue-Einnahme zu den passenden individuellen Blütenessenzen überwechseln.

Seelische Zustände für Rescue Remedy
- schlimme Nachrichten, die einen völlig durcheinanderbringen
- Schockerlebnisse
- Unfall oder Verlust eines nahestehenden Menschen
- akute Beziehungskrisen
- vor einem Zahnarztbesuch
- bei Flugangst
- vor und nach Operationen
- für völlig überdrehte Kinder
- für Unfallzeugen und helfende Personen

Körperliche Zustände für Rescue Remedy
- bei Unfällen
- bei Verletzungen und Verbrennungen
- Insektenstiche
- bei Schwächeanfällen
- häufige Essenzen für die Geburt
- kann auch äußerlich aufgetragen werden in Form von feuchten Umschlägen oder als Salbe (in Apotheken erhältlich)

Wandlungsmöglichkeit, Potential
- löst Schockzustände
- beschleunigt den Heilungsprozeß
- gibt Ruhe und Halt in Krisensituationen
- ermöglicht, handlungsfähig zu bleiben

6 Forschungsessenzen von FES

Wozu sind weitere Blütenessenzen nötig?

Bei der Vielzahl von Pflanzen und Blüten stellt sich die Frage: Welche Blüten sind als Essenz und Seelenheilmittel geeignet und welche nicht? Viele Menschen sind der Meinung, daß die 38 Essenzen Dr. Bachs ein abgeschlossenes System darstellen, das keiner Ergänzung mehr bedarf.

In den 60 Jahren, seit Bach seine ersten Blütenessenzen fand, hat sich in der Gesellschaft viel verändert. Wir sind heute mit Problemen konfrontiert, die zu Bachs Zeiten (in diesem Ausmaß) nicht bekannt waren. Die zunehmende Ausbeutung und Verschmutzung unserer Umwelt steht in direktem Zusammenhang mit wachsender Gefühlskälte einerseits und seelischem wie körperlichem »Ausgebranntsein« andererseits. Diese Veränderungen verlangen auch nach anderen oder weiteren Blütenessenzen, die diese »neuen« Themen aufgreifen. Einige dieser Themen, wie Spiritualität und Sexualität, findet man bereits in den ersten 72 kalifornischen Blütenessenzen wieder.

Im folgenden habe ich Kurzbeschreibungen der neuen Forschungsessenzen angeben, wie sie von FES und anderen Beratern dokumentiert werden. Damit die Indikation einer Essenz als gesichert gelten kann, muß sie viele Jahre an Hunderten von Menschen erforscht werden. Das geschieht in erster Linie durch Zusammentragen von Fallbeispielen und Berichten von praktizierenden Blütentherapeuten. Die folgenden Beschreibungen dienen als Anhaltspunkte und sollen zu weiterem Forschen und

Testen anregen. FES verschickt zu diesem Thema auch Fragebögen. Wer sich für diesen Bereich der Blütentherapie interessiert, kann sich direkt an FES wenden (Adresse im Anhang).

Die Essenzen im Überblick

Alpine Lily *Lilium parvum*

Frauenessenz! Wirkt jungfräulich und unnahbar, feminine Eigenschaften sind nicht im Körper verankert, Störungen in der Sexualität und Fruchtbarkeit, fühlt sich als Frau minderwertig.
Die Essenz fördert Ausgleich zwischen höherem Selbst und Körperbewußtsein, Integration von Sexualität und weiblichem Zyklus (dunkler Mond), Kraft aus einem harmonischen, geerdeten Körpergefühl ziehen.

Angel's Trumpet *Datura candida*

In Konfrontation mit dem Tod, bei schwerer Krankheit, klammert sich an das Leben, kann nicht loslassen; Angst vor tiefgreifender Wandlung und Tod.
Die Essenz fördert Hingabe an notwendige Wandlungs- und »Stirb und werde«-Prozesse im Leben, Öffnung für die geistige Welt, zur Begleitung Sterbender. Gute Therapieunterstützung, z. B. Rebirthing.

Angelica *(siehe Seite 46)*

Baby Blue Eyes *Nemophila menziesii*

Durch mangelnden Schutz in der Kindheit, insbesondere durch den Vater, Unsicherheit und großes Mißtrauen gegenüber der Umwelt: »Die Welt ist nicht sicher – ich kann mich nur auf mich selbst verlassen!« Extrem kritisch und prüfend, umgeben von seelischen Mauern, Einsamkeit, sehnt sich nach Kontakt, kann jedoch den eigenen Schutzschild nicht aufgeben.
Die Essenz fördert ein Gefühl von Vertrauen und kindlicher Unschuld, die Welt mit neuen Augen zu sehen und zu lernen, sich wieder auf andere Menschen einzulassen.

Black Cohosh *Cimicifuga racemosa*

Aufgewachsen in oder umgeben von Gewalt, Abhängigkeit und Mißbrauch, starke Affinität zu gefährlichen und selbstzerstörerischen Personen und Situationen. Co-Abhängigkeit; gefangen in Teufelskreisen, brütet über finsteren Gedanken, manchmal Todessehnsucht.
Die Essenz fördert die aktive Auseinandersetzung mit destruktiven Kräften, so daß sie für den einzelnen nutzbar werden – »to turn shit into roses«.

Calla Lily *(siehe Seite 66)*

Canyon Dudleya *Dudleya cymosa*

Gestörte, übertriebene Spiritualität, fühlt sich hingezogen zu Okkultismus und Channeling über Medien, stark überzogene Phantasien, sucht extreme, v. a. spirituelle Erfahrungen; Normalität fehlt.

Die Essenz fördert Bodenständigkeit und Zufriedenheit, spirituelle Öffnung in einem gesunden Rahmen.

Chrysanthemum *Chrysanthemum morifolium*

Angst vor dem Älterwerden und dem Tod; stark materialistisch geprägte Lebenseinstellung; vernachlässigt die geistige Ebene der verschiedenen Lebensphasen, Midlife-crisis.
Die Essenz bringt Einsicht in die geistigen Werte des Lebens und Öffnung für spirituelle Wahrheiten, Annehmen der Vergänglichkeit.

Cosmos *Cosmos bipinnatus*

Chaotische, abgehackte Ausdrucksweise, Sätze bleiben unvollständig, Unterhaltung wirkt sprunghaft und hastig, denkt schneller, als er spricht, kann seine Gedanken nicht in Worte fassen.
Die Essenz bringt denken und sprechen in Einklang, für lebendiges und ausdrucksstarkes Reden und Vortragen.

Easter Lily *Lilium longiflorum*

Leidet unter starkem Konflikt zwischen Spiritualität und Sexualität, Wunsch nach Reinheit und Keuschheit steht im Widerspruch zu den inneren Bedürfnissen, schämt sich seiner Sexualität oder verleugnet sie total; beschneidet sich selbst seiner schöpferischen Energien.
Die Essenz fördert eine harmonische Integration von Sexualität und Schöpferkraft in den Alltag und die Ausgewogenheit von höheren und niederen Kraftströmen.

Echinacea *Echinacea purpurea*

Nach schwerem Trauma und Verletzung der menschlichen Würde, Kontaktverlust zu sich selbst – spürt sich nicht, nährende Qualität fehlt, die Seele ist ausgehungert und entfremdet, bei Totalzusammenbruch des Immunsystems.
Die Essenz stärkt den Kontakt zu sich selbst und zur eigenen Würde, baut den Selbstschutz wieder auf.

Evening Primrose *Onenothera hookeri*

Tief verwurzeltes Gefühl des Unerwünschtseins; für Menschen, die durch Vergewaltigung und Mißbrauch gezeugt wurden, Ablehnung und Vernachlässigung schon während der Schwangerschaft; emotionale Wärme fehlt; vermeidet verantwortliche Bindungen und Beziehungen wie Elternschaft.
Die Essenz unterstützt einen Neubeginn auf der emotionalen Beziehungsebene, schafft Zugang zu den eigenen Gefühlen und hilft, Verantwortung in Beziehungen zu tragen.

Fairy Lantern *(siehe Seite 90)*

Fawn Lily *Erythronium purpurascens*

Für Menschen mit ausgeprägten spirituellen Fähigkeiten, so daß sie mit dem alltäglichen Leben nicht zurechtkommen; zieht sich in eine meditative Haltung zurück, anstatt sich mit anderen Menschen auseinanderzusetzen; einseitige, leblose Spiritualität; Isolation.
Die Essenz fördert die Integration von Spiritualität in den Alltag

und hilft, die eigenen Fähigkeiten in den Dienst einer Gemeinschaft zu stellen.

Forget-Me-Not *(siehe Seite 93)*

Golden Yarrow *Achillea filipendulina*

Fühlt sich überschwemmt und vereinnahmt von vielen Menschen, vermeidet öffentliches Auftreten, lebt in Zurückgezogenheit und sozialer Isolation, kann die eigenen Grenzen nicht aufrechterhalten. Tendenz, sich mit Drogen zu schützen.
Die Essenz gibt Menschen Schutz, die viel in der Öffentlichkeit tätig sind, stärkt die Persönlichkeit.

Hibiscus *(siehe Seite 105)*

Lady's Slipper *Cypripedium parviflorum/reginae*

Leidet unter Müdigkeit und Erschöpfung, arbeitet nur mit halber Kraft, ist nervös und »kriegt die Füße nicht auf den Boden«, findet keinen Zugang zum eigenen Potential; mangelnde Vitalität in Spiritualität und Sexualität.
Die Essenz bringt Geist und Energie in den Alltag, befreit die Energiebahnen, beruhigt und stabilisiert, um seinen Weg zu gehen.

Love-Lies-Bleeding *Amaranthus caudatus*

Angst und Leid durch Isolation, Fixierung auf das eigene Leiden verstärkt dieses noch, kann nicht über sich selbst hinausschauen: »Ich bin der einzige, dem es so schlecht geht«; Melancholie und Todessehnsucht.
Die Essenz verleiht die Fähigkeit, über das eigene Leiden hinaus Kontakt zu anderen Menschen aufzunehmen, Schmerz und Seelenpein in einen größeren Zusammenhang setzen zu können und Selbstisolation zu überwinden.

Milkweed *Asclepias cordifolia*

Extreme Abhängigkeit und emotionale Unreife, betäubt sich selbst mit Drogen, Alkohol oder übermäßigem Essen, glaubt spirituelle Erfahrungen durch totale Selbstverleugnung zu erlangen; Wirklichkeitsflucht und unterentwickelte Ich-Kräfte.
Die Essenz stärkt das Selbstwertgefühl und ermöglicht emotionale Stärke und Unabhängigkeit.

Nicotiana *Nicotiana alata*

Unfähigkeit, mit Gefühlen umzugehen, Gefühlskälte und Härte in Körper und Seele, Vernebelung der Gefühle durch Rauchen; cooler Typ; bei Nikotinabhängigkeit.
Die Essenz ermöglicht den Umgang mit Gefühlen ohne »Schleier«, Herzenswärme und Mitgefühl, inneren Frieden (Friedenspfeife!).

Pink Monkeyflower *(siehe Seite 148)*

Poison Oak *Rhus diversiloba*

Unsicherheit im Umgang mit Grenzen zwischen den Menschen, entweder zu nah oder sehr distanziert bis ablehnend-feindselig; fürchtet Verletzung, kann Weite in der Natur nicht aushalten, kennt die eigenen Grenzen nicht.
Die Essenz hilft, in harmonischer Weise Kontakt zu anderen herzustellen und sich auch mit seiner weichen Seite zu zeigen.

Pretty Face *Triteleia ixioides*

Fühlt sich häßlich und abstoßend, leidet unter entstellenden Narben oder Verletzungen (z. B. Akne); Fixierung auf ein Schönheitsideal, maskenhafte Erscheinung.
Die Essenz gibt Selbstvertrauen und Sicherheit und hilft, innere Schönheit zu entwickeln und auch bei anderen zu finden.

Purple Monkeyflower *Mimulus kelloggii*

Angst, in spirituellen Erfahrungen die Kontrolle zu verlieren, klammert sich an konventionelle Strukturen, blockiert dadurch innere Führung und Gotteserfahrung; fürchtet, ausgetretene Pfade zu verlassen; angstbestimmte Frömmigkeit, Furcht vor Verurteilung und Sünde, religiöse Paranoia.
Die Essenz läßt den eigenen spirituellen Weg finden, gibt Vertrauen in göttliche Führung und fördert Glauben, der auf Liebe und Hoffnung basiert.

Queen Anne's *Lace Daucus carota*

Fehlende Objektivität, projiziert die eigene Innenwelt nach außen auf andere Menschen; eingeschränkte Wahrnehmung.
Die Essenz fördert sowohl emotionale wie auch spirituelle Klarheit und »Klarsicht«, sorgt für Erdverbundenheit und Stabilität, aus der heraus eine scharfe Wahrnehmung möglich wird.

Rosemary *Rosmarinus officinalis*

Leidet unter Vergeßlichkeit und Schläfrigkeit; schlechte Verbindung zum eigenen Körper; kalte Hände und Füße.
Die Essenz hilft, Wärme und Sicherheit innerhalb des Körpers zu finden, stärkt Lebendigkeit und ein waches Bewußtsein.

Sage *Salvia officinalis*

Retrospektive Essenz! Findet keinen Sinn im vergangenen Leben, alles scheint verworren und unzusammenhängend, Bedürfnis, seelisch-geistigen Ballast zu klären, v. a. im Alter.
Die Essenz läßt den roten »Lebensfaden« finden, Reinigung von seelischen Schlacken, Öffnung für Weisheit und Einsicht in Zusammenhänge des Lebens.

Snapdragon *Antirrhinum majus*

Für aggressive, bissige, feindselige Menschen, v. a. im sprachlichen Ausdruck, Sarkasmus, starke Spannungen im Kieferbereich, Zähneknirschen, unterdrückte Lust.
Die Essenz fördert Ausgewogenheit der höheren und niederen

Energien, Möglichkeit, Lust auszudrücken und zu leben, sowie liebevoller und klarer Umgang mit Sprache.

Yellow Star Tulip *Calochortus monophyllus*

Unsensibilität gegenüber anderen; kann die Folgen seiner Handlungen für andere Menschen nicht richtig einschätzen; fehlendes Mitgefühl; selbstbezogen.
Die Essenz unterstützt Mitgefühl und die Fähigkeit, sich in andere Menschen und Situationen hineinzuversetzen. Gut für Paartherapie und für Menschen in heilenden und lehrenden Berufen.

Blütenessenzen aus aller Welt?

Mit der zunehmenden Verbreitung der Bachblütentherapie entstand auch ein weltweites Bestreben, nach weiteren Essenzen zu suchen. Inzwischen gibt es in vielen Ländern der Welt Hersteller, die entweder »eigene« Bachblüten oder auch neue Essenzen herstellen und vertreiben. So gibt es inzwischen eigene Essenzen aus verschiedenen Teilen der Welt wie Australien, Alaska oder Hawaii.
Obwohl es viele Erfolge zu berichten gibt, gibt es die Schattenseite dieser Entwicklung. Die Liste der Blütenessenzen wird zunehmend unübersichtlicher, und sie sind schwerer zu differenzieren. In den Prospekten der im Anhang genannten Versender von »Blütenessenzen aus aller Welt« findet man Angaben zu den verschiedenen Herkunftsländern.
Meine Erfahrung beschränkt sich auf die Blütenessenzen, die ich hier beschrieben habe.

7 Repertorium der Wirkungsweisen von Bachblüten und kalifornischen Blütenessenzen: von sich abfinden bis Zynismus

abfinden, sich

California Wild Rose bei mangelnder Lebensfreude und Motivationslosigkeit
Wild Rose für Menschen, die resigniert haben und nichts mehr vom Leben erwarten

Ablehnung

Buttercup bei einem tiefen Minderwertigkeitsgefühl gegenüber der eigenen Arbeit
Cerato lehnt es ab, eigene Entscheidungen zu treffen
Golden Ear Drops bei Ablehnung in der Kindheit
Holly fühlt sich abgelehnt, ist eifersüchtig und neidisch
Mariposa Lily fühlt sich von der Mutter abgelehnt und vernachlässigt
Manzanita bei Ablehnung gegenüber allem Körperlichen
Sweet Pea fühlt sich von der Gemeinschaft abgelehnt und entwurzelt

abgeschlagen

Aloe Vera fühlt sich ausgebrannt und überarbeitet
Hornbeam fühlt sich müde und erschöpft von Routinetätigkeit, die keiner geistigen Anstrengung bedarf
Nasturtium abgeschlagen durch einseitige, rein geistige Kopfarbeit
Olive bei totaler seelischer und körperlicher Erschöpfung
Wild Rose bei Resignation und fehlender Lebenskraft

abgestumpft

California Poppy Abhängigkeit von Außenreizen; Seelenleben und Phantasie sind abgestumpft
Hound's Tongue geistig träge und dumpf; das Denken ist auf rein materielle Dinge beschränkt
Morning Glory abgestumpft durch ungesunden, chaotischen Lebenswandel und krankmachende Gewohnheiten
Nicotiana abgestumpft gegenüber Gefühlen und Leiden anderer

Abgrenzung

Beech grenzt sich von anderen ab durch übermäßige Kritik und Intoleranz
Bleeding Heart fehlende Abgrenzung durch Überidentifikation mit dem Partner
Centaury kann sich nicht abgrenzen – nicht nein sagen
Mountain Pennyroyal bringt A. von negativen Gedanken, sowohl den eigenen als auch den Gedanken anderer
Pink Yarrow bietet Schutz auf der emotionalen Ebene; Neigung, die Stimmungen anderer zu übernehmen

Poison Oak kann sich nicht abgrenzen, Schwierigkeiten, Grenzen zwischen Menschen einzuschätzen

Rock Water grenzt sich ab durch hohe Ideale, deren Einhaltung auch von anderen verlangt wird

Sweet Pea hat Angst vor Gemeinschaft und sozialer Verantwortung; entwurzelt

Trillium ist machthungrig und habgierig; andere grenzen sich ab

Water Violet ist stolz und überheblich; kann alles allein

Abhängigkeit (siehe auch Sucht)

Bleeding Heart identifiziert sich völlig mit seinem Partner; gibt die eigene Persönlichkeit auf

California Poppy abhängig von Eindrücken und Reizen von außen; hat keine inneren Bilder

Cerato Abhängigkeit von Meinung und Ratschlägen anderer; Unselbständigkeit

Chicory macht andere von sich abhängig durch übermäßiges Kümmern und Umsorgen

Mariposa Lily A. von der Mutter; kann sich nicht lösen

Ablenkbarkeit

Agrimony geselliger Mensch; lenkt von den eigenen Sorgen und Problemen ab; suchtgefährdet

Clematis Tagträumer, der sich in schwierigen Situationen in eine Traumwelt zurückzieht

Filaree kann Wichtiges nicht von Unwichtigen unterscheiden; fühlt sich von den alltäglichen Aufgaben überfordert

Hornbeam Antriebsschwäche; läßt sich von den eigentlichen Aufgaben ablenken

Madia Konzentrationsschwäche und Ablenkbarkeit; bleibt nicht bei der Sache

Scleranthus bei stark wechselnden Stimmungen; macht alles nach dem Lustprinzip

Walnut läßt sich durch dominante Einflüsse von seinen Vorhaben abbringen

Wild Oat kommt vom »Hundertsten ins Tausendste«

Abrundung anderer Essenzen

Angelica gibt Vertrauen und inneren Halt in stark aufwühlenden Situationen

Lotus harmonisiert die Wirkung gegensätzlicher Essenzen; fördert die Selbsterkenntnis

Self Heal regt die Selbstheilungskräfte an; unterstützt die Wirkung anderer Essenzen

Yerba Santa lindert Auswirkungen tiefgehender Essenzen (wie Black-Eyed Susan, Golden Ear Drops, Fuchsia)

abschalten

Chamomile ist überdreht und unruhig

Chaparral Reinigung von psychischen Giften; kann sich nicht von belastenden Eindrücken und Träumen lösen

Cherry Plum ist völlig überdreht; hysterisch

Dill fühlt sich überwältigt vom Tempo des Lebens; kann viele verschiedene Eindrücke nicht verarbeiten

Impatiens bei Ungeduld und Neigung zu Streß und Hektik; kann schwer zur Ruhe kommen

Lavender Überreizung der Nerven und spiritueller Leistungsdruck

Mountain Pennyroyal ständig laufende innere Programme, wie »Das kann ich nicht« etc.

White Chestnut kann ewig kreisende Gedanken nicht abschalten; der Kopf arbeitet auch im Schlaf weiter

Abscheu

Alpine Lily für Frauen; bei Abscheu vor Körper und Sexualität

California Pitcher Plant bei A. vor den inneren Trieb- und Instinktkräften

Crab Apple bei übermäßiger Reinlichkeit, bei Ekel vor Schmutz und Schweiß etc.

Manzanita bei Abscheu vor allem Körperlichen; wenn man den Körper als unrein und sündig erlebt

abseits stehen

Sweet Pea findet keinen Anschluß; vermeidet Eingliederung in eine Gemeinschaft

Water Violet bei zu großer Zurückhaltung; für Außenseiter

abschweifen

Clematis wenn Gedanken und Tagträume abschweifen; v. a. in Krisensituationen

Fawn Lily auf die spirituelle Ebene a.; unfähig, mit dem Alltag umzugehen

Madia kann sich nicht konzentrieren, bringt die Gedanken nicht auf den Punkt

Rabbitbrush für den »zerstreuten Professor«

Absicht

Deer Brush Konflikt zwischen Herz und Verstand; man handelt, bevor man denkt
Oregon Grape für Menschen, die anderen böse Absichten unterstellen; Paranoia

Abstand

Bleeding Heart hat nicht genügend Abstand zum Partner, klammert sich an ihn und macht sich selbst unselbständig
Cherry Plum für innere Ruhe und Gelassenheit; bei Hysterie
Red Clover bei überschlagenden Emotionen und Gruppenhysterie; hilft, Überblick und Ruhe zu bewahren
Snapdragon hält sich andere durch beißende Kritik und Feindseligkeit auf A.
Walter Violet bewahrt immer A. zu anderen, ist distanziert und zurückhaltend

abstillen

Cayenne hilft, sich von überkommenen Gewohnheiten zu lösen; läßt Trägheit und Bequemlichkeit überwinden
Chicory wenn man sich zu sehr kümmert und das Kind nicht loslassen kann; für anspruchsvolle Babys
Mariposa Lily bei allzu enger Mutter-Kind-Beziehung; schafft eine harmonische Beziehung zwischen Mutter und Kind
Red Chestnut bei übergroßer Sorge um das Wohlergehen des Kindes
Walnut hilft, den Durchbruch zu schaffen und sich auf eine neue Situation einzulassen; für Mutter und Kind

Abusus

Agrimony bei Mißbrauch von Alkohol und Drogen, um die eigenen Probleme zu verbergen

California Poppy Abhängigkeit von Stimulanzien; läßt den Reichtum der Seele wiedererkennen

Cayenne um sich von eingefleischten Gewohnheiten zu lösen

Chamomile Nervosität und Hyperaktivität; beruhigt und bringt Gelassenheit

Cherry Plum bei Angst, ohne die Suchtmittel durchzudrehen oder die Kontrolle zu verlieren

Chestnut Bud wenn man immer wieder die gleichen Fehler macht und in gleiche Verhaltensmuster fällt

Morning Glory um bestimmte Verhaltensweisen und Gewohnheiten als krankmachend und entwicklungshemmend zu erkennen

Nicotiana bei Zigarrettenabusus

Self Heal regt die Selbstheilung und die Reinigung von Giftstoffen an

Walnut um einen Neuanfang zu wagen

Wild Oat hilft, den Lebensweg zu finden und diesen zielstrebig zu verfolgen

Abwehrkraft

Echinacea bei völligem Zusammenbruch der Abwehrkraft und Kontaktverlust zu sich selbst

Garlic stärkt die seelische A.; bei Neigung zu parasitären Krankheiten

Olive stärkt seelische und körperliche A.; bei Erschöpfung und Kraftlosigkeit

Self Heal fördert die Selbstheilungskräfte

Aggressionen

Centaury vermeidet Aggressionen aus Angst vor Liebesentzug; läßt sich ausnutzen
Clematis flieht vor A. in eine positive Traumwelt
Holly bei Haß, Neid und Zorn
Impatiens aufbrausend, ungeduldig, leicht genervt
Larkspur unterdrückt andere durch unnachgiebige Forderung nach Pflichterfüllung
Mountain Pride vermeidet A. und Auseinandersetzungen; hilft, die positive Seite von offenen Konfrontationen zu erkennen
Saguaro kämpft, um die Welt zu verbessern; ewiger Revoluzzer
Scarlet Monkeyflower unterdrückt starke Gefühle wie Zorn und Wut
Snapdragon kaltschnäuzig, verbal aggressiv, bissig
Sunflower bei A. und selbstgefälligem Verhalten; bei Problemen mit dem Vater
Tiger Lily bei aggressivem Macho-Verhalten, ist streitsüchtig und kampflustig
Trillium »geht über Leichen«, wenn es um Macht und Besitz geht
Vine fordert die Erfüllung seines Willens; ist tyrannisch und dominant

Ahnungen

Aspen wenn man dunkle Vorahnungen und Befürchtungen hat
Gentian Pessimist; befürchtet immer das Schlimmste
Scotch Broom leidet unter der aussichtslosen Weltlage, Weltuntergangsstimmungen

Akademiker

Cosmos denkt schneller, als er spricht; für Redner und Vortragende
Impatiens erleichtert Prüfungsstreß; bei Ungeduld
Nasturtium Müdigkeit durch einseitige geistige Tätigkeit
Peppermint bei geistiger Trägheit; schafft ein waches Bewußtsein
Rabbitbrush für den »zerstreuten Professor«; hilft, die Aufmerksamkeit auf viele Dinge gleichzeitig zu lenken

aktiv

Agrimony ist immer aktiv, um nicht zur Ruhe kommen und über die eigenen Sorgen nachdenken zu müssen
Chamomile Hyperaktivität und Schlafstörungen
Elm für jene, die viel bewältigen, sich aber zeitweise überlastet fühlen
Impatiens kann schnell und gut arbeiten, kann aber die Langsamkeit anderer nicht ertragen
Nasturtium bei einseitiger geistiger Aktivität; kopflastig
Oak für »Arbeitstiere«, die ein übermäßiges Pflichtbewußtsein haben
Vervain bei starker Begeisterungsfähigkeit; möchte alles »150prozentig« machen

aktiviert

Cayenne Katalysator, um längst nötige Veränderungen anzufangen und sich von alten Gewohnheiten zu befreien
Hornbeam bei Antriebslosigkeit, wobei die einmal angefangene Arbeit dann aber zu Ende gebracht wird

Hound's Tongue bei rein materieller Einstellung; ermöglicht die Einbeziehung geistiger Wahrheiten
Tansy bei Trägheit und Bequemlichkeit

akzeptieren

Beech Akzeptieren der Meinung und Ansichten anderer
Holly sich selbst a. und andere liebevoll annehmen
Mariposa Lily sich selbst a. und angenommen fühlen
Manzanita den eigenen Körper akzeptieren und lieben lernen
Pomegranate A. der eigenen Weiblichkeit und der weiblichen Kraft und Kreativität
Quince A. der weichen und kompromißbereiten Persönlichkeitsanteile
Rock Water die Lebensweise anderer a., ohne diese zu missionieren
Saguaro A. wahrer Autorität und von sinnvollen Traditionen und Ritualen

Alleinsein

Agrimony vermeidet das Alleinsein, um sich nicht mit sich selbst beschäftigen zu müssen
Chicory vermeidet A.; möchte alle Lieben um sich haben; Familienmensch
Heather hat große Angst vor dem A.; braucht immer einen Zuhörer
Impatiens macht alles alleine, weil ihm die anderen zu langsam oder zu schlecht arbeiten
Mallow hat Schwierigkeiten, anderen seine Zuneigung und Gefühle der Nähe und Geborgenheit zu zeigen

Mimulus hat Angst vor dem Alleinsein; Verlustängste

Star Thistle ist allein, weil er weder sich noch seinen Besitz mit anderen teilen kann

Violet meidet die Gruppe, weil Befürchtungen bestehen, in der Gruppe unterzugehen

Water Violet ist gerne allein, Auseinandersetzung mit anderen ist zu anstrengend

Alltagsarbeit

Clematis Tagträumer; kümmert sich nicht um die gegenwärtige Situation; ist geistig abwesend

Fawn Lily möchte ein rein spirituelles Leben führen; ist der Alltagsarbeit nicht gewachsen

Filaree macht sich Sorgen um Nichtigkeiten; fühlt sich überfordert von der alltäglichen Arbeit

Hornbeam bei Antriebsschwäche und Müdigkeit durch eintönige Routinearbeit

Olive bei totaler Erschöpfung; kann den Alltag nicht mehr bewältigen

Alpha-Zustand

Mugwort öffnet den Zugang zum Unterbewußtsein; erleichtert den Übergang in einen Entspannungszustand

Alpträume

Aspen hat dunkle Ahnungen und Befürchtungen; diffuse Ängste in der Nacht

Chaparral hilft, starke Eindrücke und belastende innere Bilder in den Träumen aufzulösen
Pine bei nagenden Schuldgefühlen, die einen in den Schlaf verfolgen
Rock Rose bei panischen Angstzuständen durch Alpträume
Saint John's Wort bei nächtlichen Traumata und Alpträumen; bei Ängsten durch außerkörperliche Zustände; bei Bettnässen

altern

Beech für übermäßig kritische, unzufriedene Menschen
Buttercup wenn die eigenen Fähigkeiten als nichtig und wertlos betrachtet werden
Chicory für Menschen, die sehr viel Aufmerksamkeit brauchen
Honeysuckle bei Sehnsucht nach vergangenen Tagen: »Früher war alles viel besser«
Mallow bei Schwierigkeiten, auf andere zuzugehen und Zuneigung zu zeigen
Oregon Grape wenn man allen anderen böse Absichten unterstellt und sich von seinen Mitmenschen bedroht fühlt
Penstemon um ungewöhnlich schwere Lebensumstände durchzustehen (wie Krankheit oder Behinderung); für Durchhaltevermögen und Kraft
Pretty Face hat große Angst vor dem Altern; klammert sich an äußere Schönheitsideale
Sage kann keinen Sinn im vergangenen Leben finden; Retrospektive
Willow Neigung zu Selbstmitleid und Jammern; wenn man mit dem Schicksal hadert

altkluge Kinder

Heather für Kinder, die sehr viel reden und jedem alles erzählen

Altruismus

Centaury übertriebene Hilfsbereitschaft; unterdrückt die eigenen Bedürfnisse

Chicory kümmert sich zu sehr um das Wohl anderer, will dadurch unbewußt Einfluß nehmen

Elm übernimmt viel Verantwortung und kann gut organisieren; fühlt sich überfordert

Heather redet nur von sich selbst und kann nicht zuhören; bei Beziehungsunfähigkeit

Larkspur lebt Führungsqualitäten auf negative Weise aus; übertriebenes Pflichtbewußtsein wird auf andere projiziert

Red Chestnut macht sich große Sorgen um geliebte Menschen

Trillium ist nur an Macht und Besitz orientiert, nutzt andere aus

analysieren

Gentian weiß schon im voraus über den schlechten Ausgang der Dinge, Pessimist

Mimulus sichert sich aus Ängstlichkeit ab

Nasturtium hat einen analytischen Verstand; Einseitigkeit

Star Tulip sehr vernunftorientierter Mensch, der nur schwer Zugang zu seiner Intuition hat

Anerkennung

Baby Blue Eyes Anerkennung durch den Vater fehlt; Unsicherheit und Schutzlosigkeit

Centaury ist übertrieben hilfsbereit und läßt sich ausnutzen, um anerkannt und geliebt zu werden

Goldenrod erlangt A. durch besonders auffälliges Verhalten und durch Negativaufmerksamkeit

Larch mangelndes Selbstvertrauen; kann die eigenen Fähigkeiten nicht anerkennen

Manzanita hat Schwierigkeiten mit der A. des eigenen Körpers

Oregon Grape kann den guten Willen anderer nicht anerkennen

Violet sucht A. in einer Gruppe, ist aber sehr schüchtern und ängstlich

Anfall

Aspen Angst vor dem Unbekannten; für Menschen, die von schrecklichen Ahnungen heimgesucht werden

Cherry Plum bei Angst durchzudrehen; bei Hysterie

Red Clover wenn Emotionen außer Kontrolle geraten und sich aufschaukeln; bei Massenhysterie

Scarlet Monkeyflower unterdrückt heftige Emotionen wie Zorn und Wut, bis diese anfallartig und unkontrollierbar zum Ausbruch kommen

Star of Bethlehem bei Schock und großer Seelennot

Vine reagiert mit Jähzorn, wenn sein Wille nicht erfüllt wird

anfangen

Blackberry um Ideen in die Realität umzusetzen
Cayenne als Katalysator, um Gewohnheiten zu durchbrechen; bringt »Feuer« in die Willenskraft
Hornbeam wenn es einem schwerfällt, mit der Arbeit zu beginnen; bei mangelnder Antriebskraft und Motivation
Tansy bei Faulheit und Bequemlichkeit
Wild Oat bei Unentschlossenheit, welche der vielen Möglichkeiten man verwirklichen soll

Anforderungen zu hoch

Cerato kann keine eigenen Entscheidungen treffen; zweifelt an der eigenen Entschlußkraft
Elm bei dem vorübergehenden Gefühl der Überforderung und Überbelastung
Filaree fühlt sich vom Alltag überfordert, kann Wichtiges nicht von Unwichtigem unterscheiden; verzettelt sich
Larkspur hat zu hohe Anforderungen an Mitarbeiter und Untergebene; mißbrauchte Führung
Lavender spiritueller Leistungsdruck
Rabbitbrush wenn Aufmerksamkeit für viele verschiedene Details gleichzeitig verlangt ist
Rock Water stellt hohe, unerfüllbare Anforderungen an sich selbst; Asket

Anführer

Larkspur bei falschverstandenem Pflichtbewußtsein; ermöglicht großmütige und gelassene Führungsqualitäten

Mountain Pride fördert »spirituelle« Kampfbereitschaft; bei Konfliktscheu

Red Clover um bei aufgewühlten Emotionen den Überblick behalten zu können und die Führung einer hysterischen Gruppe zu übernehmen

Sunflower bei Selbstgefälligkeit und stark ausgeprägtem Egoismus

Tiger Lily bei übermäßiger Aggressivität; bei Streitsucht und kämpferischem Macho-Verhalten

Vine Neigung, seine Mitmenschen zu tyrannisieren und ihnen seinen Willen aufzuzwingen

Angst

Agrimony Angst vor der Begegnung mit den eigenen Problemen; Suchtgefahr!

Angelica fühlt sich ausgeliefert und ohne Schutz

Angel's Trumpet A. vor dem Tod; klammert sich an das Leben, Hingabe an »Stirb und werde«-Prozesse

Aspen A. vor dem Unbeschreiblichen; irrationale oder diffuse Ängste

Blackberry A. vor dem Tod und vor dem Leben; bei Unfähigkeit, ein Risiko einzugehen und Ideen in die Realität umzusetzen

Black-Eyed Susan Angst, den eigenen Schattenseiten zu begegnen und zu verdrängten Schlüsselproblemen vorzudringen

Cherry Plum A. davor, durchzudrehen oder in Bedrängnis anderen etwas anzutun

Clematis A. vor der Wirklichkeit; für Menschen, die sich aus unangenehmen Situationen in ihre Träume flüchten

Crab Apple A. vor Schmutz und Bakterien, vor Ansteckung; bei Waschzwang

Evening-Primrose Angst, Eltern zu werden aufgrund eigener traumatischer Kindheitserlebnisse

Fuchsia A. vor seinen echten Gefühlen; bei Neigung, Gefühle zu übertreiben und zu dramatisieren

Garlic bei nervösen Ängsten und Lampenfieber

Heather A. vor dem Alleinsein; für Menschen, die immer einen Zuhörer brauchen

Larch bei Versagensängsten; für Menschen mit einem schlechten Selbstvertrauen

Love-Lies-Bleeding Angst und Leiden durch Isolation; Todessehnsucht

Mallow A., anderen seine Zuneigung zu zeigen; hilft, Barrieren in freundschaftlichen Beziehungen zu überwinden

Manzanita A. vor körperlicher Nähe und Berührung

Mimulus A. vor allem Benennbaren; »Alltagsangst«

Mountain Pride A. vor direkter Auseinandersetzung und Konfrontation; konfliktscheu

Oregon Grape A. vor den Mitmenschen; für Menschen, die sich von der Umwelt bedroht fühlen; Paranoia

Pink Monkeyflower Angst, die verletzliche Seite zu zeigen; A. vor Bloßstellung; Schamgefühle

Poison Oak A. vor Naturerfahrungen; vor Grenzenlosigkeit

Pretty Face A. vor dem Altern; verherrlicht Schönheit und Jugend

Purple Monkeyflower religiöse Angst; klammert sich an konventionelle Strukturen; angstbesetzte Frömmigkeit

Red Chestnut A. und Sorge um geliebte Menschen; für Menschen, die fürchten, anderen könnte etwas zustoßen

Red Clover bei Massenhysterie

Rock Rose bei panischer Angst und Todesangst; Notfallessenz

Saint John's Wort bei nächtlichen Angstzuständen und Alpträumen; A. vor dem Feuer

Scarlet Monkeyflower A. vor heftigen Emotionen wie Zorn und Wut; bei Neigung, solche Gefühle zu unterdrücken

Star Thistle A., Mangel zu erleiden; bei Geiz und Besitzgier

Sticky Monkeyflower A. vor Intimität und Sexualität, meistens durch traumatische sexuelle Erlebnisse verursacht

Sweet Pea A. vor sozialer Verantwortung und Bindung an eine Familie oder Gemeinschaft

Trumpet Vine bei gehemmten Selbstausdruck in Sprache, Gestik und Mimik

Violet Angst, in einer Gruppe nicht wahrgenommen oder von anderen Menschen »überschwemmt« zu werden

Anmut

Deer Brush für Reinheit des Herzens; bei Konflikten zwischen Herz und Verstand

Dogwood Neigung zu Selbstzerstörung und Unfällen, wenn der Bezug zum Körper fehlt und die Bewegungen kantig und unbeholfen wirken

Lotus fördert die Selbsterkenntnis; Meditationsessenz

Quince harte, unnachgiebige Menschen; bringt Weichheit und Sanftmut

Star Tulip rationale Menschen; öffnet die Seele für die innere Führung

Trumpet Vine fördert einen gesunden Selbstausdruck; bei Sprechstörungen und gehemmter Mimik und Gestik

annehmen

Agrimony kann seine Probleme nicht annehmen; versucht sich durch permanente Gesellschaft oder mit Drogen abzulenken

Angel's Trumpet a. der »Stirb und werde«-Prozesse im Leben; Annehmen des Schicksals

Beech bei scharfer Kritik und Intoleranz; kann die Fehler und Unzulänglichkeiten anderer nicht annehmen

Bleeding Heart a. der eigenen Selbständigkeit; bei Überidentifikation mit dem Partner

Buttercup beurteilt seine Arbeit und seine Fähigkeiten als minderwertig; ist schüchtern und kann sich nicht a.

Fuchsia verbirgt tiefe Gefühle hinter einer Fassade aus gespielten, übertriebenen Emotionen; a. von wahren Gefühlen

Holly bringt größere Selbstannahme und gegenseitiges Verständnis; bei Neid, Haß und Eifersucht

Manzanita a. des eigenen Körpers als »Tempel der Seele«; um das Körperliche mit Seele und Geist zu verbinden

Mountain Pride a. von Konflikten und Auseinandersetzungen als Möglichkeit der Klärung und Problemlösung

Penstemon a. schwieriger Lebensumstände als Herausforderung

Pine bei starken Schuldgefühlen, kann sich selbst nicht vergeben; ständige Selbstanklage

Pomegranate a. der eigenen Weiblichkeit; Entwicklung der weiblichen Kreativität in Familie oder Beruf

Pretty Face kann das eigene Aussehen nicht a., fühlt sich häßlich

Quince bei Härte und Unnachgiebigkeit, um weibliche Eigenschaften nicht als Schwäche zu empfinden

Scarlet Monkeyflower kann heftige Gefühle nicht a., unterdrückt Zorn und Wut

Zinnia annehmen des inneren Kindes; für Fröhlichkeit und Ausgelassenheit, um das Leben nicht so ernst zu nehmen

Anpassung

Centaury paßt sich zu sehr an, kann sich nicht abgrenzen

Goldenrod verhält sich auffällig und »unangepaßt«, um Aufmerksamkeit zu erhalten

Mountain Pride für Anpassung, um Konflikte und Auseinandersetzungen zu vermeiden

Quaking Grass fördert A. in einer Gruppe oder einem Team

Rock Water verlangt die A. anderer an die eigenen Ideale und Prinzipien

Saguaro bei Konflikten mit Autoritätspersonen, lehnt jede Vorschrift ab, kann sich nicht unterordnen

Sweet Pea vermeidet soziale Anpassung; Einzelgänger, der die Aufgaben in einer Gemeinschaft scheut

Anspannung

Aloe Vera mißachtet das Erholungsbedürfnis des Körpers, überarbeitet sich

Chamomile bei krampfhaftem Wollen, Nervenanspannung und Hyperaktivität

Cherry Plum steht unter Druck; kontrolliert sich stark aus Angst, durchzudrehen

Dandelion bei emotionalen Spannungen, die sich im Muskelgewebe als Verspannung festsetzen

Impatiens Streß und Nervosität; schneller Arbeiter, der anderen die Arbeit aus Ungeduld abnimmt

Lavender bei starker Nervenanspannung; für Menschen, die sich auf dem spirituellen Weg unter Druck setzen

Scarlet Monkeyflower unterdrückt starke Emotionen wie Wut und Zorn

Vervain übergroße Begeisterungsfähigkeit; macht alles »150prozentig«

Yerba Santa bei Spannung, die die Atmung behindert; bei verinnerlichter Traurigkeit

Ansprüche

Beech hat hohe ästhetische Ansprüche; ist überkritisch und intolerant
Chicory kümmert sich zuviel; erwartet Dankbarkeit und Gegenleistung
Dandelion will sein Leben im voraus planen und kontrollieren; unterdrückt Gefühle; ehrgeizig
Larkspur erwartet von anderen dieselbe übertriebene Pflichterfüllung wie von sich selbst; ist selbstgefällig und kleinlich
Rock Water hat hohe Ideale und starre Prinzipien; hart gegen sich selbst
Vine erwartet die Erfüllung seines Willens ohne Rücksicht auf die Bedürfnisse anderer

Anstrengung

Aloe Vera verausgabt seine schöpferische Kraft völlig; vernachlässigt die Gefühlswelt
Clematis will sich nicht anstrengen; lebt in einer Traumwelt
Elm bei einem vorübergehenden Gefühl der Überforderung, wenn vieles gleichzeitig bewältigt werden muß
Oak für »Arbeitstiere« mit einem übertriebenen Pflichtbewußtsein; Kämpfer, der niemals aufgibt
Olive bei körperlicher und seelischer Erschöpfung; gibt neue Kraft
Tansy vermeidet jede Anstrengung; ist faul und bequem
Vervain hat viele Ideen und Projekte; möchte alles gleich gut und gleich perfekt machen
Wild Oat ist vielseitig begabt; macht alles gleichzeitig
Wild Rose bei Resignation, Apathie und mangelnder Lebensfreude

Antriebsschwäche

Borage fühlt sich niedergeschlagen und mutlos; Kummer
Blackberry hilft, die eigenen Grenzen zu überschreiten, um Gedanken und Wünsche in die Realität umzusetzen
California Wild Rose Null-Bock-Gefühl, Lustlosigkeit und fehlende Begeisterung
Cayenne bei Stagnation und Antriebsschwäche; Gefühl, in alten Mustern festgefahren zu sein
Clematis bei geistiger Abwesenheit und Tagträumerei
Gorse Antriebsschwäche aus Hoffnungslosigkeit über die eigene Situation; hat schon vieles versucht
Hornbeam hat Schwierigkeiten, die Aufgaben des Tages anzufangen; braucht eine lange Anlaufzeit
Indian Paintbrush A. im kreativen Bereich; fehlendes Durchhaltevermögen
Morning Glory A. am Morgen; arrhythmischer strukturloser Lebensstil; Suchttendenz
Mustard Depression und Antriebsschwäche, die wie aus »heiterem Himmel« kommen und keine erkennbare Ursache haben
Nasturtium bei Müdigkeit, die mit zuviel »Kopfarbeit« einhergeht
Olive bei Erschöpfung und Kraftlosigkeit
Peppermint für geistige Faulenzer; Trägheit der Gedanken
Rosemary bei Schläfrigkeit und Vergeßlichkeit; wirkt abwesend
Tansy bei allgemeiner Trägheit und Antriebslosigkeit; für faule und bequeme Menschen

Apathie

Blackberry Menschen, die kein Risiko eingehen wollen und sich vor dem Tod fürchten
Clematis Menschen, die sich ganz ihren Träumen und Phanta-

sien hingeben und nicht mehr an der Gegenwart teilnehmen

Gorse bei Hoffnungslosigkeit von Menschen, die schon sehr lange Zeit unter irgend etwas leiden und keinen Ausweg gefunden haben

Mustard Depressionen, die sich wie »eine dunkle Wolke« auf den Betroffenen legen

Scotch Broom Hoffnungslosigkeit über die Weltsituation und dem Gefühl, »klein und unbedeutend« zu sein

Tansy Apathie aus Sicherheitsgedenken und Bequemlichkeit

Wild Rose bei Resignation und Kapitulation vor dem Leben; bei fehlender Lebensfreude

Arbeit

Aloe Vera mißachtet das Ruhebedürfnis seines Körpers; »zündet die Kerze an beiden Enden an«

Dandelion ist ehrgeizig, möchte alles perfekt machen; bei großer Anspannung

Elm kann viel Verantwortung tragen; fühlt sich aber überlastet; Arbeit wächst über den Kopf

Hornbeam findet den Anfang nicht; schiebt alles vor sich her

Impatiens für den schnellen Arbeiter; der nicht mit ansehen kann, daß andere langsamer arbeiten; wird leicht ungeduldig und nervös

Madia fördert die Konzentration, wenn man sich leicht ablenken läßt

Oak für »Arbeitstiere«, die sich keine Schwäche eingestehen können; übersteigertes Pflichtbewußtsein; arbeitet bis zur Erschöpfung

Rock Water Arbeit wird pedantisch genau gemacht; hohe Ansprüche an sich selbst

Scleranthus kann nicht bei einer Sache bleiben; arbeitet nach dem Lustprinzip
Shasta Daisy fördert Ordnung und Struktur in der Arbeit
Vervain überarbeitet sich aus Begeisterung; will alles »150prozentig« machen

Ärger

Agrimony überspielt Ärger; macht immer ein freundliches Gesicht
Beech ärgert und beschwert sich über die Fehler und Unzulänglichkeiten anderer; Intoleranz
Centaury unterdrückt Ärger und Wut aus Angst vor Liebesentzug; kann nicht nein sagen
Holly bei Neid, Eifersucht und Ärger in Beziehungen; fördert gegenseitiges Verständnis
Scarlet Monkeyflower unterdrückt Ärger, Wut und Zorn, bis sich alles so weit angestaut hat, daß es unkontrollierbar zum Ausbruch kommt

Argwohn

Holly bei Neid und Eifersucht, vor allem wenn diese Gefühle unbegründet sind
Mallow kann nicht auf andere zugehen; unterstellt anderen, ihn nicht zu mögen
Oregon Grape unterstellt anderen schlechte Absichten; fühlt sich von allen anderen bedroht; Paranoia

Arroganz

Beech ewiger Nörgler, der alles besser wissen und an allem etwas auszusetzen hat

Calendula bei harter und arroganter Ausdrucksweise; bei Kälte und Ironie in der Wortwahl

Larkspur bei Selbstgerechtigkeit und falschverstandener Führungsrolle; oktroyiert anderen das eigene übertriebene Pflichtbewußtsein

Vine stellt seinen Willen über den der anderen; ist tyrannisch und dominant

Water Violet distanzierter Mensch, der leicht überheblich und stolz wirkt

Artikulation

Calendula wenn man nicht den richtigen Ton trifft und andere vor den Kopf stößt; bringt Wärme und Heilung in die Sprache

Cosmos denkt schneller, als er spricht

Snapdragon bissig und kaltschnäuzig in der Ausdrucksweise; Zähneknirschen

Trumpet Vine bei Ausdrucks- und Sprechstörungen; bei gehemmtem und unsicherem Selbstausdruck

Asket

Alpine Lily für Frauen, die jungfräulich und unnahbar wirken

Basil wenn man Sexualität als hinderlich empfindet für die spirituelle Entwicklung

Manzanita empfindet alles Körperliche als »niedrig« und »sün-

dig«; möchte sich von seinem Körper befreien und ganz »Geist« werden
Rock Water wenn man übermenschlich hohe Ideale verfolgt und peinlich genau auf deren Einhaltung achtet

Asthma

Rock Rose bei panischen Angstzuständen; bei Todesangst
Self Heal fördert die Selbstheilungskräfte
Star of Bethlehem Notfallessenz!; bei Schock und Trauma
Yerba Santa bei verdrängten Emotionen, die eine freie Atmung blockieren; Melancholie

Atheist

Rock Water ist Atheist aus Prinzip; möchte andere missionieren
Saguaro lehnt Gott als Autorität ab; läßt sich von niemandem etwas vorschreiben
Sunflower Vaterproblematik; lehnt Gott als Vaterfigur ab; bei Selbstgefälligkeit und Egoismus

aufbauschen

Canyon Dudleya übertriebene Spiritualität; Neigung zu okkulten Praktiken; Normalität fehlt
Fuchsia bei Hyperemotionalität; überspielt wahre Gefühle mit übertriebenen dramatischem Schauspiel
Heather dreht sich nur um die eigenen Gefühle und Zustände; nimmt andere gar nicht wahr

aufbrausend

Cherry Plum steht ständig unter »Strom«; könnte aus der Haut fahren
Holly bei Wut und Zorn; »die Faust in der Tasche«
Impatiens ist ungeduldig und »fährt leicht aus der Haut«; kann nicht ertragen, wenn andere langsamer sind
Scarlet Monkeyflower unterdrückt Zorn so lange, bis er anfallartig zum Ausbruch kommt
Sunflower bei Aggressionen, die mit dem Vater zu tun haben
Tiger Lily bei übertrieben männlich-aggressivem Verhalten; reagiert unter Streß extrem aggressiv

aufdringlich

Chicory aufdringlich in seiner Hilfsbereitschaft, einnehmend und besitzergreifend
Fuchsia überfällt andere im Überschwang der Gefühle
Heather redet viel; erzählt unaufgefordert die ganze Lebensgeschichte, kann nicht zuhören
Vervain aufdringlich in seiner Begeisterungsfähigkeit; möchte andere mitreißen; missionarisch

aufgeben

Centaury gibt sich selbst auf, läßt sich unterdrücken und ausnützen; bei Willensschwäche
Gentian gibt schnell auf; ist pessimistisch und hat keine Ausdauer
Gorse hat aufgegeben, an die eigene Heilung zu glauben
Larch bei mangelndem Selbstvertrauen; erwartet Fehlschläge aufgrund der eigenen Unfähigkeit

Oak gibt nie auf; Kämpfer, die sich auch durch die widrigsten Umstände durchbeißen

Penstemon fördert Ausdauer und Durchhaltevermögen in extrem schwierigen Lebensumständen und Krisen, zum Beispiel bei schwerer Krankheit, Behinderung oder bei Scheidung etc.

Scotch Broom hat aufgegeben, an eine Besserung der Welt zu glauben; Hoffnungslosigkeit über die Weltlage

Wild Rose erwartet nichts mehr vom Leben; hat resigniert und alles aufgegeben

aufgeweckt

Clematis fördert die aktive Teilnahme am gegenwärtigen Geschehen; für abwesende, träumende Menschen

Hornbeam bei geistiger Müdigkeit aufgrund von Routinearbeit; bei Antriebsschwäche

Madia bei Konzentrationsschwäche und Ablenkbarkeit; unterstützt die Fokussierung der Gedanken

Morning Glory bringt Frische und Stehvermögen für den Tag

Peppermint für geistige Frische und erhöhte Aufmerksamkeit; bei geistiger Trägheit

Rosemary für schläfrige, leicht abwesende Menschen; schlechte Verbindung zum Körper; kalte Gliedmaßen

Saint John's Wort bei außerkörperlichen Zuständen; stärkt das innere Licht

White Chestnut wenn man nicht abschalten kann

Aufmerksamkeit

Chestnut Bud lebt in der Zukunft, achtet nicht auf den Augenblick und macht immer wieder die gleichen Fehler

Chicory kümmert sich um alles; erwartet Dankbarkeit und Aufmerksamkeit

Clematis Träumer, der unaufmerksam und geistig abwesend ist

Goldenrod bei betont abstoßendem und negativem Verhalten; um die A. der anderen zu erhalten

Heather hat nur die eigenen Geschichten im Sinn; kann sich nicht auf andere einstellen; fordert ganze A.

Honeysuckle sehnt sich nach der Vergangenheit; mißt die Gegenwart an vergangenen Situationen

Rabbitbrush wenn es nötig ist, gleichzeitig viele Details zu berücksichtigen und dabei das große Ganze zu überblicken

Aufnahmefähigkeit

Chestnut Bud macht ständig die gleichen Fehler; ist unachtsam

Corn fördert die Beziehung zur »Mutter Erde«, in der Großstadt bei dem Gefühl des Verlorenseins und der Desorientierung

Dill hat Schwierigkeiten, viele Eindrücke zu verarbeiten; hilfreich für Reisen und Stadtleben

Lotus Meditationsessenz!; fördert die Wahrnehmung auf einer höheren Ebene und Selbsterkenntnis

Madia für Konzentration und Sammlung; bei Ablenkbarkeit und Unkonzentriertheit

Mugwort A. für die Bereiche der Seele und Träume

Peppermint für geistige Frische und waches Bewußtsein; erhöht die A. und die Lernfähigkeit

Star Tulip A. für Intuition und die Botschaften der Seele; für verstandesbetonte und vernünftige Menschen

aufopfernd

Bleeding Heart opfert sich für den Partner auf; macht sich abhängig
Centaury ist übertrieben hilfsbereit, läßt sich ausnützen und kann sich nicht abgrenzen
Chicory macht alles für andere, um diese leiten und beeinflussen zu können
Mariposa Lily bei zu enger Mutter-Kind-Beziehung; wenn zu große Abhängigkeit besteht
Oak tut vieles aus Pflichterfüllung; arbeitet sich auf
Pine tut vieles aus Schuldbewußtsein; hat Angst, etwas falsch zu machen
Red Chestnut ängstigt sich um geliebte Menschen, will sie beschützen

aufrichtig

Deer Brush Herz und Verstand im Konflikt; fördert klare Motive und Absichten
Fuchsia aufrichtig in den Gefühlen; Authentizität
Mullein lügt, wenn nötig; nimmt keine klare Haltung ein
Sagebrush spielt sich selbst und anderen etwas vor; hängt an einem alten Selbstbild
Sunflower schwankt zwischen Selbstverleugnung und Überheblichkeit; hilft, das rechte Maß zu finden

aufstehen

Clematis Tagträumer, die nicht aktiv am Tagesgeschehen teilnehmen wollen

Filaree wenn man sich von der Last des Tages erdrückt fühlt und sich um jede Kleinigkeit große Sorgen macht
Hornbeam für Montag-morgen-Gefühl; bei Antriebsschwäche und geistiger Müdigkeit
Morning Glory bringt Frische und Stehvermögen für den Tag; um krankmachende Gewohnheiten zu überwinden
Olive bei großer Erschöpfung; bei seelischer und körperlicher Kraftlosigkeit
Rosemary regt den Kreislauf an; für Wachheit und Aktivität

Aura

Golden Yarrow stärkt die A. für Menschen, die viel in der Öffentlichkeit arbeiten
Pink Yarrow schützt die A. auf der emotionalen Ebene
Saint John's Wort stärkt das innere Licht; bei nächtlichen Angstzuständen und bei außerkörperlichen Erfahrungen
Yarrow Schutz der A. vor schädlichen Umwelteinflüssen

Ausdauer

Gentian Menschen, die schnell aufgeben und eine pessimistische Grundhaltung haben
Indian Paintbrush für Ausdauer in der kreativen Arbeit; um die kreative Energie aufrechtzuerhalten
Madia bei Ablenkbarkeit und mangelnder Konzentration; fördert Konzentration und Ausdauer
Mountain Pride gibt Mut und A. für offene Konfrontation und Auseinandersetzung
Mullein kennt die eigenen Fähigkeiten nicht und macht anderen etwas vor; läßt sich nicht festlegen

Oak arbeitet bis zum Zusammenbruch; gibt nie auf
Scleranthus bei stark wechselnden Stimmungen; hat keine A. und arbeitet nach »Lust und Laune«
Wild Oat macht alles gleichzeitig; fördert Zielstrebigkeit und Ausdauer

Ausdrucksweise

Calendula bei harter, ironischer oder oberflächlicher Ausdrucksweise
Cosmos findet die Worte nicht; Gedanken rennen davon
Garlic bei Lampenfieber und nervösen Ängsten
Larch bei mangelnden Selbstvertrauen; traut sich nicht, etwas zu sagen
Snapdragon A. feindselig und abweisend; keifend
Trumpet Vine bei Hemmungen und Störungen im sprachlichen Ausdruck, bei Stottern und Sprachstörungen

Auseinandersetzung

Agrimony überspielt Ärger und Auseinandersetzung mit Witz und aufgesetzter Fröhlichkeit; Gruppenclown
Centaury fürchtet A.; will geliebt und anerkannt werden; unterdrückt den eigenen Ärger und die eigenen Bedürfnisse
Hound's Tongue bei rein materialistischer Lebenseinstellung; erleichtert die Begegnung und A. mit geistigen Wahrheiten
Mountain Pride flieht vor A.; ist konfliktscheu und fürchtet die offene Konfrontation
Saguaro lehnt sich gegen jede Art von Autorität auf; »Revoluzzer«, der verschiedene Arten von Autorität nicht unterscheiden kann

Tansy vermeidet Auseinandersetzung aus Bequemlichkeit und Sicherheitsdenken

Tiger Lily liebt die A. und den Kampf; bei übertrieben männlich-aggressivem Verhalten

Water Violet A. mit anderen wird als anstrengend und lästig erlebt; macht lieber alles allein

ausgelaugt

Aloe Vera ignoriert das Ruhebedürfnis des Körpers; »Burn-out«; vernachlässigt die »Herzensangelegenheiten«

Borage fühlt sich niedergeschlagen und bedrückt, hat keinen Zugang zur eigenen Kraft

Centaury Helfersyndrom; durch übermäßige Hilfsbereitschaft ausgelaugt und erschöpft; vernachlässigt die eigenen Bedürfnisse

Nasturtium ausgelaugt aufgrund von zuviel »Kopfarbeit«; Erschöpfung, die mit rein geistiger Tätigkeit einhergeht

Oak arbeitet bis zur totalen Erschöpfung; Workaholic; übernimmt auch die Pflichten anderer

Olive bei körperlicher und seelischer Erschöpfung durch Überanstrengung oder Krankheit

Self Heal bei Erschöpfung der Lebenskraft, um die innere Heilung zu unterstützen

ausgeliefert, fühlt sich

Angelica Gefühl von Geborgenheit und Getragensein fehlt; schutzlos

Angel's Trumpet einem schlimmen Schicksal oder einer schweren Krankheit ausgeliefert sein; ermöglicht Hingabe an die Wandlungsprozesse des Lebens

Baby Blue Eyes Mißtrauen und Unsicherheit; mangelnder Schutz in der Kindheit

Echinacea für die ausgehungerte Seele; bei tiefer Verletzung der Würde; Kontaktverlust zu sich selbst

Scotch Broom fühlt sich ausgeliefert an eine aussichtslose Weltsituation; fühlt sich klein und unbedeutend

Willow fühlt sich a. und ungerecht behandelt; Selbstmitleid und Bitterkeit

Ausgleich

Chamomile für hyperaktive, unruhige Menschen; wirkt beruhigend und ausgleichend auf die Seele

Corn stabilisiert und erdet unter großen Menschenansammlungen und in der Großstadt

Deer Brush Ausgleich zwischen Herz und Verstand, zwischen handeln und fühlen

Lavender bei hoher Nervenbelastung und bei krampfhaftem Verfolgen spiritueller Ziele; fördert einen gesunden Schlaf

Lotus schafft A. bei in sich gegensätzlichen Essenzenmischungen; wirkt als Verstärker auf andere Essenzen

Mugwort stellt die Verbindung zur unbewußten Hälfte der Persönlichkeit her; schafft A. zwischen Wach- und Traumbewußtsein

Pink Yarrow stärkt und harmonisiert die Aura im emotionalen Bereich; gibt Schutz vor den negativen Stimmungen anderer

Self Heal gleicht starke Wirkungen von Blütenessenzen aus; regt die Selbstheilungskräfte an

Yerba Santa kann die Wirkung aufwühlender Essenzen (Fuchsia, Black-Eyed Susan, Golden Ear Drops) auffangen und stabilisieren

Ausscheidung

Chaparral seelische Müllabfuhr; nach traumatischen Erlebnissen und nach Drogenmißbrauch
Crab Apple Reinigungsessenz; fördert innere und äußere Reinigung
Mountain Pennyroyal hilft, sich von negativen Gedanken zu lösen; fördert die Ausscheidung von Schlacken
Sage hilft, alte seelische Schlacken abzubauen
Self Heal unterstützt die Selbstheilung und die A. von seelischen und körperlichen Giftstoffen; hilfreich beim Fasten

Außenseiter

Sweet Pea »lonesome cowboy«; meidet Eingliederung in Gemeinschaft, Entfremdung
Water Violet macht alles allein; andere Menschen werden als anstrengend und ermüdend erlebt

Ausweglosigkeit

Angelica »Wattebauschessenz«; gibt Schutz und hüllt ein in ausweglosen Situationen
Angel's Trumpet in Konfrontation mit Krankheit und Tod; Hingabe an tiefgreifende Wandlungen
Borage ist niedergeschlagen und bedrückt; sieht keinen Ausweg bei einer emotionalen Krise
Cherry Plum hat Angst, wahnsinnig zu werden in ausweglosen Situationen
Gorse findet die eigene Situation ausweglos; hat keine Hoffnung auf Heilung

Love-Lies-Bleeding Leid und Angst durch Isolation; Unfähigkeit, über das eigene Leiden hinauszublicken

Scotch Broom empfindet die Weltlage als ausweglos; fühlt sich unfähig, etwas für die Allgemeinheit zu verändern

Sweet Chestnut bei grenzenloser Verzweiflung, wenn die Grenzen des Erträglichen erreicht sind; für »die dunkle Nacht der Seele« (Bach)

Wild Rose hat vor dem Leben kapituliert; findet keinen Sinn mehr

Autorität

Centaury schwache Willenskraft; läßt sich unterdrücken und ausnutzen

Cerato ist obrigkeitshörig und unfähig, eigene Entscheidungen zu treffen

Saguaro lehnt grundsätzlich jede Autorität ab; lebt im Kampf mit der ganzen Welt

Sunflower bei Schwierigkeiten mit dem Vater und mit der eigenen Identitätsfindung

Tiger Lily Macho-Verhalten; ist streit- und kampfeslustig

Trillium ist gierig nach Macht und Besitz; setzt unter allen Umständen seine Bedürfnisse durch

Vine autoritär und tyrannisch, zwingt anderen seinen Willen auf

Walnut schützt die Persönlichkeit vor dominanten Einflüssen durch andere; bei Beeinflußbarkeit

bedrückt

Agrimony verbirgt die inneren Sorgen und Qualen hinter einer fröhlichen Maske; leidet oft innere Qualen, die niemand kennt

Borage fühlt sich bedrückt und niedergeschlagen aufgrund emotionaler Konflikte

Chicory ist b. und fühlt sich als Opfer, weil andere die gutgemeinten Ratschläge nicht annehmen

Heather fühlt sich b. und einsam; ist nur mit den eigenen Problemen beschäftigt

Red Chestnut macht sich große Sorgen um geliebte Menschen; fürchtet, es könnte ihnen etwas zustoßen

White Chestnut ist bedrückt, aufgrund negativer, kreisender Gedanken; kann nicht abschalten

Bedürfnisse

California Pitcher Plant Unausgewogenheit von Instinkt und Intellekt; unterdrückt die triebhaften Bedürfnisse oder lebt sie übermäßig aus

Centaury vernachlässigt den eigenen Willen und B. zugunsten anderer; übertriebene Hilfsbereitschaft

Dogwood achtet nicht auf sich; Hang zu Unfällen und Verletzungen

Manzanita unterdrückt die B. seines Körpers; lehnt den Körper an sich ab; bei religiös-asketischer Lebenseinstellung

Rock Water unterdrückt die B. seiner Seele; lebt streng nach Prinzipien und Vorschriften; ist hart gegen sich selbst

Trillium fordert die augenblickliche Erfüllung seiner Bedürfnisse; spielt mit der Macht

Beeinflußbarkeit

Centaury läßt sich unterdrücken und beeinflussen, um anerkannt zu sein; läßt sich ausnutzen aus mangelnder Willenskraft

Cerato abhängig von der Meinung anderer; trifft keine eigenen Entscheidungen; ist stark beeinflußbar

Larch schlechtes Selbstvertrauen; läßt sich die eigene Unfähigkeit von anderen einreden

Mountain Pennyroyal Beeinflußbarkeit durch negative Gedanken anderer; kann sich nicht abgrenzen

Pink Yarrow Schutz im emotionalen Bereich; beeinflußt von den Stimmungen und Schwingungen der Umgebung

Red Clover B. durch starke Emotionen in einer Gruppe; wenn Emotionen außer Kontrolle geraten; bei Massenhysterie

Walnut Beeinflußbarkeit durch dominante Bezugspersonen; stärkt die eigene Persönlichkeit

Befürchtungen

Agrimony leidet unter inneren Qualen und Befürchtungen, von denen niemand erfährt; überspielt die Seelenqual mit Heiterkeit und Ausgelassenheit

Aspen hat dunkle Ahnungen und B.; Angst vor dem Unbekannten und Irrationalen

Garlic leidet unter nervösen Ängsten

Gentian Pessimist, der schon im voraus über den negativen Ausgang der Dinge weiß

Gorse Befürchtungen und Ängste über den eigenen Gesundheitszustand; bei lang anhaltendem Leiden und der damit verbundenen Hoffnungslosigkeit

Mountain Pennyroyal B. und Ängste, angesteckt durch die negative Haltung der Mitmenschen

Oregon Grape fürchtet andere Menschen und unterstellt ihnen böse Absichten

Scotch Broom Befürchtungen über den Weltuntergang; Depression und Hoffnungslosigkeit über die Weltlage

Begeisterung

Cayenne bringt »Schärfe« und Motivation, um längst fällige Dinge zu erledigen oder um sich von alten Gewohnheiten zu lösen

California Wild Rose Lustlosigkeit und Apathie; bringt Motivation und Begeisterung für die täglichen Angelegenheiten

Rock Water Fanatismus; verbissene Durchsetzung bestimmter Ideale und Prinzipien

Scleranthus B. verraucht schnell; starke Stimmungsschwankungen

Vervain übermäßige B., die stark an den Kräften zehrt; macht alles »150prozentig«

beherrscht

Chicory beherrscht andere durch dauerndes Kümmern und Bemuttern

Holly unbeherrscht; bei Aggressionen und Jähzorn

Impatiens ungeduldig; mischt sich in fremde Angelegenheiten ein

Larkspur b. und dominiert andere durch übertriebene Pflichterfüllung

Rock Water ist hart gegen sich und andere; fordert die starre Einhaltung von Prinzipien

Scarlet Monkeyflower beherrscht sich und kontrolliert sich; unterdrückt heftige, zerstörerische Gefühle

Trillium starke Machtausübung und Unterdrückung, »geht über Leichen«

Vine beherrscht andere durch offene Dominanz und Unterdrückung

Belastungen

Mountain Pride geht Belastungen aus dem Weg, vermeidet Konflikte und Auseinandersetzungen
Oak für »Arbeitstiere«, die trotz hoher B. immer weitermachen
Olive bei totaler Kraftlosigkeit und Erschöpfung; bei Dauerbelastungen, wie sie Eltern mit kleinen Kindern haben
Penstemon bei ungewöhnlich schweren B.; bei schwerer Krankheit, Behinderung oder seelischen Krisen; für Durchhaltevermögen und Kraft
Sweet Chestnut für die Grenzen des Erträglichen; bei Verzweiflung; wenn nur noch der Wunsch nach Vergessen besteht

benachteiligt, fühlt sich

Star Thistle hat Angst, zu kurz zu kommen; geizig
Willow fühlt sich vom Schicksal benachteiligt, jammert und beklagt sich ständig

Berufsentscheidung

Blackberry hilft, die Vorstellungen und Wünsche in die Realität umzusetzen; hilft, die eigenen Grenzen zu überschreiten
Iris schenkt Inspiration und öffnet die Wahrnehmung für den »Zeitgeist«
Scleranthus bei Unentschlossenheit, wenn man sich zwischen zwei Möglichkeiten entscheiden muß
Walnut bei dem Gefühl, nicht vorwärtszukommen; schafft den Durchbruch und nimmt die Angst vor dem Neuen
Wild Oat hilft, den Lebensweg zu finden und aus vielen Möglichkeiten die richtige auszuwählen

beruhigt

Angelica beruhigt und gibt ein Gefühl von Geborgenheit und Getragensein

Arnica bei Trauma, Schock und starken Schmerzen, b. und bringt die Lebenskraft zurück

Canyon Dudleya bringt Ruhe und Zufriedenheit in die spirituelle Suche

Chamomile beruhigt unruhige, zappelige Menschen; bei Überreizung und Hyperaktivität

Impatiens für ungeduldige, gestreßte Menschen, die alles gleichzeitig fertig haben wollen

Indian Pink hilft, inmitten von Chaos und Hektik ruhig und gelassen zu bleiben

Lavender bei Nervenanspannung und Schlafstörungen, »heißgelaufen«

Star of Bethlehem bei Schock und schwerer Seelennot, bei schlimmen Erlebnissen und großer Aufregung

Yerba Santa beruhigt und harmonisiert die Wirkung tiefgreifender Essenzen; bei verinnerlichter Traurigkeit

Bescheidenheit

Beech fordert immer das Beste; ist überkritisch und intolerant

Buttercup ist schüchtern und bescheiden; befindet die eigene Arbeit und seine Fähigkeiten für unwert

Larch hat ein schlechtes Selbstbewußtsein und traut sich selbst wenig zu; ist bescheiden und nimmt wenig für sich in Anspruch

Pine gönnt sich selbst nichts, macht sich selbst Vorwürfe und nimmt sich zurück

Sunflower unbescheiden, egozentrisch; Unausgewogenheit der Ich-Kräfte

Trillium Bescheidenheit ist ein Fremdwort; für macht- und besitzorientierte Menschen, die die Erfüllung ihrer Wünsche erwarten
Violet bescheiden und zurückgezogen; hat Angst, in der Gruppe seine Persönlichkeit zu verlieren

beschuldigt andere

Gentian sucht nie die Schuld bei sich selbst, sondern immer bei den anderen oder bei den Umständen
Oregon Grape unterstellt anderen schlechte Absichten und beschuldigt sie unbegründet des Unrechts
Willow hadert mit dem Schicksal; beneidet sich selbst und jammert, übernimmt aber keine Verantwortung für das eigene Leben

besitzergreifend

Bleeding Heart nimmt ganz Besitz von dem Partner; identifiziert sich völlig und macht sich selbst abhängig
Chicory Kinder, die sehr besitzergreifend sind und uneingeschränkte Aufmerksamkeit fordern; Märtyrerverhalten bei Erwachsenen
Heather braucht immer einen Zuhörer; redet viel und kann selbst nicht zuhören
Star Thistle häuft allerlei Besitztümer an; hat große Angst vor Mangel; Geiz
Trillium nimmt alles und jeden für sich in Anspruch

Betäubungsmittel

California Poppy Abhängigkeit von äußeren Reizen; um den inneren Reichtum zu entdecken und unabhängig zu werden
Cayenne Antrieb, um alte Gewohnheiten zu durchbrechen
Chaparral zur Reinigung von »psychischem Müll« und traumatischen Erlebnissen; nach Drogenmißbrauch
Crab Apple zur Reinigung, um den Blütenessenzen optimale Wirkung zu ermöglichen; nach häufiger Einnahme von B.
Morning Glory um krankmachende Gewohnheiten als solche zu erkennen und um den Willen aufzubringen, diese zu ändern
Star of Bethlehem bei Schock und psychischem Trauma durch viele Betäubungsmittel

Bettnässen

Crab Apple um ein Gefühl für die eigenen Körperausscheidungen zu entwickeln
Dandelion ehrgeizige Kinder, die nachts bettnässen, um die übergroße Spannung loszulassen
Larch bei schlechtem Selbstvertrauen, das mit dem B. einhergeht
Mimulus B. aus Angst und Unsicherheit; bei Angst vor den Eltern
Pine bei Schuldgefühlen und schlechtem Gewissen
Saint John's Wort bei nächtlichen Angstzuständen und Alpträumen; grundsätzlich bei Bettnässen

Beweglichkeit

Dogwood Menschen, deren Bewegungen hart und eckig sind, die kein Gefühl für ihren Körper haben; bei Mißbrauch in der Kindheit

Honeysuckle Menschen, die der Vergangenheit anhängen und sich nicht auf die Gegenwart einlassen können

Hound's Tongue für geistige Beweglichkeit; materialistische Menschen, die Schwierigkeiten haben, spirituelle Dinge im Leben zu integrieren

Peppermint fördert geistige B.; Frische und Aufnahmebereitschaft

Quaking Grass um in der Gruppenarbeit beweglich und flexibel zu bleiben; um dem Gemeinwohl zu dienen

Rock Water bei Menschen, die starre Prinzipien und feste Vorstellungen haben; fördert Flexibilität

bewußtmachen

Agrimony die eigenen Sorgen und Probleme bewußtmachen; schafft die Möglichkeit, diese Probleme nach außen zu bringen

Black-Eyed Susan B. der Schattenseiten der Persönlichkeit; Aufdecken von Schlüsselproblemen

Chaparral Verarbeitung von psychischen Traumata über die Träume; Auflösung innerer Bilder, die als bedrohlich empfunden werden

Chestnut Bud aus gemachten Erfahrungen lernen und Konsequenzen ziehen; psychische Teufelskreise bewußtmachen

Fuchsia B. von echten, tieferliegenden Emotionen, damit sie nicht mehr überspielt werden müssen

Hound's Tongue B. einer höheren Wahrheit, für Menschen, deren Denkweise nur auf das Körperliche und Materielle beschränkt ist

Manzanita Bewußtmachen, daß der Körper der »Tempel« der Seele ist und die gleiche Beachtung braucht wie Seele und Geist

Mugwort B. der unbewußten seelischen Abläufe; Zugang zu den Träumen

Rabbitbrush Erweiterung des Horizonts, um verschiedene Einzelheiten zu beachten und gleichzeitig das Gesamtbild im Auge zu behalten

Scarlet Monkeyflower Zusammenhang von Liebe und Sexualität bewußtmachen; Überwindung von Ängsten, die mit Intimität zu tun haben

Sage B. der Zusammenhänge im Leben; den roten Faden finden

Shasta Daisy B. von Ordnung und System; ermöglicht die Synthese aus vielen Details

Star Tulip schafft den Zugang zur inneren Stimme; macht die Bedeutung der Träume bewußt

Beziehungsprobleme

Agrimony spielt den Clown; zeigt seine inneren Gefühle nicht

Basil wenn es in Beziehungen um Gegensätzliches geht; wenn man der Ansicht ist, Sexualität behindert eine spirituelle Entwicklung

Bleeding Heart bei Überidentifikation mit dem Partner und einengenden Beziehungen; bei Liebeskummer und dem Verlust eines geliebten Menschen

Calendula Neigung, die Sprache hart und verletzend einzusetzen; um Liebe und Wärme mit der Sprache auszudrücken; bringt Klarheit in die verbale Auseinandersetzung in Beziehungsproblemen

Chicory wenn man andere zu sehr an sich bindet und sich zuviel um sie kümmert; hilft, loszulassen und andere ihren eigenen Weg gehen zu lassen

Deer Brush wenn Handlung und Gefühle im Widerspruch stehen; bei Unzuverlässigkeit; fördert Einheit von Herz und Verstand

Holly Blüte der Liebe; bei Neid, Haß, Eifersucht; gut bei allen B.; fördert die gegenseitige Annahme

Mallow für Menschen, die anderen nicht ihre Empfindungen zeigen können und lieber Distanz halten; Freundschaftsessenz

Mariposa Lily für eine harmonische Mutter-Kind-Beziehung; wenn die Mutterliebe fehlt oder man sich ungeliebt fühlt

Penstenom um in Krisen und bei schweren Problemen nicht den Mut zu verlieren; für Durchhaltevermögen und Kraft

Shooting Star fühlt sich fremd auf der Erde und unter Menschen; bei Kontaktarmut

Star Thistle bei Geiz; kann weder seinen Besitz noch seine Persönlichkeit mit anderen teilen

Sticky Monkeyflower bei Angst vor Intimität; bei Trauma nach sexuellem Mißbrauch; bei exzessivem Sexualleben

Sunflower bei Konflikten mit dem Vater und der eigenen Männlichkeit

Sweet Pea vermeidet, soziale Verantwortung zu übernehmen; fürchtet familiäre Bindungen

Trillium unterdrückt andere; strebt nach Macht und Reichtum; nimmt keine Rücksicht bei der Durchsetzung der eigenen Bedürfnisse

Water Violet ist gern allein; wirkt überheblich und stolz; vertraut sich nur selten jemandem an

Yellow Star Tulip unsensibel gegenüber anderen; kann die Folgen seiner Handlungen nicht einschätzen; kein Mitgefühl

Zinnia fördert die Beziehung zu Kindern; hilft, sich auf kindliches Niveau einzustellen; läßt das innere Kind wiederentdecken

Blackout

Cherry Plum rastet aus; zwanghafte Zustände; weiß nicht mehr, was er tut

Clematis schaltet in Streßsituationen geistig ab; träumt

Rocke Rose Blackout mit panischer Angst; bei großer Prüfungsangst

Blickwinkel

Elm wenn man den Überblick verloren hat und sich überfordert fühlt

Filaree schafft Überblick über die Alltagsprobleme; hilft, Prioritäten zu setzen, und löst die Angst um Kleinigkeiten

Hound's Tongue erweitert den Blickwinkel; ermöglicht die Integration spiritueller Einsichten in materielle Sichtweisen

Queen Anne's Lace bei fehlender Objektivität; projiziert stark, fördert »klare Sicht«

Rabbitbrush vergrößert die Aufnahmefähigkeit; unterstützt die Aufmerksamkeit und läßt das Gesamtbild erkennen

Scotch Broom läßt die eigenen Möglichkeiten im Weltgeschehen erkennen; hilft, die Hoffnung wiederzuerlangen

Shasta Daisy ermöglicht die Synthese aus vielen Details; hilft bei Organisation und Ordnung

Blockaden

Black-Eyed Susan hilft, zur dunklen Seite der Seele vorzudringen und dort zu Schlüsselproblemen; für Mut, sich mit den negativen Charaktereigenschaften auseinanderzusetzen

Cayenne als Katalysator; hilft, sich von »eingefleischten« Gewohnheiten zu lösen

Dandelion löst emotionale B. und Verspannungen, die sich im Muskelgewebe festgesetzt haben

Hornbeam um Antriebsschwäche und mangelnde Motivation zu überwinden

Mimulus löst die Angst vor benennbaren Dingen; schenkt Mut und Tatkraft

Morning Glory läßt krankmachende Gewohnheiten als B. und Entwicklungsbremse erkennen

Trumpet Vine bei B. im sprachlichen Ausdruck; bei Sprachstörungen und Stottern

Yerba Santa verinnerlichte Traurigkeit, die eine blockierte Atmung und ein Gefühl der Einengung in der Brust zur Folge hat

Chaos

Agrimony bei quälenden Sorgen und innerer Unruhe; bei innerem Ch., das hinter einer fröhlichen Maske verborgen wird.

Black Cohosh starke Affinität zu Chaos und selbstzerstörerischen Situationen, Teufelskreis aus Gewalt und Abhängigkeit

Canyon Dudleya chaotische, gestörte Spiritualität; überzogene Phantasien

Chaparral bei psychischem Ch., um sich von belastenden, verwirrenden Eindrücken zu lösen

Cherry Plum bei Gefahr, durchzudrehen; Neigung zu Hysterie

Corn kann Ch. in der Stadt nicht ertragen; verliert den Boden unter den Füßen

Dill um viele chaotische Eindrücke zu verarbeiten; bei Reizüberflutung

Indian Pink kann sich von umgebendem Ch. nicht abgrenzen; wird fahrig und hektisch

Red Clover bei Massenhysterie und überschlagenden Emotionen; um in Panik und Hysterie ruhig zu bleiben

Sweet Chestnut bei grenzenloser Verzweiflung und Ausweglosigkeit

cool

Calendula bei cooler, ironischer Ausdrucksweise; wenn man nicht den richtigen Ton trifft

Cherry Plum äußerlich ruhig und kontrolliert, innerlich sehr angespannt; zwanghaftes Vermeiden angstmachender Situationen

Nicotiana cool und unnahbar; Gefühlskälte; Zigarettenmißbrauch

Quince bei Härte und Unnachgiebigkeit; wenn Weiblichkeit als Schwäche empfunden wird

Vine c. und rücksichtslos; erwartet die Erfüllung seiner Wünsche

Water Violet stille, zurückhaltende Menschen, die nach außen häufig stolz und herablassend wirken

Demut

Beech Demut vor den Fähigkeiten anderer; die eigenen Fehler sehen lernen

Pine bei starken Schuldgefühlen und ständiger Selbstanklage

Tiger Lily bei Aggressionen und Streitsucht; fehlende D.

Trillium für machthungrige Menschen, die sich nicht unterordnen können; um dienen und D. zu lernen

denken

Blackberry hilft, die Gedanken und Vorstellungen in die Realität umzusetzen

Cosmos denkt schneller, als er sprechen kann; verhaspelt sich

Hound's Tongue bei materialistischer, körperbezogener Denkweise; erweitert den Horizont und fördert die Integration geistiger Wahrheiten

Impatiens für schnelle Denker und Arbeiter; ungeduldige Menschen, die leicht genervt und gestreßt reagieren.

Madia bei Unkonzentriertheit und Ablenkbarkeit; hilft, die Gedanken zu sammeln und auf einen Punkt zu konzentrieren

Mountain Pennyroyal schützt vor negativen Gedanken anderer und hilft, über die eigenen negativen »Programme« hinwegzukommen

Peppermint erhöht die Aufmerksamkeit und Lernfähigkeit; für Klarheit und Frische im Denken

Shasta Daisy unterstützt genormtes und systematisches Denken; Synthese von einzelnen Aspekten

White Chestnut bei negativen, ständig kreisenden Gedanken; »Hamster im Tretrad«

Depressionen

Blackberry kann seine Ziele nicht verwirklichen; fürchtet, die eigenen Grenzen zu überschreiten; hat Angst vor dem Tod

Borage fühlt sich niedergeschlagen aufgrund emotionaler Konflikte; hat den Zugang zur eigenen Kraft verloren

Gentian ist pessimistisch und gibt schnell auf; ahnt im voraus den negativen Ausgang eines Projektes; bei Enttäuschungen

Gorse für Menschen, die schon sehr lange unter etwas leiden und die Hoffnung auf Heilung aufgegeben haben

Larch bei mangelndem Selbstvertrauen und der Erwartung zu scheitern; unternimmt häufig erst gar nicht den Versuch, etwas anzufangen

Love-Lies-Bleeding kann nicht über das eigene Leid hinaussehen; Isolation, Todessehnsucht

Mustard Depressionen, die sich wie eine dunkle Wolke auf den Menschen legen und scheinbar keine erkennbare Ursache haben (endogene D.)

Pine leidet unter starken Schuldgefühlen; klagt sich selbst an und kann sich selbst nicht verzeihen

Scotch Broom Hoffnungslosigkeit und D. über die Situation in der Welt; fühlt sich klein angesichts großer, globaler Krisen

Sweet Chestnut bei extremer Verzweiflung und tiefer Seelennot; wenn die Grenzen des Erträglichen erreicht sind

White Chestnut leidet unter quälenden Gedanken, die nicht abzustellen sind; kommt nicht zur Ruhe

Wild Oat Unsicherheit und Depressionen über den eigenen Lebensweg

Wild Rose Resignation und Apathie; kann keinen Lebenssinn finden und unternimmt nichts, um seine Situation zu verändern

Willow fühlt sich vom Schicksal betrogen; starkes Selbstmitleid; Bitterkeit

Yerba Santa verinnerlichte Traurigkeit und Melancholie, die schon zum Persönlichkeitsmerkmal geworden sind

Desorientierung

Angelica bei mangelndem Urvertrauen; fühlt sich schutzlos ausgeliefert, verwirrt

Baby Blue Eyes große Unsicherheit und Mißtrauen gegenüber der Umwelt; umgeben von seelischen Mauern

Blackberry kann seine Lebensziele nicht verwirklichen und ist in starren Strukturen festgefahren

Canyon Dudleya Desorientierung im spirituellen Bereich; ungesunde spirituelle Öffnung; Okkultismus

Corn fühlt sich in der Großstadt und unter vielen Menschen verloren und desorientiert

Golden Yarrow Neigung zu D. und Überforderung unter vielen Menschen; meidet die Öffentlichkeit

Indian Pink um inmitten von Chaos und Hektik ruhig und gelassen zu bleiben
Mountain Pennyroyal wenn man die negativen Gedanken anderer zu den eigenen macht
Red Clover bei Massenhysterie; Schutz vor den starken, negativen und außer Kontrolle geratenen Emotionen
Saint John's Wort bei nächtlichen Angstzuständen; bei außerkörperlichen Zuständen und der damit verbundenen Desorientierung
Yarrow bei D., die aufgrund von negativen Umwelteinflüssen auftritt; Empfindlichkeit gegenüber Witterung, Luftverschmutzung (Ozon) etc.

Dickschädel

eech weiß alles besser; will immer das letzte Wort haben
Saguaro kämpft gegen Autoritäten; rennt Mauern ein
Sunflower Neigung zu Selbstherrlichkeit und Egozentrik
Tiger Lily stark ausgeprägte Streitlust; muß sich durchsetzen
Vine ist dominant und tyrannisch; setzt seinen Willen durch

dienen

Centaury übermäßig ausgeprägte Hilfsbereitschaft; läßt sich ausbeuten und unterdrücken
Chicory Menschen, die sich übermäßig um andere kümmern und sie dadurch in ihrem Sinne beeinflussen wollen
Larkspur ausgesprochen pflichtbewußte Menschen, die andere peinlich genau kontrollieren
Mariposa Lily für die Mutter-Kind-Beziehung; bei unausgewogener Mütterlichkeit

Sweet Pea vermeidet die Einbindung in eine Gemeinschaft und die damit verbundene Verantwortung; will dieser Gemeinschaft nicht dienen, Einzelgänger

Tiger Lily männlich-aggressive, kampfeslustige Menschen, die den friedfertigen Umgang mit anderen lernen müssen

Trillium für machthungrige Menschen, die andere zu ihrem eigenen Vorteil ausnutzen; bei Unfähigkeit, der Gemeinschaft zu dienen

Vine setzt rücksichtslos seinen Willen durch; ist tyrannisch und kann sich nicht unterordnen

Distanz

Bleeding Heart Distanzlosigkeit und Überidentifikation in der Partnerschaft; ermöglicht Selbständigkeit und Loslassenkönnen

Corn für Distanz und Ruhe bei Menschenansammlungen; stellt den Bezug zur Erde her

Goldenrod schafft D. durch anstößiges Benehmen; Negativaufmerksamkeit

Mallow Freundschaftsessenz; für Menschen, die sich nicht trauen, die D. zu anderen aufzugeben

Poison Oak kann die richtige D. nicht einschätzen; schwankt zwischen zu nah und zu fern

Rabbitbrush erweitert den geistigen Horizont und schafft D. und Überblick über die zu erledigenden Arbeiten; für den »zerstreuten Professor«

Water Violet für stille distanzierte Menschen, die lieber allein sind und sich niemandem anvertrauen können

Drogenmißbrauch

Agrimony Menschen, die ihre Sorgen und Probleme hinter einer Maske aus Fröhlichkeit verbergen und dazu neigen, innere Qualen mit Alkohol oder anderen Drogen zuzudecken

Black Cohosh Affinität zu selbstzerstörerischen Personen oder Situationen; Co-Abhängigkeit

California Poppy Abhängigkeit von äußeren Stimulanzien und Ablenkung; regt die inneren Bilder an und hilft, den Reichtum der Seele wiederzuentdecken

Chamomile wirkt beruhigend und ausgleichend bei im Entzug auftretenden typischen Belastungen

Chaparral fördert die Verarbeitung von psychischen Traumata über Träume, besonders nach übermäßigem Drogenkonsum

Cherry Plum für die Angst, durchzudrehen oder etwas »ganz Schlimmes« zu tun, wie es beim Entzug häufig vorkommt

Chestnut Bud wenn man immer wieder in gleiche Verhaltensmuster fällt und aus Erfahrungen keine Konsequenzen ziehen kann

Larch fördert das Selbstvertrauen und die Hoffnung, das Leben aus eigener Kraft zu meistern

Lavender bei starker Nervenbelastung (Anspannung) und Schlafstörungen aufgrund von Drogenmißbrauch

Milkweed Wirklichkeitsflucht und D.; Eßsucht; totale Selbstverleugnung

Morning Glory hilft, krankmachende Gewohnheiten und Süchte als entwicklungshemmend zu erkennen; bringt Frische und Tatkraft für den Tag

Nicotiana Nikotinabhängigkeit; cooler Typ

Sagebrush hilft, sich von einem alten, nicht mehr zeitgemäßen Selbstbild zu lösen (in Hinblick auf eine günstige Ausgangsbasis für eine Therapie)

Scarlet Monkeyflower nimmt Drogen, um heftige Gefühle und Emotionen (hauptsächlich Aggressionen) zu unterdrücken

Self Heal nach Drogenmißbrauch; unterstützt die Selbstheilung und die Reinigung von Giftstoffen

Star of Bethlehem bei seelischem Schock und Traumata durch D. (Horrortrip)

Walnut verhilft zum Durchbruch und nimmt die Angst vor einem Neubeginn

Wild Oat unterstützt die Entwicklung von Zielstrebigkeit und konsequentem Verhalten

dunkle Seite

Agrimony versteckt seine Probleme vor anderen Menschen und vor sich selbst; suchtgefährdet

Black-Eyed Susan hilft, sich mit seiner d. S. zu befassen; schenkt den Mut, sich in sein Innerstes vorzuwagen und dort an verdrängte Schlüsselerlebnisse zu gelangen

California Pitcher Plant bei Konflikt zwischen Instinkt und Intellekt; unterdrückt die Instinktkräfte oder lebt sie exzessiv

Fuchsia Neigung, echte Gefühle hinter gespielten, zu verbergen

Scarlet Monkeyflower unterdrückt die dunkle Seite und heftige Gefühle; hat alles unter Kontrolle

Durchbruch

Cayenne als Katalysator; bringt »Feuer« in manche Angelegenheit; hilft, längst fällige Veränderungen anzugehen

Morning Glory für Frische und Kraft am Morgen; läßt schlechte Gewohnheiten als krankmachend und entwicklungshemmend erkennen

Tansy für träge, sicherheitsbewußte Menschen; verhilft zu Tatkraft und Energie
Walnut nimmt die Angst vor dem Neuen und gibt Sicherheit in allen Umbruchsituationen; verhilft zum Durchbruch

durchdrehen

Canyon Dudleya im religiösen Bereich durchdrehen; Normalität im Leben fehlt
Cherry Plum hat Angst, durchzudrehen; Neigung zu Hysterie
Red Clover bei Gruppenhysterie; wenn in Familien die Emotionen außer Kontrolle geraten

Durchhaltevermögen

Gentian gibt beim geringsten Widerstand auf; Pessimist
Indian Paintbrush für D. in der kreativen Tätigkeit; hilft, die schöpferische Kraft aufrechtzuerhalten
Madia bringt D. und Konzentrationsfähigkeit; für zerstreute Menschen, die sich leicht ablenken lassen
Mountain Pride kein Durchhaltevermögen; meidet Konflikt; steckt lieber den Kopf in den Sand
Oak Kämpfer, der nie aufgibt; arbeitet bis zum Zusammenbruch
Penstemon D. und Kraft in schwierigen Lebenssituationen und Krisen
Scleranthus lustbetonte Menschen, die stark wechselnden Stimmungen unterworfen sind und nichts zu Ende bringen
Wild Rose Menschen, die ihr Leben als sinnlos ansehen und nichts mehr zu seiner Veränderung beitragen

durchsetzen

Blackberry fördert die Umsetzung eigener Ideen und Wünsche; hilft, die Lebensziele zu verwirklichen
Centaury kann sich nicht durchsetzen und nicht nein sagen; läßt sich ausnutzen
Larch bei mangelndes Selbstvertrauen; kann sich nicht d.; glaubt nicht an seine Fähigkeiten
Mountain Pride scheut die Auseinandersetzung; nimmt lieber Einbußen hin
Sunflower fördert eine harmonische Entwicklung der Ich-Kräfte; selbstherrliche, egoistische Menschen; aber auch bei Selbstleugnung und Unterwürfigkeit
Tiger Lily aggressive Menschen, die gewöhnt sind, sich mit Streit und Kampf durchzusetzen
Trillium machthungrige Menschen, die sich »ohne Rücksicht auf Verluste« durchsetzen
Vine tyrannisch und rücksichtslos
Walnut schafft den Durchbruch und hilft, sich gegen dominante Einflüsse zu behaupten

Dürre, innere

Aloe kennt nur seine Arbeit und verausgabt seine Kräfte; vernachlässigt alle Herzensangelegenheiten
Echinacea für die ausgehungerte Seele; bei Verletzung der Würde und tiefen Traumata
Indian Paintbrush bei Erschöpfung der kreativen Energie
Iris bei mangelnder Inspiration; wenn man sich in seinem schöpferischen Ausdruck ausgetrocknet und frustriert fühlt
Nasturtium bei Müdigkeit aufgrund von intellektueller Tätigkeit; wenn man sich nach der Meditation erschöpft fühlt

Zinnia ernster, humorloser Mensch, der den Zugang zum inneren Kind verloren hat und nicht fröhlich sein kann

Egoisten

Beech akzeptiert nur seine eigenen Ansichten, ist intolerant und überkritisch

Bleeding Heart klammert sich an den Partner; vereinnahmt andere ganz für sich, macht sich selbst abhängig

Chicory kümmert sich um andere, um sie zu beeinflussen und zu lenken

Heather kann nicht allein sein; braucht ständig Zuhörer

Larkspur bei Selbstgefälligkeit und übertriebenem Pflichtgefühl; verlangt von anderen die gleiche strenge Pflichterfüllung

Nicotiana Gefühlskälte; cool und hart

Quaking Grass kann sich nicht in die Gemeinschaft einordnen; verharrt auf dem eigenen Standpunkt

Sunflower bei unausgewogen entwickelten Ich-Kräften; Egozentrik und Aggressivität

Tiger Lily Macho; ist streitlustig; setzt sich mit viel Kraft gegen alle anderen durch

Trillium will seine Wünsche und Bedürfnisse sofort erfüllt haben; ist machtbesessen

Vine ist tyrannisch und dominant; setzt seinen Willen durch

Willow jammert und tut sich selbst leid; macht andere für sein Schicksal verantwortlich

Yellow Star Tulip Unsensibilität gegenüber anderen; fehlendes Mitgefühl

Ehrgeiz

Chicory subtile Dominanz; möchte andere auf den richtigen Weg bringen; will immer nur das Beste für andere

Dandelion ehrgeiziger Mensch; will hoch hinaus; bei starken Verspannungen

Impatiens will alles schnell und perfekt machen; kommt leicht in Streß und Nervosität

Larkspur übersteigertes Pflichtbewußtsein; ist kleinlich; unterdrückt andere mit hohen Forderungen

Rock Water strebt nach höchsten Idealen und Prinzipien; verlangt Unmenschliches von sich selbst und von anderen

Trillium strebt nach Macht und Besitz »ohne Rücksicht auf Verluste«

Vervain große Begeisterungsfähigkeit; macht alles »150prozentig«, überbeansprucht seine Energie

Vine Führungspersönlichkeit, die nur den eigenen Willen gelten läßt

Wild Oat »Allround-Dilettant«, möchte vieles gleichzeitig verwirklichen; unentschlossen

Ehrlichkeit

Agrimony spielt den Clown, versteckt seine wahren Gefühle und seine Sorgen hinter einer Maske aus Fröhlichkeit

Black-Eyed Susan Weigerung, sich mit seinen seelischen Schattenseiten auseinanderzusetzen

California Pitcher Plant Konflikt zwischen Intellekt und Instinkt

California Poppy Wirklichkeitsflucht in Drogen und andere Stimulanzien; sucht nur in der Außenwelt nach spiritueller Erfahrung

Deer Brush wenn man erst handelt und dann sein Herz befragt; bei Konflikt zwischen Herz und Verstand

Fuchsia übertreibt und dramatisiert seine Emotionen, um zugrundeliegende negative Gefühle zu überspielen
Goldenrod bei betont auffälligem, negativem Verhalten; sucht Negativaufmerksamkeit; kann keine Schwäche zugeben
Mullein kennt seine Fähigkeiten nicht, schätzt sich falsch ein; ist unaufrichtig und wechselhaft
Pink Monkeyflower hat Angst, sich offen zu zeigen; fürchtet Bloßstellung; bei Scham und Peinlichkeit
Sagebrush hängt an einem alten Selbstbild; spielt anderen eine falsche Persönlichkeit vor

Eifersucht

Bleeding Heart Überidentifikation mit dem Partner; bei übertriebener Verlustangst
Chicory sehr besitzergreifend; möchte andere für sich allein haben
Holly bei Eifersucht, Neid und Mißgunst
Willow ist eifersüchtig auf das Leben anderer; hadert mit dem Schicksal

eigensinnig (siehe Dickschädel)

einbezogen sein

California Wild Rose um Begeisterung und Motivation im Leben zu finden; bei Apathie und Resignation
Clematis um wach und aufmerksam am Alltagsgeschehen teilzunehmen; für Tagträumer
Corn um sich in der Großstadt geerdet und geborgen zu fühlen

Fawn Lily zieht sich aus dem Alltag zurück, will nur noch meditieren

Hornbeam um Antrieb und Motivation für die tägliche Arbeit zu finden; bei Antriebsschwäche

Mallow für die Fähigkeit, sich anderen anzuvertrauen und Freundschaft zu pflegen

Mariposa Lily um sich geliebt und angenommen zu fühlen; fördert eine harmonische Mutter-Kind-Beziehung

Poison Oak Feindseligkeit und Ablehnung; Unklarheit über zwischenmenschliche Grenzen

Shooting Star um sich einbezogen und geborgen zu fühlen; bei dem Gefühl, auf der Erde fremd zu sein und nicht dazuzugehören

Sweet Pea hilft, seinen Platz in einer Gemeinschaft zu finden, um dort Verantwortung zu übernehmen

Trillium hilft, seine Energien zugunsten der Gemeinschaft einzusetzen

Violet um sich offen und aktiv an einer Gruppe beteiligen zu können; für sensible, schüchterne Menschen

Water Violet ermöglicht Kommunikation mit anderen; läßt die Distanz aufgeben

eindringlich

Fuchsia überschwemmt andere mit dramatischen Gefühlsausbrüchen

Heather belagert andere mit den eigenen Problemen; dreht sich nur um sich selbst

Vervain ist begeistert von den eigenen Projekten und Ideen; missioniert andere

Eindrücke, viele

California Poppy läßt den Reichtum der Seele erkennen; macht unabhängig von äußeren Eindrücken
Corn hilft, mit den En. in einer Großstadt oder mit vielen Menschen fertig zu werden
Dill bei Reizüberflutung; gut auf Reisen, um verschiedene E. aufzunehmen und zu verarbeiten
Fawn Lily zu viele spirituelle E.; kann den Alltag nicht mehr bewältigen
Golden Yarrow meidet Öffentlichkeit; Isolation und Zurückgezogenheit; fühlt sich schutzlos
Indian Pink um inmitten von Chaos und Hektik ruhig und ausgeglichen zu bleiben
Nasturtium einseitig geistige Eindrücke; Kopfarbeiter

Einfluß

Black Cohosh Einfluß von Gewalt und Zerstörung im Leben; kann sich nicht aus Teufelskreis lösen
Centaury läßt sich ausnützen und unterdrücken; hat Angst vor Liebesentzug
Cerato traut sich nicht, eigene Entscheidungen zu treffen; leicht beeinflußbar, unentschlossen und zweifelnd
Chicory möchte andere beeinflussen und durch dauerndes Umsorgen und Kümmern lenken
Garlic geschwächte Abwehrkraft durch Angst und Nervosität; offen für parasitäre Einflüsse
Indian Pink läßt sich durch äußere Unruhe und Hektik durcheinanderbringen; wirkt zerstreut und fahrig
Larkspur unterdrückt andere durch übertriebenes Pflichtgefühl und starke Kontrolle; fördert eine positive Autorität

Mountain Pennyroyal fühlt sich beeinflußt durch die negativen Gedanken anderer; kann die eigenen Gedanken nicht von denen anderer unterscheiden

Pink Yarrow leidet unter den Stimmungen und Gefühlen der Mitmenschen; kann sich emotional nicht abgrenzen

Vine tyrannisiert andere und zwingt ihnen seinen Willen auf; fördert Rücksichtnahme und Toleranz gegenüber den Wünschen anderer

Walnut stärkt die Persönlichkeit und hilft, sich vor dominanten Einflüssen zu schützen

Einfühlungsvermögen

Beech Einfühlungsvermögen fehlt; sieht nur die Fehler der anderen; kritisiert und meckert

Calendula spricht verletzend oder ironisch; trifft nicht den richtigen Ton; für Wärme und Heilung in der Sprache

Heather befaßt sich nur mit den eigenen Problemen; nimmt andere Menschen gar nicht wahr; kann schlecht zuhören

Nicotiana fehlendes E.; cooler, verhärteter Mensch

Red Chestnut zuviel E.; sorgt und ängstigt sich um andere

Yellow Star Tulip Unsensibilität; kann Folgen der eigenen Handlungen für andere nicht einschätzen

Zinnia kann sich nicht auf Kinder einstellen; bei fehlendem Zugang zum inneren Kind, zu Heiterkeit und Ausgelassenheit

einmischen

Beech kritisiert und meckert viel; hat immer das letzte Wort

Bleeding Heart mischt sich zu sehr in das Leben des Partners ein, läßt ihm keine Luft mehr

Chicory mischt sich zu sehr ein, kümmert sich um alles; kann andere nicht ihre eigenen Wege gehen lassen
Impatiens kann nicht zusehen, wie andere langsamer arbeiten; nimmt ihnen die Arbeit aus der Hand; ist ungeduldig
Larkspur kontrolliert andere kleinlich; verlangt übersteigerte Pflichterfüllung
Mariposa Lily bei zu enger Mutter-Kind-Beziehung
Vine übergeht die Bedürfnisse anderer; zwingt ihnen seinen Willen auf
Water Violet hält sich überall heraus, ist distanziert und zurückhaltend

Einsamkeit

Agrimony vertraut sich niemandem an; verbirgt quälende Sorgen hinter einer fröhlichen Fassade
Baby Blue Eyes emotionale Isolation; seelische Mauern, Unsicherheit
Beech meckert und kritisiert an allen herum, bis ihm alle aus dem Weg gehen
Heather fürchtet die Einsamkeit; erzählt aus Angst vor dem Alleinsein jedem sein ganzes Leben
Honeysuckle hängt der Vergangenheit nach; trauert geliebten Menschen nach und kann sich nicht auf die Gegenwart einlassen
Love-Lies-Bleeding Angst und Leid durch E. und Isolation; hängt im eigenen Leiden fest
Mallow sehnt sich nach Nähe und Freundschaft, traut sich aber nicht, die inneren Barrieren zu überwinden
Oregon Grape fürchtet sich vor der vermeintlichen Feindseligkeit seiner Mitmenschen; fühlt sich bedroht
Shooting Star fühlt sich fremd unter Menschen; hat kaum soziale Kontakte

Star Thistle geizt mit sich und seinem Besitz; gleicht einen seelischen Mangel mit materiellen Gütern aus

Sticky Monkeyflower Einsamkeit aus Furcht vor Intimität; fühlt sich sexuell unzulänglich und unfähig

Sweet Pea meidet soziale Verpflichtungen; fühlt sich heimatlos; kann keine Bindungen eingehen

Violet E. aus Angst, von der Persönlichkeit eines anderen überrollt zu werden; schüchtern und sensibel

Water Violet will allein sein, lebt zurückgezogen und distanziert; empfindet die Kommunikation mit anderen als anstrengend

Willow flüchtet sich in Selbstmitleid; klagt die ganze Welt an

Yellow Star Tulip Einsamkeit und Zurückgezogenheit durch mangelndes Mitgefühl

Einsicht

Angelica Einsicht in die Engelwelt; gibt Urvertrauen und Geborgenheit

Angel's Trumpet E. und Hingabe an die »Stirb und werde«-Prozesse des Lebens

Black-Eyed Susan E. in die dunkle Seite der Seele; hilft, zu den negativen Teilen der Persönlichkeit vorzudringen, um dort ursächliche Probleme zu lösen

Chaparral reinigt die Seele von traumatischen Erlebnissen und Bildern über die Träume; nach Drogenmißbrauch

Cheestnut Bud hilft, aus Erfahrungen zu lernen, um nicht immer wieder die gleichen Fehler zu machen

Fuchsia Einsicht in die echten Gefühle, so daß Übertreibungen und Dramatisieren unnötig werden

Golden Ear Drops bringt verdrängte Kindheitserlebnisse zu Bewußtsein; deckt Vermeidungsstrategien auf

Hound's Tongue bringt E. in höhere Wahrheiten

Mugwort E. in unbewußte Vorgänge der Psyche während der Nacht; öffnet den Zugang zum Traumleben

Mustard bringt E. in die Ursache von Depressionen und hilft, diese zu überwinden

Queen Anne's Lace fördert klare Sicht, bei fehlender Objektivität und Neigung zu Projektionen

Sage für die Retrospektive; kann keinen sinnvollen Zusammenhang in seinem Leben finden

Shasta Daisy hilft, viele angesammelte Einzelheiten zu ordnen und zusammenzufassen

Sweet Chestnut bei grenzenloser Verzweiflung; Einsicht in den Sinn von Schmerz und Leid; schenkt Zuversicht und Kraft

Einsiedler

Sweet Pea meidet soziale Verantwortung und Aufgaben; fürchtet Bindung an Familie oder Gemeinschaft

Water Violet ist gern allein; empfindet Menschen als anstrengend; wirkt distanziert und stolz

Einstimmung

Angelica Einstimmung in die Engelwelt; Fähigkeit, Führung anzunehmen

Iris Öffnung für Inspiration und die Strömungen der Kunst; wenn man sich in seiner Kreativität frustriert fühlt

Lotus E. auf Meditation und Selbstfindung; harmonisiert und verstärkt andere Blütenessenzen

Shooting Star E. auf das Leben auf der Erde und unter Menschen; bei drohender Früh- oder Fehlgeburt

Star Tulip Öffnung für Intuition und innere Führung; für verstandesbetonte, vernünftige Menschen

Einzelheiten, Details

Clematis achtet nicht auf Einzelheiten; ist unaufmerksam
Crab Apple bei zwanghafter Reinlichkeit und Ordnung
Filaree verzettelt sich in E.; kann keine Prioritäten setzen; sorgt sich um Kleinigkeiten
Madia kann sich nicht konzentrieren; läßt sich leicht ablenken; erleichtert die Fokussierung der Gedanken
Rabbitbrush für den »zerstreuten Professor«; für gleichzeitige Aufmerksamkeit im Detail und Beachtung des großen Zusammenhangs
Shasta Daisy für Sammlung und Synthese von angesammeltem Wissen; für Ordnung und Überblick

Eitelkeit

Heather dreht sich nur um sich selbst; redet nur über sich; braucht ungeteilte Aufmerksamkeit
Pretty Face leidet unter entstellenden Narben *oder* betreibt einen übertriebenen Schönheitskult
Sunflower für egozentrische, selbstherrliche Menschen; bei Problemen mit dem Vater

Ekel

Alpine Lily Frauenessenz; Ekel vor dem weiblichen Körper und seiner Sexualität

California Pitcher Plant E. vor den »niederen« Instinkten und Trieben; unterdrückt innere Triebe und beschneidet sich damit in seiner Lebendigkeit

Crab Apple E. vor Schmutz, Erde und körperlichen Ausscheidungen; übertriebenes Bedürfnis nach Sauberkeit

Manzanita E. vor allem Körperlichen; asketische Lebenseinstellung

Emotionen

Agrimony verbirgt Emotionen hinter einer Maske aus Fröhlichkeit und Humor

Baby Blue Eyes emotional gehemmt, mißtrauisch und abweisend

Black-Eyed Susan um zu verdrängten, negativen E. und Schattenseiten der Seele vorzudringen

Cherry Plum bei unterdrückten, aufgestauten E.; Neigung zu Hysterie

Fuchsia verdrängt E. und überspielt sie mit falschen, übertriebenen Gefühlen

Golden Ear Drops bei verdrängten E. aus der Kindheit; fürchtet die Wiederholung schmerzlicher Erlebnisse

Pink Yarrow saugt die E. und Stimmungen der Mitmenschen in sich auf und macht sie zu seinen eigenen; kann sich emotional nicht abgrenzen

Red Clover bei überschlagenden E. und Gruppenhysterie; hilft, Ruhe zu bewahren

Scarlet Monkeyflower unterdrückt heftige Emotionen wie Zorn und Wut so lange, bis diese unkontrollierbar zum Ausbruch kommen

Sticky Monkeyflower hält Gefühle, die mit Intimität und Sexualität zu tun haben, zurück; hält sich für sexuell unattraktiv; nach sexuellem Mißbrauch

Water Violet kann nicht mit Gefühlen umgehen; wirkt kühl und distanziert

Yerba Santa löst eine tiefe Traurigkeit und Melancholie, die sich auf die Atmung legt

empfänglich

Angelica empfänglich für die Botschaften der Seele; Zugang zu den Engelwelten

Calendula Offenheit für den tieferen Sinn hinter dem gesprochenen Wort; für Heilung und Liebe in der Sprache

Canyon Dudleya e. für übertriebene spirituelle Erfahrungen; Channeling etc.

Clematis um wach und aufmerksam im Alltag zu sein; empfänglich für die aktuellen Notwendigkeiten; für Tagträumer

Corn stellt die Verbindung zur »Mutter Erde« her; bei Verwirrung über das Großstadtleben

Iris e. für die Strömungen der Kunst und den »Zeitgeist«; öffnet für die Inspiration

Lotus fördert Kontemplation und innere Stille; verstärkt die geistige Energie

Mallow bringt Offenheit für freundschaftliche Gefühle; hilft, Zuneigung und Wärme zu zeigen

Mariposa Lily e. für mütterliche Liebe und Annahme; wenn man sich ungeliebt und ausgestoßen fühlt

Mullein schafft Zugang zu Moral und Ehrlichkeit gegenüber sich selbst und anderen

Pink Yarrow e. für die Stimmungen im Raum, ohne sich von ihnen überschwemmen zu lassen

Red Clover Neigung, sich von den Emotionen einer Gruppe mitreißen zu lassen; anfällig für Unfälle und Katastrophen

Star Tulip e. für die innere Stimme und für Intuition

St. John's Wort e. für außerkörperliche Wahrnehmungen; Affinität zum Feuerelement; stärkt das innere Licht

Violet ist sehr sensibel und offen; fürchtet sich vor der Stärke einer Gruppe

Yarrow hohe Empfänglichkeit für negative Umwelteinflüsse; stärkt die Aura und hilft, sich besser abzugrenzen

empfindsam, sensibel

Aspen Übersensibilität; hat dunkle Vorahnungen und unbestimmte Ängste

Centaury reagiert besonders sensibel auf die Bedürfnisse anderer; bei Helfersyndrom; kann sich nicht abgrenzen

Chamomile empfindsam gegenüber emotionalen Anspannungen; unruhig und mißmutig

Fawn Lily fühlt sich zu sensibel für das alltägliche Leben; möchte ein rein spirituelles Leben führen

Lavender übersensibel für spirituelle Kräfte; bei Nervenanspannung und Überenergetisierung

Mugwort macht empfindsam für die unbewußten Vorgänge in der Nacht und im Traum; erleichtert den Übergang in einen entspannten Zustand

Pink Yarrow übersensibel für die Emotionen und Stimmungen im Raum; übernimmt fremde Stimmungen und kann sich nicht mehr davon lösen

Red Chestnut Überidentifikation mit den Problemen anderer; macht sich übergroße Sorgen um andere

St. John's Wort psychische Übersensibilität; steigt aus seinem Körper aus

Yarrow sensibel für negative Umwelteinflüsse; Schutzlosigkeit

Energie

Aloe »zündet die Kerze an beiden Enden an«; fühlt sich ausgebrannt und erschöpft; vernachlässigt seine emotionalen Bedürfnisse

Blackberry gibt E. für die Umsetzung von Ideen und Vorstellungen in die Realität; hilft, die eigenen Grenzen zu überwinden

Cayenne bringt E. und Feuer in Trägheit und alte Gewohnheiten; Katalysatoressenz

Echinacea Zusammenbruch der Immunabwehr; bei Schock und Verletzung der Seele

Hornbeam bei Antriebsschwäche und mangelnder Motivation; gibt Energie für Tatkraft und Frische

Indian Paintbrush hält das Energieniveau kreativer Tätigkeit aufrecht; gibt Durchhaltevermögen im schöpferischen Bereich

Lady's Slipper bringt Kraft und Erdverbundenheit; für eine vitale Sexualität

Morning Glory für Vitalität und Frische zur Überwindung krankmachender Gewohnheiten

Nasturtium bei körperlicher Müdigkeit infolge von einseitig-intellektueller Tätigkeit; belebt den Körper und schafft einen Ausgleich zur »Kopfarbeit«

Oak arbeitet bis zum Zusammenbruch; gesteht sich keine Schwäche zu; bei Erschöpfung aus übertriebenem Pflichtgefühl

Olive allgemeiner Kraftspender bei seelischer oder körperlicher Erschöpfung und Kraftlosigkeit

Peppermint fördert geistige Frische und Aufnahmefähigkeit

Rosemary bei Schläfrigkeit und mangelnder Vitalität

Entfremdung

Alpine Lily Entfremdung gegenüber dem weiblichen Körper und seiner Sexualität

Baby Blue Eyes E. und seelische Isolation; kriminelle Tendenzen

Buttercup empfindet sich als unwert für andere Menschen; ist zurückhaltend und schüchtern

California Wild Rose Apathie und Resignation; mangelnde Lebensfreude

Love-Lies-Bleeding verkapselt sich im eigenen Leiden; Einsamkeit und E.

Manzanita empfindet seinen Körper als fremd und unrein; häufig verbunden mit einer religiös-asketischen Einstellung

Saguaro Entfremdung gegenüber Autoritäten (Eltern, Lehrer, Staat); kämpft und rebelliert gegen die ganze Welt

Shooting Star fühlt sich auf der Welt fremd und nicht dazugehörig

Sunflower E. gegenüber dem Vater oder gegenüber den männlichen Anteilen der Persönlichkeit

Sweet Pea fühlt sich fremd in der Familie oder einer Gemeinschaft; vermeidet, soziale Verantwortung zu übernehmen

Violet vermeidet, sich in einer Gruppe zu zeigen; fühlt sich befremdet und hat Angst, in der Gruppe unterzugehen

Entgiftung

Chaparral Reinigung von bedrohlichen inneren Bildern über die Träume; Entgiftung von »psychischem Müll« nach Drogenmißbrauch

Crab Apple Reinigungsblüte zur seelischen Reinigung; wenn man sich innerlich unrein fühlt

Morning Glory bringt Vitalität und hilft, Gewohnheiten, die die Sinne benebeln, zu überwinden

Mountain Pennyroyal reinigt von negativen Gedankenkonzepten, die man teilweise von anderen übernommen hat
Sage löst alte seelische Ablagerungen und Schlacken; gut zur E.
Self Heal regt die Selbstheilungskräfte und die E. an; gut als seelische Unterstützung bei Fasten

Enthusiasmus

California Wild Rose für Begeisterung und Lebensfreude; bei Resignation und innerer Kapitulation
Cayenne bringt feurige Energie, um längst nötige Veränderungen zu vollziehen
Clematis verträumte, geistig abwesende Menschen; um mit Aufmerksamkeit und Begeisterung den Alltag zu meistern
Larkspur bei übertriebenem Pflichtbewußtsein und Selbstgefälligkeit; verlangt von seinen Mitarbeitern das gleiche Engagement
Tansy für faule, träge Menschen, die sich kaum für eine Sache begeistern und einsetzen können
Vervain leicht zu begeistern; stürzt sich mit aller Kraft in seine Projekte; überanstrengt sich

Entkräftung

Aloe verausgabt seine schöpferischen Kräfte; mißachtet den Erholungsbedarf seines Körpers; fühlt sich ausgebrannt
Echinacea wenn das nährende Element im Leben fehlt; für die ausgetrocknete Seele; Kontaktverlust zu sich selbst
Nasturtium Menschen, die viel mit dem Kopf arbeiten und sich müde und ausgelaugt fühlen
Olive bei totaler körperlicher und seelischer Erschöpfung; man ist am Ende seiner Kräfte

Self Heal unterstützt die innere Heilung und schenkt Vertrauen, aus eigener Kraft wieder gesund zu werden

Entmutigung

Borage fühlt sich niedergeschlagen aufgrund emotionaler Konflikte; bringt heitere Gelassenheit und Zuversicht
Elm für das vorübergehende Gefühl der Überforderung; wenn vieles gleichzeitig beachtet werden muß
Gentian läßt sich leicht entmutigen; pessimistisch
Gorse bei Hoffnungslosigkeit über die eigene Situation; Menschen, die schon sehr viele Wege zur Heilung ausprobiert haben
Iris fühlt sich in seiner kreativen Ausdruckskraft frustriert und entmutigt; hat keinen Zugang zur Inspiration
Larch mangelndes Selbstvertrauen; erwartet Fehlschläge
Penstemon für Durchhaltevermögen und Kraft in sehr schwierigen Lebensumständen und Krisen
Pine Entmutigung aufgrund von starken Schuldgefühlen; klagt sich selbst an
Scotch Broom E. und Depression angesichts der Weltlage; fühlt sich klein und unfähig
Sweet Chestnut bei großer Verzweiflung; weiß nicht, wie es weitergehen soll
Wild Rose empfindet das Leben als sinnlos; hat sich selbst aufgegeben

Entscheidungen

Cayenne bringt die Energie, um anstehende E. zu treffen und sie nicht länger vor sich herzuschieben

Cerato traut sich nicht, eigene Entscheidungen zu treffen; fragt immer erst die anderen; ist unentschlossen und zweifelnd
Lady's Slipper alle Tätigkeiten wirken lau
Scleranthus kann sich häufig nicht zwischen zwei Möglichkeiten entscheiden; stark wechselnde Stimmungen
Walnut verhilft zum Durchbruch; wenn man den Eindruck hat, nicht weiterzukommen; nimmt die Angst vor dem Neuen
Wild Oat kann sich unter vielen verschiedenen Möglichkeiten nicht entscheiden; hilft, den Lebensweg zu finden

Entschlossenheit

Blackberry Entschlossenheit und Zielstrebigkeit in der Umsetzung seiner Vorstellungen
Cayenne um mit E. seine Ziele zu verfolgen und Gewohnheiten zu durchbrechen
Cerato Fähigkeit, eigene Entscheidungen zu treffen und die inneren Zweifel zu überwinden
Gorse um Hoffnungslosigkeit zu überwinden und sich entschlossen für die Besserung der eigenen Situation einzusetzen
Larch für Selbstvertrauen und Glauben in seine kreativen Fähigkeiten
Mountain Pride um sich aktiv einer Auseinandersetzung zu stellen; E., sich durchzusetzen
Scotch Broom Mut und Vertrauen in die eigenen Fähigkeiten angesichts der großen Problemen in der Welt
Tansy um aktiv und entschlossen sein Leben in die Hand zu nehmen; bei Faulheit und Bequemlichkeit
Wild Oat um seine Aufgabe im Leben zu finden; für Zielstrebigkeit und Entschlossenheit

Entspannung

Agrimony bei innerer Unruhe, Anspannung und quälenden Sorgen; Neigung zu Suchtverhalten, um die Probleme zu verdrängen

Chamomile Anspannung und emotionaler Streß, der sich auf den Magen legt; für unruhige, hyperaktive Menschen

Dandelion verdrängte Emotionen, die sich als Verspannungen im Körper zeigen; ehrgeiziger Mensch (auch Kinder), der krampfhaft seine Ziele verfolgt

Dill bei Reizüberflutung und Unfähigkeit; hilft, viele Eindrücke und Erlebnisse zu verarbeiten; fühlt sich erdrückt von der Schnelligkeit des Lebens

Impatiens schneller, ungeduldiger Mensch, der leicht gestreßt und verspannt ist

Lavender Mensch, der seine spirituelle Entwicklung krampfhaft vorantreiben will; Nervenanspannung und Schlafstörungen

Morning Glory Nervosität durch Suchtverhalten und ungesunden Lebenswandel

Vervain Streß durch übermäßige Begeisterung

White Chestnut bei zwanghaftem Gedankenkreisen; wenn man nicht mehr abschalten kann

Yerba Santa verinnerlichte Traurigkeit, die sich als Anspannung und Krampf im Brustkorb äußert

Erdverbundenheit

Alpine Lady erdet die weibliche Energie; für gute Verbindung mit dem Körper

California Poppy Wirklichkeitsflucht in Drogen und bei Menschen, die geistig schweben und nicht mehr richtig »landen« können

Corn stellt die Verbindung zur Erde her; für Großstadtmenschen, die keine Beziehung zur Natur und zur Erde haben

Fawn Lily bei einseitiger Spiritualität; bringt Erdverbundenheit und Lebendigkeit in die Spiritualität

Indian Pink Neigung, sich von äußerer Unruhe und Chaos anstecken zu lassen; für innere Ruhe und Gelassenheit

Nasturtium für Menschen, die viel intellektuell arbeiten und keinen Bezug mehr zu ihrem Körper und zur Erde haben

Shooting Star hat das Gefühl, nie ganz auf der Erde angekommen zu sein; für Frühgeburten und Menschen mit fehlendem Bezug zur Erde

Erfolgszwang

Impatiens will alles schnell und perfekt machen; steht unter Streß und permanenter Anspannung

Larkspur übertriebene Pflichterfüllung und Selbstgerechtigkeit

Sticky Monkeyflower steht unter sexuellem Erfolgszwang; bei exzessivem Sexualleben

Vine tyrannische, dominante Führungsperson, die anderen ihren Willen aufzwingt

Ernährungsfehler

California Pitcher Plant bei schlechter »Verdauung« und mangelnder Vitalität; wenn die Instinktkräfte unterdrückt oder übertrieben ausgelebt werden

Chamomile emotionale Anspannung, die sich auf den Magen und die Verdauung auswirkt

Chestnut Bud wenn man immer wieder die gleichen Fehler macht; hilft, einen Teufelskreis zu durchbrechen

Crab Apple Angst vor Gift und Bakterien im Essen
Dill bei Verdauungsstörungen auf Reisen; Unfähigkeit, viele verschiedene Eindrücke zu verarbeiten
Impatiens Ungeduld und Nervosität; wenn man keine Zeit zum Essen hat
Manzanita Ablehung gegenüber allem Körperlichen; wenn man die Bedürfnisse des Körpers ignoriert; bei Magersucht
Mariposa Lily wenn das Essen die fehlende Mutterliebe und Geborgenheit ersetzen soll
Milkweed bei Eßstörungen und Sucht
Morning Glory chaotischer, arrhythmischer Lebenswandel, Suchtverhalten
Olive bei Schwäche aufgrund von Mangelernährung
Rock Water Menschen mit hohen Idealen und einer asketischen Haltung; Dogmatiker in der Ernährung
Wild Rose hat kein Interesse an der Welt; ißt wenig; bei Apathie

ernster Mensch

Mustard Depressionen, die wie aus »heiterem Himmel« den Menschen einhüllen
Rock Water mit starren Prinzipien ohne Lebensfreude; humorlos
Zinnia ernster, verantwortungsbewußter M., der nicht fröhlich und ausgelassen sein kann; bringt Zugang zum inneren Kind

Erschöpfung

Aloe Vera Erschöpfung durch Überbeanspruchung der Kräfte; verausgabt sich
Elm E. und Überforderung aufgrund der Lebensumstände; man muß alles gleichzeitig machen

Garlic fehlende Widerstandskraft; nervöse Ängste
Hornbeam Unfähigkeit, den Tag zu beginnen; Antriebslosigkeit; fühlt sich müde und erschöpft, ohne sich angestrengt zu haben
Lavender E. durch geistig-spirituelle Überbeanspruchung
Impatiens setzt sich selbst unter Druck; E. aus Streß und Nervosität
Nasturtium E. aufgrund von einseitiger intellektueller Tätigkeit; gut für Studenten
Oak arbeitet bis zum Zusammenbruch; gibt keine Schwächen zu
Olive bei großer seelischer und körperlicher E.
Self Heal hat das Vertrauen in die innere Heilkraft verloren
Sweet Chestnut wenn die Grenzen des Erträglichen erreicht sind; bei tiefer Verzweiflung
Vervain übermäßige Begeisterung und Fanatismus, die an den Kräften zehren
White Chestnut E. durch permanent kreisende Gedanken; wenn man nicht abschalten kann
Wild Rose E. der Lebenskraft; wenn der Lebenswille fehlt

Erste Hilfe

Arnika bei Schock und Trauma; lindert Schmerzen
Chamomile bei emotionalem Streß und äußerer Unruhe
Cherry Plum bei Angst, durchzudrehen; bei Hysterie und zwanghaftem Verhalten
Clematis bei Bewußtlosigkeit und geistiger Abwesenheit
Impatiens bei extremem Streß
Indian Pink für innere Ruhe in chaotischer Umgebung
Red Clover bei Massenhysterie und Emotionen, die außer Kontrolle geraten
Rock Rose bei panischer Angst; Todesangst
Saint John's Wort bei traumatischen Erlebnissen mit Feuer

Self Heal regt die Selbstheilung an; gibt Vertrauen, aus eigener Kraft wieder gesund zu werden
Star of Bethlehem bei körperlichem und seelischem Schock; bei tiefer Seelennot
St. John's Wort bei Angst vor Feuer; wenn die Lebenskräfte schwinden; stärkt das innere Licht
Yarrow Schutz vor negativen Umwelteinflüssen

Erwartungshaltung

Baby Blue Eyes erwartet nur Schlimmes von anderen; tiefes Mißtrauen gegenüber den Mitmenschen
Chicory kümmert sich um andere und opfert sich auf; erwartet Dankbarkeit
Gentian erwartet nur das Schlimmste; gibt schnell auf
Larch erwartet Fehlschläge; bei mangelndem Selbstvertrauen
Mallow hält sich für nicht liebenswert; erwartet Zurückweisung
Oregon Grape erwartet Feindseligkeit und Mißgunst; unterstellt anderen böse Absichten; Paranoia
Scotch Broom Weltuntergangsstimmung; hat keine Hoffnung für die Welt
Wild Rose erwartet nichts mehr vom Leben; findet alles sinnlos
Willow jammert und tut sich selbst leid; übernimmt keine Verantwortung für sein Leben

Eßsucht

Agrimony verdeckt die inneren Sorgen und Qualen durch übermäßiges Essen; wirkt immer fröhlich und glücklich
Cayenne gibt Kraft, um sich von »eingefleischten« Gewohnheiten zu lösen

Chestnut Bud wenn man aus schlechten Erfahrungen keine Konsequenzen zieht und immer in das gleiche Fehlverhalten fällt
Hound's Tongue wenn übermäßiges Essen Körper und Geist träge und schwerfällig machen
Manzanita Abscheu gegenüber dem Körper; bei Magersucht und Bulimie
Mariposa Lily bei zwanghaftem Essen; wenn Nahrung die Mutterliebe ersetzen soll
Milkweed bei Eßsucht; Verleugnung der Ich-Kräfte
Morning Glory läßt ungesunde Gewohnheiten als entwicklungshemmend erkennen; bei chaotischem Lebenswandel

Fähigkeiten

Buttercup hält seine Fähigkeiten für minderwertig und nichtig; wenn die wahren Begabungen in der Kindheit nicht gefördert wurden
Iris fühlt sich in seinen kreativen F. frustriert und ausgetrocknet; hat keine Inspiration
Larch mißtraut den eigenen F.; fehlendes Selbstvertrauen; erwartet das Scheitern seiner Projekte
Quaking Grass hilft einer Gruppe, die individuellen F. aufeinander abzustimmen und dem Gemeinwohl zu dienen

Familie

Black Cohosh bei schwierigen Familienverhältnissen; Kreislauf aus Gewalt und Abhängigkeit
Chicory »Übermutter«; möchte ihre Lieben immer in der Nähe haben; kümmert sich zu sehr
Dogwood bei ungewöhnlich harter Kindheit; wenn man selbst

durch traumatische Erlebnisse hart und zynisch geworden ist

Golden Ear Drops bei Kindheitstrauma; wenn man die Wiederkehr schmerzlicher Erlebnisse fürchtet

Mariposa Lily für eine harmonische Mutter-Kind-Beziehung; klärt das innere Bild der Mutter

Red Clover wenn in der F. die Emotionen außer Kontrolle geraten und sich aufschaukeln; bei Hysterie

Sunflower fördert eine positive Beziehung zum Vater; hilft, wenn der Vater fehlt

Sweet Pea meidet Familie und Gemeinschaft aus Angst vor sozialen Verpflichtungen und Bindungen

fanatisch

Crab Apple Reinigungs- und Putzwahn

Fawn Lily fanatisch in der Ausübung spiritueller Praktiken; im Alltag überfordert

Purple Monkeyflower religiös f.; angstgesteuerte Frömmigkeit

Rock Water hat hohe Ideale und verfolgt diese f.

Vervain missionarischer Eifer und fanatisch in der Umsetzung seiner Projekte

fasten

Chaparral Reinigung von »psychischem Müll« und bedrohlichen inneren Bildern; Entgiftung nach Drogenmißbrauch

Crab Apple Reinigungsblüte; wenn man sich innerlich unrein fühlt; fördert die Entschlackung

Sage fördert die Entschlackung und die Befreiung von seelischen »Altlasten«

Self Heal unterstützt die Selbstheilung und die innere Reinigung

Faulheit

Cayenne bringt »Feuer« in alte Gewohnheiten; unterstützt die Willenskraft
Clematis Tagträumer, die geistig abwesend erscheinen und sich um nichts kümmern
Hornbeam Antriebslosigkeit; die angefangene Arbeit wird jedoch immer zu Ende gebracht
Peppermint geistige F. und Bequemlichkeit; lernt nicht leicht
Tansy bei F. und Bequemlichkeit

Fehler

Beech hilft, eigene Fehler und Ungereimtheiten zu sehen; ist überkritisch bei anderen
Chestnut Bud macht immer wieder die gleichen F. und zieht keine Konsequenzen aus schlechten Erfahrungen
Honeysuckle leidet unter den Fehlern aus der Vergangenheit; kann sich nicht von der Vergangenheit lösen
Pine verzeiht sich die eigenen Fehler nicht; hat Schuldgefühle

Fehlgeburt

Angelica gibt Geborgenheit und ein Gefühl von »Gehaltensein« in seelischen Krisen
Angel's Trumpet erleichtert die Auseinandersetzung mit dem Tod

Mariposa Lily nach Fehlgeburt, um sich mit der »gescheiterten« Mutterrolle zu versöhnen

Shooting Star bei drohender F.; hilft dem Ungeborenen, sich im Körper der Mutter wohl zu fühlen

Star of Bethlehem bei Schock und nach traumatischer Geburt; für Mutter und Kind

Wild Rose für schwache, apathische Kinder; fördert den Lebenswillen

Feindseligkeit

Baby Blue Eyes mißtrauisch und abweisend aufgrund negativer Kindheitserfahrungen

Holly Haß, Neid und Eifersucht; fördert die Liebe und gegenseitiges Verständnis

Nicotiana feindselig und kaltschnäuzig; cool

Oregon Grape unterstellt seinen Mitmenschen Feindseligkeit und böse Absichten; leidet unter Verfolgungswahn

Poison Oak feindselig und abweisend; unsicherer Umgang mit Grenzen zwischen Menschen

Snapdragon feindselig und bissig; Sarkasmus

Sunflower bei Aggressionen gegenüber dem Vater; bei unausgewogener Männlichkeit

Tiger Lily fr streitsüchtige und kampfeslustige Menschen; Macho-Verhalten

Feinfühligkeit

Aspen ängstlich und feinfühlig; leidet unter Vorahnungen

Centaury Feinfühligkeit gegenüber den Wünschen anderer; übertrieben hilfsbereit; kann nicht nein sagen

Golden Yarrow leidet unter vielen Menschen; meidet Öffentlichkeit
Mimulus bei Überängstlichkeit; geräuschempfindlich
Pink Yarrow nimmt die Stimmungen seiner Mitmenschen auf und macht sie zu seinen eigenen; kann sich emotional nicht abgrenzen
Violet feinfühlig und offen; fürchtet sich, in einer Gruppe unterzugehen; schüchtern

fernsehen

California Poppy bei Abhängigkeit von Außenreizen; Kinder, die zuviel fernsehen und nicht mehr spielen können
Hornbeam bei geistiger Müdigkeit; wenn man nur Routinearbeiten macht und dabei geistig abstumpft

festhalten

Angel's Trumpet klammert sich an das bisherige Leben; bei tiefgreifenden Wandlungen und Todesangst
Bleeding Heart am Partner festhalten; Überidentifikation mit dem Partner
Cayenne an alten Gewohnheiten und Sicherheiten f.
Cherry Plum zwanghafte innere Kontrolle; hat Angst, bei unvorhergesehenen Situationen durchzudrehen
Chicory an geliebten Menschen f.; »overprotecting«
Dandelion F. und Unterdrückung von Emotionen, die sich als Verspannungen im Körper festsetzen
Honeysuckle an der Vergangenheit f.; Nostalgie und Sehnsucht nach früheren Zeiten
Purple Monkeyflower an konventionellen Strukturen f.; fürchtet, die Kontrolle zu verlieren

Sagebrush an einem alten Selbstbild f.; spielt eine Rolle, die nicht mehr zur gegenwärtigen Situation paßt

Star Thistle an Besitz und Reichtum f.; Geiz und Angst vor Mangel

Flexibilität

Dogwood bei Härte und Zynismus; fördert Flexibilität und Anmut in der Bewegung

Hound's Tongue für geistige Flexibilität; hilft materialistischen Menschen, auch spirituelle Tatsachen zu integrieren

Mugwort F. im Bewußtsein; Wachsamkeit

Oak kämpferische Menschen, um mit ihren Energien flexibler und behutsamer umzugehen

Purple Monkeyflower F. in den religiösen Erfahrungen; klammert sich an eingefahrene Muster

Quaking Grass für F. in einer Gruppe; um individuelle Interessen aufeinander abzustimmen

Rabbitbrush erweitert den geistigen Horizont; hilft, wenn viele Dinge gleichzeitig beachtet und integriert werden müssen

Rock Water Menschen mit starren Prinzipien und hohen Idealen; für mehr Flexibilität und Lebensfreude

Flucht

Agrimony flieht vor den eigenen Problemen in Drogen und Alkohol; versteckt sich hinter einer Maske von Fröhlichkeit

California Poppy sucht spirituelle Erfahrung außerhalb seiner selbst; Wirklichkeitsflucht durch psychische Erfahrungen mit Drogen

California Wild Rose flieht vor der Welt in Apathie und Resignation; findet das Leben sinnlos

Canyon Dudleya Flucht in übersteigerte Phantasien und übertriebene spirituelle Erfahrungen

Clematis flieht vor der Realität in eine positive Traumwelt, ist geistig abwesend

Milkweed Wirklichkeitsflucht in Sucht und Selbstverleugnung

Morning Glory benebelt sich mit Drogen und Stimulanzien; hilft bei fehlender Vitalität und chaotischem Lebensstil

Mountain Pride flieht vor Auseinandersetzungen und Konflikten; Opportunist

Nicotiana Flucht in Nikotinabhängigkeit; Benebelung; Gefühlskälte

Sweet Pea meidet soziale Verantwortung und Bindungen an eine Gemeinschaft; Einsiedler

Frausein

Alpine Lily hat keine Beziehung zu ihrem Körper; gestörte Sexualität und Fruchtbarkeit

Hibiscus mangelnde Weichheit und Hingabefähigkeit; bringt Wärme in das sexuelle Erleben

Pomegranate Konflikt zwischen Kind und Karriere; für eine harmonische Weiblichkeit

Quince für Karrierefrauen; verbindet Weichheit und Durchsetzungsvermögen

Freiheit

Bleeding Heart emotionale Freiheit vom Partner; harmonische Distanz und Selbständigkeit

Buttercup F. von selbsteinschränkenden Minderwertigkeitsgefühlen; fördert eine positive Selbsteinschätzung

Centaury F. von Unterdrückung und Ausbeutung; fördert Willensstärke und Abgrenzung

Holly emotionale F. in Beziehungen; Überwindung von Neid und Eifersucht

Scarlet Monkeyflower F., sich mit seinen tiefen Gefühlen auseinanderzusetzen und diese zu äußern

Trumpet Vine F. und Kraft im Selbstausdruck; Überwindung von Sprachstörungen und Unsicherheit

Walnut Freiheit von starken äußeren Einflüssen, zum Beispiel durch die Familie; fördert Stärkung der Persönlichkeit

Freude

Borage bringt heitere Gelassenheit und Zuversicht; bei Niedergeschlagenheit durch emotionale Krisen

California Wild Rose weckt Lebensfreude und Begeisterung; bei Resignation und mangelndem Lebenswillen

Dogwood bei verhärteten Gefühlen; kann keine Freude empfinden

Larkspur fördert einen freudvollen und großzügigen Führungsstil; Autorität durch Vorbild

Rock Water für F. in der Befolgung der Lebensideale

Mustard bringt die Lebensfreude zurück und hilft, Depressionen zu lösen

Zinnia für kindliche Freude und die Fähigkeit, den Alltag auf spielerische Weise zu bewältigen

Freundschaft

Mallow traut sich nicht, die Barrieren zu vertrauten Bekannten fallen zu lassen; hilft, Zuneigung und Wärme zu zeigen

Sweet Pea kann keine F. halten; wandert von einer Beziehung zur nächsten
Water Violet distanzierter Mensch, der oft stolz und überheblich wirkt und niemanden zu nahe kommen läßt

Fröhlichkeit

Agrimony gespielte Fröhlichkeit; Gruppenclown; verdrängt innere Sorgen und Qualen
Bleeding Heart lindert »Herzschmerzen«; wenn man einen geliebten Menschen verloren hat
Borage bei Niedergeschlagenheit; hat den Zugang zur inneren Quelle verloren; bringt Fröhlichkeit und Unbeschwertheit
Larkspur für F. und Großmut in einer Führungsposition
Lotus bringt F. und innere Heiterkeit; läßt über sich selbst lachen
Mustard erleichtert Depressionen, die sich wie eine »dunkle Wolke« auf den Menschen legen
Rosemary mürrische, übellaunige Menschen
Zinnia ernste, vernünftige Menschen; bringt kindliche Fröhlichkeit und Humor

Fruchtbarkeit

Alpine Lily bei gestörter Fruchtbarkeit und negativer Haltung gegenüber dem weiblichen Körper
Blackberry F. und Umsetzung der Gedanken und Ideen in die Realität
Easter Lily verbindet bodenständige Spiritualität mit gesunder Sexualität
Iris F. im kreativen Ausdruck; für Menschen, die sich in ihrer schöpferischen Leistung leer und frustriert fühlen

Pomegranate Fruchtbarkeit und weibliche Kreativität; bei Konflikt zwischen Familie und beruflicher Karriere

Frühgeburt

California Wild Rose schwache, teilnahmslose Kinder; bei fehlendem Lebenswillen
Mariposa Lily gleicht die fehlende Mutterliebe aus; wenn das Kind nicht bei der Mutter bleiben darf; für eine harmonische Mutter-Kind-Beziehung
Shooting Star für zu früh geborene Menschen, die das Gefühl haben, nie richtig auf der Welt angekommen zu sein

Frustration

Blackberry Frustration über die eigene Unfähigkeit, seine Vorstellungen in die Tat umzusetzen
Cosmos findet nicht die richtigen Worte; F. im sprachlichen Ausdruck
Gentian Pessimist, gibt bei dem geringsten Anlaß frustriert auf; bei Enttäuschungen mit bekannter Ursache
Impatiens F. über die Langsamkeit und Unvollkommenheit seiner Mitmenschen
Indian Paintbrush beim Nachlassen der schöpferischen Kraft und Ausbleiben der kreativen Ideen; gibt Energie und Durchhaltevermögen im kreativen Ausdruck
Iris fühlt sich frustriert und unfähig in seiner Kreativität; hat keine Inspiration
Oak F. über unerledigte Arbeit; bei übertriebenem Pflichtgefühl
Penstemon in schwierigen Lebenssituationen; wenn der Mut und das Durchhaltevermögen fehlen

Star Tulip F. über den mangelnden Zugang zur Intuition; bei Unfähigkeit zu meditieren
Wild Oat i Unentschlossenheit und Frustration über den eigenen Lebensweg

Führungsposition

Elm für Menschen, die viel Verantwortung tragen, sich aber aufgrund der aktuellen Umstände überfordert und überlastet fühlen
Impatiens ist ungeduldig und nervös; verlangt schnelles Arbeiten; reagiert aufbrausend
Larkspur verlangt von anderen das gleiche übertriebene Pflichtbewußtsein wie von sich selbst; ist selbstgerecht und kleinlich
Mountain Pride ermöglicht spirituelle Kampfbereitschaft; erkennt, daß aktive Auseinandersetzung sinnvoll ist; für konfliktscheue Menschen
Red Clover um ruhig und gelassen inmitten von Panik und Chaos zu bleiben; bei Massenhysterie
Rock Water bei übermäßiger Strenge und Härte gegenüber sich selbst und anderen; starre Ansichten
Sunflower bei unausgewogener Individualität; fördert eine positive Männlichkeit
Tiger Lily aggressive, streitlustige Menschen; fördert Kooperationsbereitschaft und Empfänglichkeit für die Interessen anderer
Vine zwingt anderen seinen Willen auf; ist tyrannisch und dominant; fördert Rücksichtnahme und Toleranz
Water Violet macht alles im Alleingang; spricht mit niemandem über seine Vorhaben; wirkt stolz und überheblich

Geborgenheit

Angelica gibt Geborgenheit und tiefes Vertrauen – »Wattebauschessenz«
Baby Blue Eyes wenn G. und Schutz in der Kindheit fehlte; »die Welt ist unsicher«
Mariposa Lily bei fehlender Mutterliebe und G.; wenn man sich ungeliebt und ausgestoßen fühlt
Shooting Star fühlt sich fremd unter Menschen und hat keinen Bezug zur Erde; fördert soziale Integration und G.
St. John's Wort bei nächtlichen Angstzuständen und Alpträumen; stärkt das innere Licht und gibt G.
Sweet Pea um sich in einer Gemeinschaft wohl zu fühlen und soziale Aufgaben zu übernehmen; für die ewigen Wanderer, die sich entwurzelt und heimatlos fühlen

Gedanken

Agrimony bei quälenden Gedanken und Sorgen, die man nicht nach außen dringen läßt
Aspen hat schreckliche G. und dunkle Vorahnungen
Blackberry hilft, die G. und Vorstellungen in die Tat umzusetzen; Willenskraft zur Verwirklichung seiner Ziele
Chaparral wird schlimme G. und quälende innere Bilder nicht mehr los
Clematis widmet sich seinen G. und positiven Tagträumen; nimmt kaum am Alltagsgeschehen teil
Cosmos wenn G. schneller sind, als sie ausgesprochen werden können; fahriges und schnelles Sprechen
Madia kann seine G. nicht zusammenhalten; unkonzentriert
Mountain Pennyroyal Reinigung von negativen G; hilft, eigene Gedanken von fremden zu unterscheiden

Peppermint für geistige Frische und Wachheit; fördert das Lernvermögen

Red Chestnut ängstigt und sorgt sich um geliebte Menschen; macht sich G., daß etwas passieren könnte

White Chestnut bei kreisenden G.; wenn man nicht abschalten kann

Geduld

Calendula fördert Geduld im Zuhören und Liebe und Wärme in der Wortwahl

Impatiens ungeduldige, nervöse Menschen, die alles schnell und perfekt machen wollen

Yellow Star Tulip fördert Geduld und Mitgefühl; gut in heilenden und lehrenden Berufen

geerdet sein

Alpine Lily im weiblichen Körper geerdet sein; Fruchtbarkeit und Sexualität annehmen

Clematis Träumer, die in ihren Gedanken schweben; hilft, aktiv und wach am Alltag teilzunehmen

Corn bei Verwirrung und Desorientierung im Stadtleben; stellt den Kontakt zur Erde und zur Natur her

Fawn Lily im spirituellen Erleben geerdet sein; Bodenständigkeit und Lebendigkeit

Manzanita bei Abscheu gegenüber dem Körper; hilft, den Körper als Tempel der Seele anzuerkennen

Shooting Star bei dem Gefühl, fremd auf der Welt zu sein; hilft sich zu erden und soziale Beziehungen aufzubauen

St. John's Wort bei außerkörperlichen Zuständen; stärkt die Bindung an den Körper

Sweet Pea beim Gefühl der Heimatlosigkeit und Entwurzelung; wenn man Angst vor sozialen Verpflichtungen hat

Gefühle

Bleeding Heart bei emotionaler Abhängigkeit vom Partner; bei »Liebeskummer«
Borage bei Niedergeschlagenheit aufgrund emotionaler Konflikte; bringt innere Heiterkeit und Zuversicht
Dandelion läßt Gefühle unbeachtet; ehrgeizig und karrierebewußt
Deer Brush um die G. mit dem Verstand zu koordinieren; für Reinheit der Absichten
Dogwood bei verhärteten Gefühlen und Neigung zur Selbstzerstörung
Fuchsia Neigung, G. zu übertreiben und zu dramatisieren; um verdrängte Emotionen zu überspielen
Golden Ear Drops bei Furcht vor der Wiederkehr schmerzlicher Erlebnisse aus der Kindheit; bei Kindheitstrauma
Nicotiana Gefühlskälte; nur auf den eigenen Vorteil bedacht
Pink Monkeyflower G. von Scham und Unwertsein; fürchtet, verletzt und gedemütigt zu werden
Scarlet Monkeyflower unterdrückt starke G. wie Zorn und Wut
Star Tulip hört nicht auf seine Intuition und G.; sehr rational
Yerba Santa bei verinnerlichter Traurigkeit und Melancholie; wenn verdrängte Gefühle die Atmung behindern

Gegenwart, mangelndes Interesse an der

California Poppy bei Wirklichkeitsflucht und Abhängigkeit vor äußeren Reizen

California Wild Rose Null-Bock-Gefühl; interesselos und gelangweilt
Clematis Tagträumer, die vor Konflikten in eine positive Gedankenwelt flüchten
Honeysuckle lebt in der Vergangenheit und weigert sich, die Gegenwart anzunehmen; Nostalgie
Milkweed Wirklichkeitsflucht in Sucht; Selbstverleugnung
Mustard bei Depressionen, die sich unerwartet auf das Gemüt legen
Wild Rose Apathie und Kapitulation; empfindet das Leben als sinnlos

geistige Klarheit

Cosmos bringt geistige Klarheit und Struktur in die Gedanken
Clematis Tagträumer; wirkt abwesend; nimmt seine Umwelt nicht wahr
Hound's Tongue für materialistische Menschen, die geistig träge und unflexibel sind; hilft, auch spirituelle Aspekte im Leben zu erkennen
Madia für Konzentration und Klarheit der Gedanken; wenn man sich leicht ablenken läßt
Mountain Pennyroyal Neigung, die negativen Gedanken anderer zu übernehmen; bringt Reinheit der Gedanken
Peppermint für geistige Klarheit und hohe Aufnahmebereitschaft; gut beim Lernen und Studieren
White Chestnut bei kreisenden Gedanken und Unkonzentriertheit

Geiz

Star Thistle aus Angst vor Mangel; Unfähigkeit, mit anderen zu teilen; fördert Großzügigkeit und Offenherzigkeit

Gelassenheit

Agrimony für innere Gelassenheit; fördert ehrliche Konfrontation mit den eigenen Problemen

Borage fördert heitere G.; bei emotionalen Krisen und Niedergeschlagenheit

Chamomile bei emotionaler Anspannung und Unruhe; beruhigt und löst die Spannungen

Cherry Plum für Menschen, die Angst haben, wahnsinnig zu werden, und sich ständig kontrollieren

Filaree Neigung, sich zu verzetteln und aus Kleinigkeiten große Probleme zu machen; bringt Gelassenheit und Überblick

Garlic bei nervöser Angst und Lampenfieber; bei schwachen Widerstandskräften

Indian Pink G. trotz erhöhter Aktivität der Umgebung; innere Ruhe bei hohen Anforderungen

Lavender bei Überreizung durch spirituelle Übungen; setzt sich unter Druck; möchte seine spirituelle Entwicklung vorantreiben

Lotus G. und Stabilität; innere Distanz zu den eigenen Problemen

Mimulus G. und Tapferkeit; bei allen Ängsten mit bekannten Ursachen

Pink Yarrow für emotionale Stabilität; wenn man die Stimmungen anderer zu sehr auf sich bezieht

Red Chestnut Vertrauen und Zuversicht; bei übertriebener Sorge um geliebte Menschen

Red Clover für Ruhe und G. inmitten von Panik und Hysterie

Star of Bethlehem für G. und innere Ruhe; bei Schock und traumatischen Erlebnissen; in tiefster Seelennot

White Chestnut für gedankliche Ruhe; bei ewig kreisenden Gedanken und der Unfähigkeit, abzuschalten

Gereiztheit

Beech ist überkritisch und leicht gereizt; intolerant
Holly gereizt aufgrund von Ärger, Neid und Eifersucht; bei gestauten Aggressionen
Impatiens ungeduldige Menschen, die leicht gereizt und aufbrausend reagieren
Lavender Überreizung der Nerven; hohe Anspannung durch spirituellen Ehrgeiz
Rosemary gereizt und mürrisch; Kälte in Seele und Körper
Snapdragon Gereiztheit und Sarkasmus, beißend und bösartig im Ausdruck

Gesamtüberblick

Elm bei dem vorübergehenden Gefühl der Überforderung; hilft, zu organisieren und den Überblick zu behalten
Filaree Unfähigkeit, Prioritäten zu setzen; verzettelt sich und sorgt sich um Kleinigkeiten
Rabbitbrusch für Gesamtüberblick und gleichzeitige Aufmerksamkeit für Einzelheiten; für den »zerstreuten Professor«
Shasta Daisy fördert G. und Synthese über gesammeltes Wissen; unterstützt Ordnung

Gewalttätigkeit

Baby Blue Eyes emotionale Isolation; Tendenz zu Gewalttätigkeit und Kriminalität
Black Cohosh umgeben von G. und Abhängigkeit; Selbstzerstörung
Cherry Plum fürchtet, etwas Schlimmes zu tun; steht ständig unter Spannung; »Amokläufer«

Echinacea bei Verletzung der Würde und Kontaktverlust zu sich selbst durch G.
Holly G. durch angestaute Aggressionen; Haß und Mißgunst
Impatiens ungeduldiger und aufbrausender Typ
Sunflower bei Aggressionen und Haß gegenüber dem Vater; unharmonische Entwicklung der Männlichkeit
Trillium gewalttätig und machtgierig; »geht über Leichen«
Vine bei Jähzorn; zwingt anderen seinen Willen auf; kann keine Rücksicht nehmen

Gewohnheiten

Cayenne bringt »Pfeffer« in alte Gewohnheiten, wenn man dazu neigt, alles vor sich herzuschieben
Chestnut Bud macht immer wieder die gleichen Fehler und fällt in gewohnte Verhaltensmuster; Unfähigkeit, aus Erfahrungen zu lernen
Morning Glory läßt G. und Abhängigkeiten erkennen und hilft, sich davon zu lösen; bringt Vitalität
Sagebrush lebt in einem alten Selbstbild; spielt eine Rolle, die früher einmal erfolgreich war
Walnut verhilft zum Durchbruch bei dem Gefühl, »anzustehen«; nimmt die Angst vor dem Neubeginn

Gier

California Pitcher Plant lebt nach seinen Instinkten und Trieben; bei Konflikt zwischen Instinkt und Intellekt
Star Thistle Gier nach materiellen Gütern und Besitz; Geiz
Trillium G. nach Macht und Besitz; fordert sofortige Triebbefriedigung ohne Rücksicht auf die Wünsche anderer

Glaube

Angelica Zugang zu innerer Führung und Glaube

Angel's Trumpet hilft, den G. in tiefgreifenden Krisen und bei Konfrontation mit dem Tod nicht zu verlieren

Aspen bei hoher Sensibilität und diffusen Ängsten; bei religiösen Ängsten; bringt Vertrauen und seelischen Schutz

Borage Zuversicht und Kraft; bei Mutlosigkeit und Niedergeschlagenheit

Gorse Glaube und Hoffnung für den eigenen Gesundheitszustand; für Menschen, die schon lange ein seelisches oder körperliches Leiden haben

Oregon Grape G. an die guten Absichten anderer Menschen; bei Mißtrauen und Argwohn

Scotch Broom G. an die eigene Bedeutung angesichts der großen Probleme in der Welt

Self Heal G. an die eigene Heilung und die Fähigkeit; aus eigener Kraft wieder gesund zu werden

Sweet Chestnut bei großer Verzweiflung; G. an Besserung der Situation

Wild Rose G. an den Sinn des Lebens; bei Apathie und Resignation

Gleichgewicht

Basil Gleichgewicht zwischen Sexualität und Spiritualität; hilft, wenn es in Beziehungen Konflikte um Gegensätzliches gibt

California Pitcher Plant G. zwischen Instinkt und Intellekt; hilft, wenn man die Instinkte und Triebe unterdrückt oder übermäßig auslebt

California Poppy Ausgleich zwischen innen und außen; hilft, den Reichtum der Seele zu erkennen und von Abhängigkeit von Außenreizen frei zu werden

Calla Lily G. in der sexuellen Orientierung; bei indifferenten Neigungen
Corn hilft, das innere G. in großen Menschenmengen zu bewahren
Deer Brush G. zwischen Herz und Verstand; fördert klare Absichten
Mariposa Lily fördert eine harmonische Mutter-Kind-Beziehung
Morning Glory bringt G. und Struktur in den Lebenswandel
Scleranthus bei Unentschlossenheit und stark wechselnden Stimmungen; bei Gleichgewichtsstörungen

Gleichgültigkeit

California Wild Rose Gleichgültigkeit und Interesselosigkeit; gelangweilt vom Leben
Clematis wirkt abwesend und gegenüber seinen Mitmenschen gleichgültig; gibt sich seinen Tagträumen hin
Wild Rose bei G. gegenüber dem Leben; findet das Leben sinnlos und macht keine Anstrengung, um seinen Zustand zu ändern

Gottvertrauen

Angelica bringt Gottvertrauen und vermittelt ein Gefühl des Getragenseins
Angel's Trumpet für Vertrauen und Hingabe an die Wandlungsprozesse des Lebens
Aspen bei Angst und dunklen Ahnungen; fördert Gottvertrauen

Grausamkeit

Trillium Mensch, der für sein eigenes Vergnügen »über Leichen geht«; Machtgier
Vine setzt seinen Willen gegen alle anderen durch; ist tyrannisch und dominant

Grenzen

Blackberry mangelnde Risikofreudigkeit; kann die eigenen Grenzen nicht überschreiten
Centaury läßt andere ständig die eigenen G. übergehen; läßt sich ausnützen und ausbeuten; kann sich nicht abgrenzen
Lady's Slipper wirkt lau und müde; begrenzt und behindert sich selbst
Poison Oak kann Grenzen zwischen Menschen nicht beurteilen; Unsicherheit und Distanzlosigkeit
Walnut hilft, G. zu durchbrechen und Neues zu beginnen

Groll

Holly bei Groll und angestauter Wut; bei Beziehungsproblemen
Scarlet Monkeyflower unterdrückt G. und Wut; hat Angst vor heftigen Emotionen
Willow hadert mit dem Schicksal; bei G. und Selbstmitleid

Großzügigkeit

Beech Großzügigkeit und Toleranz in der Beurteilung anderer
Larkspur bei übertriebener Pflichterfüllung und kleinlicher

Kontrolle; für G. und positive Autorität in einer Führungsrolle

Rock Water für dogmatische Menschen mit starren Prinzipien; fördert G. und Flexibilität

Star Thistle bei Geiz und Habsucht; Unfähigkeit, sich und seinen Besitz zu teilen

Gruppenarbeit

Calendula bringt Klarheit in den verbalen Austausch; fördert Zuhören

Deer Brush für Reinheit der Motive und Absichten; fördert Klarheit in den Handlungen gegenüber anderen

Goldenrod um zu seiner wahren Persönlichkeit zu stehen; bei betont negativem, auffälligem Verhalten

Golden Yarrow stärkt und schützt Menschen, die viel in der Öffentlichkeit arbeiten

Madia fördert Konzentration und geistige Sammlung; hilft, die Arbeit auf einen Punkt zu bringen

Mullein für Aufrichtigkeit und Ehrlichkeit gegenüber seinen Mitarbeitern; Neigung, andere zu belügen und ihnen etwas vorzuspielen

Quaking Grass Gruppenessenz!; hilft, die einzelnen Interessen aufeinander abzustimmen; fördert Flexibilität

Sweet Pea für soziale Integration; meidet Gemeinschaften und die damit verbundenen Aufgaben

Tiger Lily fördert Einfühlungsvermögen und Zurückhaltung; für aggressive, streitlustige Menschen

Trillium um die Energien, die man sonst zu den eigenen Gunsten aufwendet, für die Gemeinschaft einzusetzen; fördert Uneigennützigkeit und Demut

Violet schüchterne Menschen, die sich nicht trauen, sich in eine

Gruppe einzubringen; bei Furcht, in der Gruppe unterzugehen

Haltung

Agrimony verbirgt innere Nöte; will Haltung bewahren
Centaury bei Willensschwäche; steht nicht zu sich selbst; konfliktscheu
Dandelion H. verspannt und verkrampft; verdrängte Gefühle äußern sich als Verspannungen
Larch mängelndes Selbstvertrauen; schlechte H.
Mullein nimmt keinen Standpunkt ein; unaufrichtig
Oak »Zähne zusammenbeißen und durch«; unermüdlicher Kämpfer
Pine macht sich selbst klein; ständige Selbstvorwürfe und Schuldgefühle
Rock Water H. ist starr und unbeweglich; Dogmatiker
Scleranthus launenhaft und stark wechselnde Stimmung; unentschlossen
Vine setzt seinen Willen durch; halsstarrig

handeln

Blackberry hilft bei der Umsetzung der Ideen und Wünsche und bei der Verwirklichung der Ziele
Cayenne bringt Energie, um längst fällige Entscheidungen und Handlungen durchzuführen
Deer Brush handelt unüberlegt; bereut seine Handlungen; Herz und Tat stimmen nicht überein
Hornbeam bei Antriebsschwäche und fehlender Motivation; Montag-morgen-Gefühl

Impatiens arbeitet schnell und möglichst perfekt; möchte alles sofort erledigen

Indian Paintbrush fördert ausdauerndes schöpferisches Arbeiten; hilft, wenn die Ideen ausbleiben und die kreative Energie nachläßt

Lady's Slipper kann seine volle Energie nicht einsetzen; hilft, seinen Weg zu gehen

Madia für zielgerichtetes Handeln und Denken; fördert Konzentrationsfähigkeit und Aufmerksamkeit im Detail

Tansy träge, bequeme Menschen, denen die Energie zum Handeln fehlt; unterstützt die Willenskraft und die Handlungsfähigkeit

Wild Oat bei Unentschiedenheit und Ziellosigkeit

harmoniebedürftig

Agrimony ist harmoniebedürftig und immer fröhlich; verbirgt innere Qualen vor sich und anderen

Bleeding Heart ordnet sich dem Partner unter, um die Harmonie in der Beziehung zu wahren

Centaury läßt sich ausnützen und kann nicht nein sagen, um Harmonie und Frieden zu erhalten

Cerato in seinen Entscheidungen unsicher, möchte nicht aus der Rolle fallen

Golden Ear Drops fürchtet die Wiederholung schmerzlicher Erlebnisse aus der Kindheit; vermeidet deshalb tiefe emotionale Bindungen

Fawn Lily vergeistigt und harmoniebedürftig; fühlt sich vom »rauhen« Alltag überfordert

Harmonisierung

Angelica Harmonisierung und Linderung in Krisen; vermittelt Schutz und Geborgenheit
Cayenne verstärkt und harmonisiert Blütenmischungen; dient als Katalysatoressenz, wenn noch ein Anstoß fehlt
Chamomile harmonisiert und beruhigt das Seelenleben; bei emotionaler Anspannung und Unruhe
Lotus harmonisiert Blütentherapie mit anderen Therapieformen; kann zur H. anderer Blütenessenzen dazugegeben werden
Yerba Santa lindert die Wirkung von tiefgreifenden Blütenessenzen wie Golden Ear Drops, Black-Eyed Susan etc.

Härte

Beech harter Kritiker, der überall den Fehler entdeckt; hilft bei Intoleranz
Dogwood verhärtete Gefühle und Zynismus aufgrund einer traumatischen Kindheit
Larkspur Führung durch Unterdrückung und harte Kontrolle
Nicotiana cooler, harter Typ, »Marlboro-Mann«
Quince Härte und Unnachgiebigkeit; hilft, wenn man Weiblichkeit mit Schwäche gleichsetzt
Rock Water H. und Strenge gegen sich selbst und andere; hat starre Prinzipien und hohe Ideale
Sunflower bei unausgewogener Männlichkeit; bei H. und Selbstgefälligkeit
Tiger Lily Macho-Verhalten; übertrieben aggressiv und kampflustig
Vine unterdrückt und zwingt anderen seinen Willen auf

Haß

Crab Apple Haß gegenüber Schmutz und Unreinheit; empfindet sich selbst als abstoßend
Holly H., Neid und Eifersucht; fördert die Entwicklung von wahrer Liebesfähigkeit
Manzanita H. gegenüber dem Körper; mißachtet die Bedürfnisse des Körpers und möchte ihn vernichten
Pine haßt sich selbst und klagt sich an; leidet unter Schuldgefühlen
Scarlet Monkeyflower unterdrückt H. und Zorn, bis diese Emotionen unkontrollierbar werden
Willow H. und Groll gegenüber dem Schicksal; übernimmt keine Verantwortung für das eigene Leben und versinkt in Selbstmitleid

häßlich

Crab Apple findet sich häßlich und unrein; großes Bedürfnis nach Reinigung
Manzanita mag seinen Körper nicht und findet sich häßlich; Ablehnung gegenüber allem Körperlichen
Pretty Face leidet unter entstellenden Narben o. ä., findet sich häßlich; maskenhafte Erscheinung

Heilkraft

Arnica bei Schock und Schmerzen; beschleunigt die Heilung
Calendula für Heilung und Wärme im sprachlichen Ausdruck; gut für Therapeuten
Lotus fördert Selbsterkenntnis und innere Stille; gibt Einblick in die Ursache von Leiden

Olive bei totaler körperlicher und seelischer Erschöpfung und Überbeanspruchung
Self Heal unterstützt die Selbstheilungskraft und stellt den Kontakt zur inneren Quelle wieder her

Heimweh

Angelica gibt Schutz und Geborgenheit bei Heimweh
Clematis zieht sich in eine Traumwelt zurück
Honeysuckle sehnt sich nach sicheren, bekannten Orten; wünscht die Vergangenheit herbei

hektisch

Corn hektisch und verwirrt in der Großstadt; keine Verbindung zur Erde
Dill kann viele Eindrücke nicht verarbeiten; bei Reizüberflutung
Filaree hektisch und fahrig; macht aus einer Mücke einen Elefanten
Impatiens ungeduldig und h.; leicht genervt und aufbrausend
Indian Pink wird h. bei erhöhten Anforderungen; läßt sich leicht aus der Ruhe bringen

Helfersyndrom

Centaury übermäßige Hilfsbereitschaft; läßt sich ausbeuten und kann sich nicht durchsetzen
Chicory kümmert sich um alles und mischt sich ein; macht sich unentbehrlich
Pink Yarrow identifiziert sich mit den Gefühlen und Stimmungen

anderer; starkes Mitgefühl; kann sich emotional nicht abgrenzen

Red Chestnut sorgt und ängstigt sich um andere; möchte ihnen schlimme Erfahrungen ersparen und sie beschützen

Herausforderungen

Angel's Trumpet in großen Krisen; bei Konfrontation mit dem Tod
Mountain Pride meidet Herausforderungen und Auseinandersetzungen; Opportunist; fördert positive Kampfbereitschaft
Oak stellt sich jeder H., unermüdlicher Kämpfer
Penstemon hilft, schwere Prüfungen und H. im Leben anzunehmen; gibt Ausdauer und Kraft in ungewöhnlich schwierigen Lebensumständen
Scotch Broom bei Hoffnungslosigkeit über die Weltlage; hilft, sich den großen H. des Lebens zu stellen
Tiger Lily für streitsüchtige und kampfeslustige Menschen; fördert Einfühlungsvermögen und Zurückhaltung

Herz

Aloe Vera »Arbeitstier«; vernachlässigt die Bedürfnisse seines Herzens; bei Erschöpfung und Herzerkrankungen
Bleeding Heart bei »gebrochenem Herzen«; wenn man einen geliebten Menschen verloren hat
Borage fühlt sich bedrückt aufgrund emotionaler Konflikte; macht sich das H. schwer
Deer Brush für Reinheit des H. und der Absichten; bei Konflikten zwischen H. und Verstand
Dogwood bei Härte und Zynismus; öffnet das H. und macht das Innenleben sanft

Holly Essenz der Liebe; bei Haß, Eifersucht und Mißgunst; bei Beziehungsproblemen

Mallow Freundschaftsblüte!; wenn man die Barrieren zu anderen nicht überwinden kann; hilft, Zuneigung und Nähe zum Ausdruck zu bringen

Pink Monkeyflower hat das Bedürfnis, sein »verletztes Herz« schützen zu müssen; bei Scham- und Schuldgefühlen

Yellow Star Tulip öffnet das Herz für andere; gut für Therapeuten und Heiler

Yerba Santa Melancholie und verinnerlichter Traurigkeit, die sich als Enge in der Brust bemerkbar macht

Hingabe

Angel's Trumpet Hingabe an die »Stirb und werde«-Prozesse des Lebens; bei tiefgreifenden Veränderungen

Centaury übertriebene H. bis zur Selbstaufgabe; kann sich nicht abgrenzen

Hibiscus H. und Wärme im sexuellen Erleben

Purple Monkeyflower H. und Vertrauen in spirituelle Erfahrungen; Offenheit für innere Führung

Hoffnungslosigkeit

Gorse Hoffnungslosigkeit über die eigene Situation; bei lang andauerndem Leiden

Love-Lies-Bleeding H. durch ausschließliche Konzentration auf das eigene Leiden; Todessehnsucht

Mustard H. und Depression, die ohne erkennbare Ursache plötzlich erscheinen

Scotch Broom H. über die Weltlage (Umweltzerstörung, Hunger);

fühlt sich klein und ohnmächtig gegenüber den großen Problemen auf der Welt
Self Heal gibt Vertrauen, aus eigener Kraft wieder gesund zu werden
Sweet Chestnut grenzenlose Verzweiflung; bei Überschreitung der Belastbarkeit
Wild Rose Hoffnungs- und Sinnlosigkeit; hat resigniert; erwartet nichts mehr vom Leben

Homosexualität

Calla Lily bei Unsicherheit über die sexuelle Identifikation; wurde als Kind gegengeschlechtlich erzogen
Pink Monkeyflower bei Scham- und Schuldgefühlen; große Angst vor Bloßstellung

Humor

Agrimony Gruppenclown; zwanghaft lustig, um innere Sorgen zu überspielen
Borage bringt heitere Gelassenheit und Zuversicht; bei Niedergeschlagenheit und schwerem Herzen
Zinnia ernste, übermäßig vernünftige Menschen; fördert kindliche Ausgelassenheit und Fröhlichkeit

Hysterie

Canyon Dudleya spirituelle Hysterie, Neigung zu Okkultismus und extremen Phantasien
Chamomile H. und extreme Ruhelosigkeit durch emotionale Belastungen

Cherry Plum bei Angst durchzudrehen; bei zwanghaftem Verhalten und H.
Fuchsia dramatisiert und übertreibt Gefühle; wirkt unecht und hysterisch
Red Clover bei Massenhysterie und unkontrollierbaren Gefühlsausbrüchen; Notfallessenz

Idealismus

Aloe Vera überarbeitet sich aus Idealismus und Begeisterung
Beech sucht nach dem Schönen und Vollkommenen; ist überkritisch
Blackberry hilft, die Ideale und Ziele in die Realität umzusetzen
Clematis Träumer, der gar nicht an der Gegenwart interessiert ist; Schwierigkeiten, Traum und Wirklichkeit zu unterscheiden
Elm Idealist, der sich viel vornimmt und sich selbst überfordert
Impatiens Perfektionist; will alles gleichzeitig und schnell machen
Rock Water Mensch mit hohen Idealen; streng und unnachgiebig; dogmatisch
Vervain bei hoher Begeisterungsfähigkeit bis hin zum Fanatismus

Ideen

Blackberry hilft, die Gedanken und Ideen umzusetzen; unterstützt Zielstrebigkeit und Risikobereitschaft
Hound's Tongue bei geistiger Trägheit und rein materieller Einstellung; fördert Flexibilität und Integrationsfähigkeit
Impatiens hat viele I.; möchte alles gleichzeitig machen; bei Ungeduld und Streß

Indian Paintbrush Unterstützung der Kreativität; hilft, wenn man keine I. und kreativen Einfälle mehr hat

Iris öffnet für Inspiration und die Strömungen der Kunst; für Menschen, die sich in ihrer Kreativität frustriert fühlen

Shasta Daisy hilft, viele verschiedene I. und Gedanken zusammenzufassen; für Ordnung und Organisation

Star Tulip rationale Menschen, die nur schwer Zugang zu ihrer Intuition haben; erleichtert die Meditation

Vervain bei übermäßiger Begeisterung und Streß durch viele I. und Projekte

White Chestnut hat fixe Ideen, wenn die Gedanken immer um das gleiche Thema kreisen

Illusionen

California Poppy sucht nach spiritueller Erfahrung und Glück nur in der Außenwelt; Wirklichkeitsflucht in Drogen

Clematis träumt den ganzen Tag; ist geistig abwesend, hat kein Interesse an der Gegenwart

Immunsystem

Beech bei seelischer und körperlicher Intoleranz; bei Allergien

Crab Apple reinigt Seele und Körper; unterstützt den Heilungsprozeß

Echinacea bei totalem Zusammenbruch des Immunsystems; bei Trauma und innerer Spaltung

Garlic stärkt die Widerstandskräfte und die innere Stabilität

Self Heal regt die Selbstheilung an und stärkt das Vertrauen in die eigene Kraft

Yarrow Schutz vor negativen Umwelteinflüssen; stärkt die Aura

Individualität

Centaury unterdrückt die Individualität und den eigenen Willen; läßt sich ausnutzen

Goldenrod stärkt die I., so daß es unnötig wird, dauernd die Aufmerksamkeit der anderen erregen zu wollen

Mullein bei Unaufrichtigkeit und Neigung zu lügen; hilft, zu seiner I. zu stehen; läßt auf das Gewissen hören

Quaking Grass hilft, die eigene I. mit den Interessen einer Gemeinschaft zu koordinieren; ermöglicht Zusammenarbeit im Team

Sunflower unharmonische I.; bei Selbstgefälligkeit und Egoismus, aber auch bei Selbstleugnung und Minderwertigkeitsgefühlen

Violet feiner, sensibler Mensch, der fürchtet, von einer Gruppe überrannt zu werden; stärkt die Individualität und hilft, sich aktiv in einer Gruppe zu äußern

Inspiration

Angelica bringt Zugang zu den Engelwelten und zu Inspiration

Iris öffnet die Sinne für die Strömungen der Kunst und des »Zeitgeistes«; fördert die I.

Lotus Meditationsessenz; fördert Selbsterkenntnis und öffnet für höhere Energien

Purple Monkeyflower fürchtet tiefe religiöse Erfahrungen; öffnet für I. und neue geistige Wege

Star Tulip erleichtert den Zugang zur inneren Stimme; für verstandesbetonte Menschen; macht die Träume zugänglich

Instinkt

Easter Lily Konflikt zwischen Sexualität und Spiritualität; verleugnet die eigenen Triebe
California Pitcher Plant bei Konflikt zwischen Instinkt und Intellekt; unterdrückt seine Instinkte oder lebt sie übermäßig aus
Trillium Macht- und Besitzgier; erwartet die Befriedigung seiner Triebe und Lüste

Intellekt

Cosmos stärkt den Intellekt; Verbindung von Gedanken und Sprache
Hound's Tongue intellektuell träge und stumpf; rein materialistische Einstellung
Nasturtium Theoretiker und »Kopfarbeiter«, der sich körperlich müde und leblos fühlt
Peppermint unterstützt die intellektuellen Fähigkeiten und die Aufnahmebereitschaft; für geistige Frische und Wachheit
Rabbitbrush erhöht die intellektuelle Auffassungsgabe; richtet die Aufmerksamkeit auf Details und gleichzeitig auf den großen Zusammenhang
Star Tulip verstandesbetonter, vernünftiger Mensch, der keinen Zugang zur Intuition hat
Zinnia übertrieben vernünftiger, ernster Mensch, der nicht fröhlich und unbeschwert sein kann

Intoleranz

Beech überkritisch; Intoleranz gegenüber den Fehlern und Schwächen anderer

Impatiens Ungeduld und I. gegenüber dem Arbeitsstil und Tempo anderer; reagiert aufbrausend und nervös

Quaking Grass I. und Inflexibilität in bezug auf die eigenen Ansichten; kann sich nicht in eine Gruppe integrieren

Rock Water hart und streng gegen sich selbst und andere; hat hohe Ideale, die unbedingt einzuhalten sind

Saguaro I. gegenüber jeder Autorität; »ewiger Revoluzzer«

Vine Intoleranz gegenüber den Interessen und Bedürfnissen anderer; zwingt anderen seinen Willen auf

Intuition

Cerato kann keine eigenen Entscheidungen treffen; fragt immer erst alle anderen; hilft, auf die innere Stimme zu hören

Lotus fördert allgemein die Fähigkeit zur Meditation und Intuition

Star Tulip rationale Menschen, die gerne einen besseren Zugang zur I. hätten

Wild Oat bei Unentschlossenheit; hilft, den Lebensweg zu finden

isoliert

Baby Blue Eyes emotional isoliert; umgeben von seelischen Mauern

Golden Yarrow i. sich selbst; meidet die Öffentlichkeit

Love-Lies-Bleeding i. in Schmerz und Leid; kann nicht über das eigene Leiden hinaussehen

Poison Oak Unsicherheit im Umgang mit Grenzen; Isolation und Entfremdung

Star Thistle i. durch Geiz und Habgier; kann nicht teilen

Sweet Pea meidet Gemeinschaft und soziale Verantwortung; »lonesome cowboy«

Jähzorn

Holly bei Aggressionen, Haß und Jähzorn; fördert gegenseitiges Verständnis
Impatiens ungeduldig und aufbrausend
Scarlet Monkeyflower unterdrückt Zorn und Wut so lange, bis die Emotionen unkontrollierbar zum Ausbruch kommen
Tiger Lily Macho-Verhalten; setzt sich mit J. und übersteigerten Aggressionen durch
Vine reagiert mit J., wenn sein Wille nicht erfüllt wird; ist tyrannisch

Jugendliche

Agrimony Gruppenclown, der sich seine inneren Sorgen und Probleme nicht anmerken läßt
Bleeding Heart bei Liebeskummer oder übertriebener emotionaler Abhängigkeit
California Poppy bei Langeweile und Phantasielosigkeit; Abhängigkeit von Außenreizen
Chamomile bei Reizbarkeit und emotionalen Spannungen; krampfhaftes Wollen
Crab Apple bei dem Gefühl, häßlich und unrein zu sein; bei Hautunreinheiten
Fairy Lantern bei verzögerter Entwicklung; Regression in ein früheres Entwicklungsstadium
Goldenrod bei extrem negativem, abstoßendem Verhalten, um Aufmerksamkeit zu erregen
Holly fördert die Selbstannahme und die Liebe zu sich selbst; bei Eifersucht und Neid
Larch bei fehlendem Selbstvertrauen
Mallow fördert die Fähigkeit, Freundschaften aufzubauen und zu pflegen; bei Schüchternheit

Manzanita wenn man seinen Körper häßlich findet; hilft, die Veränderungen des Körpers zu akzeptieren; bei Pubertätsmagersucht

Mariposa Lily bei Konflikten mit der Mutter und dem Gefühl, »ungeliebt zu sein«

Mountain Pride J., die jeden Konflikt vermeiden und lieber mit der Masse mitschwimmen

Pretty Face fühlt sich häßlich und entstellt, z. B. durch Akne; unterwirft sich einer Idealvorstellung

Pomegranate unterstützt die Entwicklung des weiblichen Zyklus; für eine harmonische Weiblichkeit

Saguaro bei uneingeschränkter Auflehnung gegen Autoritäten (Eltern, Lehrer, Staat)

Scleranthus bei starken Stimmungsschwankungen und Launenhaftigkeit

Sticky Monkeyflower bei Furcht vor Intimität und Sexualität; bei sexuellem Trauma und Mißbrauch

Sunflower bei Konflikten mit dem Vater; bei fehlender Vaterfigur

Sweet Pea bei Furcht vor Bindungen an Familie und Gemeinschaft; Einzelgänger

Walnut hilft, den Übergang in der Pubertät zu bewältigen; schützt vor dominanten Einflüssen

Wild Oat bei Unentschlossenheit über Ausbildung und Berufswahl

Kampfbereitschaft

Angel's Trumpet kämpft gegen den Tod; weigert sich, sich dem Lauf des Lebens hinzugeben

Mountain Pride fördert eine positive Kampfbereitschaft; für konfliktscheue, opportunistische Menschen

Oak unermüdlicher Kämpfer; gibt niemals auf, kann keine Schwäche zugeben

Saguaro kämpft gegen die ganze Welt, ewiger Revoluzzer
Tiger Lily streitsüchtig und kampflustig; fördert Einfühlungsvermögen

Kapitulation

California Wild Rose bei Gleichgültigkeit und fehlender Begeisterung für das Leben; übernimmt keine Verantwortung für sich selbst
Wild Rose bei Resignation und Kapitulation; empfindet das Leben als sinnlos

Karriere

Aloe Vera »Workaholic«; arbeitet bis zum Umfallen
Dandelion ehrgeizige Menschen, die stark unter Verspannungen leiden
Pomegranate Konflikt zwischen Karriere und Familie; fördert die weibliche Kreativität
Quince karrierebewußte Menschen, die hart und kompromißlos geworden sind; »keine Schwäche zeigen«

Katalysator

Blackberry hilft, Gedanken und Ideen in die Tat umzusetzen
Black-Eyed Susan hilft, zu verdrängten Schlüsselproblemen vorzudringen und sich mit den Schattenseiten der Persönlichkeit auseinanderzusetzen
Cayenne bringt Feuer und Tatkraft, um alte Gewohnheiten zu durchbrechen

Lotus harmonisiert gegensätzliche Blütenessenzen; fördert die Selbsterkenntnis

Morning Glory läßt »krankmachende« Gewohnheiten als entwicklungshemmend erkennen, bringt Vitalität und Frische

Self Heal regt die Selbstheilung an; unterstützt andere Essenzen in der Wirkung

Tansy bei Faulheit und Bequemlichkeit

Yerba Santa kann die Wirkung aufwühlender Essenzen (Fuchsia, Golden Ear Drops) lindern und abfangen, bei verinnerlichter Traurigkeit

Katastrophe

Notfalltropfen

Rock Rose bei panischer Angst und Todesangst; hilft, wenn man Opfer eines Unfalls oder einer Katastrophe ist

Red Clover bei Massenhysterie und unkontrollierbaren Gefühlsausbrüchen

Star of Bethlehem bei Schock und seelischem Trauma; bei tiefer Seelennot

Kinder

Agrimony Klassenclowns; überspielen ihre Fehler und Unzulänglichkeiten

Angelica gibt Geborgenheit und Urvertrauen; bei Schlafstörungen und Alpträumen; Trennungskinder

Aspen Kinder, die ohne erkennbare Ursache schreien und weinen; verängstigte, sensible K.

California Poppy bei Fernsehsucht; K., die nicht mehr spielen können

Saguaro kämpft gegen die ganze Welt, ewiger Revoluzzer
Tiger Lily streitsüchtig und kampflustig; fördert Einfühlungsvermögen

Kapitulation

California Wild Rose bei Gleichgültigkeit und fehlender Begeisterung für das Leben; übernimmt keine Verantwortung für sich selbst
Wild Rose bei Resignation und Kapitulation; empfindet das Leben als sinnlos

Karriere

Aloe Vera »Workaholic«; arbeitet bis zum Umfallen
Dandelion ehrgeizige Menschen, die stark unter Verspannungen leiden
Pomegranate Konflikt zwischen Karriere und Familie; fördert die weibliche Kreativität
Quince karrierebewußte Menschen, die hart und kompromißlos geworden sind; »keine Schwäche zeigen«

Katalysator

Blackberry hilft, Gedanken und Ideen in die Tat umzusetzen
Black-Eyed Susan hilft, zu verdrängten Schlüsselproblemen vorzudringen und sich mit den Schattenseiten der Persönlichkeit auseinanderzusetzen
Cayenne bringt Feuer und Tatkraft, um alte Gewohnheiten zu durchbrechen

Lotus harmonisiert gegensätzliche Blütenessenzen; fördert die Selbsterkenntnis

Morning Glory läßt »krankmachende« Gewohnheiten als entwicklungshemmend erkennen, bringt Vitalität und Frische

Self Heal regt die Selbstheilung an; unterstützt andere Essenzen in der Wirkung

Tansy bei Faulheit und Bequemlichkeit

Yerba Santa kann die Wirkung aufwühlender Essenzen (Fuchsia, Golden Ear Drops) lindern und abfangen, bei verinnerlichter Traurigkeit

Katastrophe

Notfalltropfen

Rock Rose bei panischer Angst und Todesangst; hilft, wenn man Opfer eines Unfalls oder einer Katastrophe ist

Red Clover bei Massenhysterie und unkontrollierbaren Gefühlsausbrüchen

Star of Bethlehem bei Schock und seelischem Trauma; bei tiefer Seelennot

Kinder

Agrimony Klassenclowns; überspielen ihre Fehler und Unzulänglichkeiten

Angelica gibt Geborgenheit und Urvertrauen; bei Schlafstörungen und Alpträumen; Trennungskinder

Aspen Kinder, die ohne erkennbare Ursache schreien und weinen; verängstigte, sensible K.

California Poppy bei Fernsehsucht; K., die nicht mehr spielen können

Centaury schwache K.; können sich nicht durchsetzen; weinen viel und suchen bei Erwachsenen Hilfe

Chamomile emotional überdrehte und quengelnde K.; bei innerer Unruhe und Hyperaktivität

Cherry Plum hysterische K., die sich schwer beruhigen lassen; bei zwanghaftem Verhalten

Chestnut Bud machen immer wieder die gleichen Fehler; Spätentwickler

Chicory K., die sehr besitzergreifend sind und viel Aufmerksamkeit brauchen

Clematis verträumte K.; geistig abwesend

Dandelion ehrgeizige K., die sich selbst hohem Druck aussetzen

Dogwood harte, früh gereifte K., die keine richtige Kindheit hatten

Evening Primrose bei tiefer Ablehnung und vorgeburtlichem Trauma

Fairy Lantern bei Entwicklungsverzögerungen und Regression

Fuchsia Drama-K., die viel schreien und Theater machen

Golden Ear Drops bei traumatischen Kindheitserlebnissen und Mißbrauch

Goldenrod K., die negative Aufmerksamkeit erregen; lieber Strafen als keine Beachtung

Heather altkluge Kinder, die viel reden und häufig allein gelassen werden

Holly bei Eifersucht unter Geschwistern; bei Zornesausbrüchen

Honeysuckle sehnen sich nach der Vergangenheit; Trennungskinder

Impatiens extrem ungeduldige K., die sehr aufbrausend sind

Larch K., die sich wenig zutrauen und sehr zurückhaltend sind; bei Schuleintritt

Mallow wenn K. schwer Freunde finden; hilft, Schüchternheit zu überwinden

Mariposa Lily bei Trennung von der Mutter oder fehlender Mutterliebe; bei zu enger und auch bei unterkühlter Mutter-Kind-Beziehung

Mimulus ängstliche K.; bei Angst mit bekannter Ursache

Pine bei Schuldgefühlen; wenn K. stark unter einem schlechten Gewissen leiden; bei Selbstbestrafung

Pink Yarrow emotionalen Schutz; K., die die Stimmung ihrer Umgebung übernehmen

Red Chestnut bei Sorge der K. um ihre Eltern

Red Clover wenn in Familien die Emotionen außer Kontrolle geraten

Saint John's Wort bei nächtlichen Angstzuständen und Bettnässen; bei Angst vor dem Feuer

Sunflower bei Konflikt mit dem Vater; bei fehlendem Vater

Trumpet Vine bei Sprechstörungen und Stottern; unbeholfen im Selbstausdruck

Vervain übermäßig begeisterte Kinder, die »tausend Ideen« haben und sich selbst überfordern

Vine K. in der Trotzphase; der »kleine Tyrann«

Walnut hilft in allen neuen Lebensphasen: Zahnen, Kindergarten- und Schulanfang etc.

Water Violet stille K. mit scharfer Beobachtungsgabe; kontaktarm; Außenseiter

White Chestnut Kinder, die nicht abschalten können und schlecht schlafen; bei kreisenden Gedanken

Wild Rose K. mit mangelndem Lebenswillen; apathisch und gleichgültig

Willow K., die viel jammern und sich selbst bemitleiden; weinerliche K.

Yerba Santa traurige, melancholische Kinder; bei Asthma

Zinnia ernste K., die keine Freude empfinden können; erleichtert Erwachsenen den Zugang zur kindlichen Welt

Klarheit

Canyon Dudleya bringt Klarheit in die Spiritualität; bei Neigung zu Extremen

Corn innere K. und Gelassenheit; bei Verwirrung in der Großstadt und bei Menschenansammlungen

Deer Brush Reinheit der Absichten und Motive; bei Konflikt zwischen Herz und Verstand

Dill innere K. bei der Verarbeitung vieler Eindrücke und Erlebnisse

Lotus K. über sich selbst; fördert Selbsterkenntnis

Madia K. der Gedanken; Konzentration und Durchhaltevermögen

Mountain Pennyroyal gedankliche K.; Reinigung von negativen Gedanken

Mullein für Aufrichtigkeit und Ehrlichkeit

Peppermint geistige K. und Frische; erhöhte Aufmerksamkeit und Lernvermögen

Queen Anne's Lace fördert K.; bei Neigung zu Projektionen; fehlende Objektivität

Star Tulip K. der Träume; Zugang zur inneren Stimme und Intuition

White Chestnut gedankliche Ruhe; bei kreisenden Gedanken und der Unfähigkeit, den Kopf »abzuschalten«

Wild Oat Klarheit in der Zielsetzung und im Lebensweg; bei Unentschlossenheit und Unklarheit über die Lebensaufgabe

Klimakterium

Chrysanthemum hat Angst vor dem Altwerden; materialistische Lebenseinstellung

Calla Lily hilfreich bei Wechseljahrbeschwerden; unterstützt den Wandlungsprozeß

Elm bei dem Gefühl der Überforderung; hilft, wenn einem auf einmal alles zuviel erscheint

Gentian Enttäuschungen und Frustrationen mit bekannter Ursache; man gibt schnell auf und ist pessimistisch

Mallow hilft, Freundschaften aufzubauen und zu pflegen; läßt Zuneigung und Wärme zum Ausdruck bringen

Manzanita hilft, sich mit den Veränderungen des Körper auseinanderzusetzen

Walnut in allen Umbruchsituationen; nimmt die Angst vor dem Neuen und stärkt die Persönlichkeit

Kommunikation

Buttercup Schüchternheit und Minderwertigkeitsgefühlen; hilft, sich aktiv in einer Gruppe einzubringen und die eigenen Vorschläge und Ideen zu äußern

Calendula bei scharfer, verletzender Ausdrucksweise; bringt Liebe und Wärme in die Sprache

Cosmos Kommunikation stockend und chaotisch; denkt schneller, als er spricht

Deer Brush Aussage und Handlung widersprechen sich; für Reinheit der Absichten

Dogwood wenn man durch Kindheitserlebnisse hart und zynisch geworden ist; bringt Sanftmut und Weichheit in das Seelenleben

Larch fehlendes Selbstvertrauen; erwartet Fehlschläge; Unsicherheit in der Ausdrucksweise

Quaking Grass bei Kommunikationsproblemen in der Gruppe; hilft, die individuellen Interessen zugunsten der Gemeinschaft zu koordinieren

Scarlet Monkeyflower hilft, heftige Gefühle wie Zorn und Wut zum Ausdruck zu bringen

Snapdragon beißend und sarkastisch; starke Anspannungen im Kiefer

Trumpet Vine bei Sprechstörungen und Stottern; Unsicherheit im Selbstausdruck

Violet stille, schüchterne Menschen; fürchtet, von der Gruppe übergangen zu werden

Water Violet stille, souveräne Menschen, denen die Auseinandersetzung mit anderen einfach zu anstrengend ist

Zinnia unterstützt die Kommunikation mit Kindern

Konflikt

Agrimony vermeidet Konflikte und problematische Situationen; zwanghafte Fröhlichkeit

Basil K. zwischen Sexualität und Spiritualität; hilft, wenn es in Beziehungen um Gegensätzliches geht

Calendula K. durch harte, mißverständliche Ausdrucksweise; fördert wahres Zuhören

Deer Brush K. zwischen Herz und Verstand; handelt oft unbedacht

Easter Lily K. zwischen Sexualität und Spiritualität; Ungleichgewicht im Energiefluß

Fawn Lily Konflikt mit dem »normalen« Leben; sehr vergeistigt und abgehoben

Holly K. durch Neid, Eifersucht und Haß

Pomegranate K. zwischen Karriere und Familie; Unterstützung einer positiven Weiblichkeit

Quaking Grass K. in einer Gruppe; unterstützt Teamwork

Quince Karrieremensch, der Rücksichtnahme und Flexibilität für Schwäche hält

Saguaro K. mit Autoritäten jeder Art; lebt im Kampf mit der ganzen Welt

Scleranthus Unentschlossenheit; sehr starke Stimmungsschwankungen; Konflikt zwischen zwei oder mehreren Möglichkeiten

Sunflower K. mit dem Vater; unausgewogene Identitätsfindung

Sweet Pea K. mit Gemeinschaften und Gruppen; vermeidet soziale Verantwortung

Wild Oat K. über den zukünftigen Lebensweg; Unentschlossenheit

Konfrontation

Mountain Pride vermeidet Konfrontation und Auseinandersetzung; Opportunist

Saguaro ewiger Revoluzzer, kann zwischen verschiedenen Autoritäten nicht unterscheiden

Kontaktschwierigkeiten

Evening Primrose kontaktarm; innerlich verschlossen und ängstlich

Love-Lies-Bleeding läßt über das eigene Leiden hinausblicken; Hinwendung an andere

Mallow hat Schwierigkeiten, die Kontaktbarrieren zu anderen abzubauen; sehnt sich nach Freundschaft, kann aber keine Zuneigung zeigen

Poison Oak hilft, Distanz und Ausgrenzung zu überwinden

Violet schüchtern und zurückgezogen; fürchtet, von der Persönlichkeit anderer überrannt zu werden

Water Violet stolzer, souveräner Mensch, der lieber alles allein macht

Zinnia Kontaktschwierigkeiten mit Kindern; kann sich nicht auf die kindliche Ebene einlassen

Konzentration

Clematis Tagträumer; driftet in seine Gedanken ab
Corn bei Gefühl von Verwirrung und Desorientierung in der Großstadt
Cosmos Konzentration fehlt beim Sprechen; Sätze werden nicht vollendet
Filaree Neigung, sich zu verzetteln; macht sich unnötige Sorgen um Kleinigkeiten
Honeysuckle lebt in der Vergangenheit; kann sich nicht auf die Gegenwart konzentrieren
Hornbeam Antriebsschwäche; Mangel an Motivation
Indian Paintbrush Konzentrationsmangel im schöpferischen Ausdruck
Indian Pink fühlt sich verwirrt und desorientiert; Konzentrationsmangel bei erhöhter Aktivität, Streß
Madia Zerstreutheit und hohe Ablenkbarkeit
Peppermint für K. und geistige Frische; gut für Studenten
Rabbitbrush erweitert den geistigen Horizont; Überblick im Detail und für den großen Zusammenhang
Scleranthus unkonzentriert und unentschlossen; wechselhaft in seinen Stimmungen
Shasta Daisy fördert Ordnung und Organisation; Synthese von vielen Einzelinformationen
White Chestnut bei ewig kreisenden Gedanken; kann nicht abschalten

Körper

Aloe Vera mißachtet das Ruhebedürfnis seines Körpers; verausgabt seine schöpferischen Kräfte; fühlt sich körperlich und seelisch ausgebrannt

Alpine Lily für Frauen!; lehnen ihren Körper ab; wirken jungfräulich und unnahbar

Arnica bei Schock und massiven Schmerzen; erhält den Lebenswillen aufrecht

California Pitcher Plant Menschen, die ihre körperlichen Triebe und Instinkte unterdrücken

Corn stellt die Verbindung zur Erde und zur Natur her; hilft, wenn man unter dem Großstadtleben leidet

Crab Apple zur seelischen und körperlichen Reinigung; bei Hautunreinheiten

Dandelion bei körperlichen Verspannungen und Verkrampfungen, die durch unterdrückte Emotionen verursacht werden

Dogwood bei fahrigen und kantigen Bewegungen; wenn man den Körper als minderwertig betrachtet; Neigung zur Selbstzerstörung

Garlic nervöse Ängste, die sich negativ auf die Abwehrkräfte auswirken

Manzanita bei starker Ablehnung gegenüber allem Körperlichen; religiös-asketische Lebenshaltung

Nasturtium bei körperlicher Müdigkeit aufgrund einer rein intellektuellen Tätigkeit

Olive bei körperlicher Erschöpfung und Kraftverlust

Penstemon bei körperlichen Behinderungen und schweren Krankheiten, bringt Durchhaltevermögen und Kraft

Pomegranate unterstützt den weiblichen Zyklus; fördert eine harmonische Entwicklung des weiblichen Körpers

Rosemary schlechte Verbindung zum K.; kalte Hände und Füße

Self Heal regt die Selbstheilungskräfte an; weckt das Vertrauen, aus eigener Kraft heraus gesund zu werden

Shooting Star bei fehlender Bezug zum K.; fühlt sich fremd auf der Welt; bei drohender Früh- oder Fehlgeburt

Tansy bei Trägheit und Bequemlichkeit; meidet große Anstrengungen

Kreativität

Aloe Vera Menschen, die ihre schöpferische Energie völlig verausgaben und sich erschöpft und leer fühlen
Blackberry hilft bei der Umsetzung von Vorhaben und Ideen
California Poppy wenn die inneren Bilder und die Phantasie ausgetrocknet sind; Überflutung und Abhängigkeit von Reizen und Eindrücken von außen
Indian Paintbrush unterstützt jede Art der Kreativität; gibt Durchhaltevermögen und frische Energie
Iris fördert die Inspiration; öffnet für die Strömungen der Kunst; für alle, die sich in ihrer K. frustriert fühlen
Larch bei mangelndem Selbstvertrauen; gebremste K. und Erwartung von Fehlschlägen
Pomegranate fördert die weibliche K. in Familie oder Beruf
Trumpet Vine bringt Sicherheit in Selbstausdruck und Kreativität

Kritik

Beech Menschen, die überkritisch und intolerant sind
Calendula bei scharfer, verletzender Ausdrucksweise; wenn man nicht den richtigen Ton trifft
Impatiens ungeduldige, perfektionistische Menschen, die es nicht ertragen können, wenn andere langsamer arbeiten
Pine Menschen, die sich selbst beschuldigen und anklagen; überkritisch gegenüber sich selbst; kann sich selbst nicht vergeben
Rock Water für alle mit hohen Idealen und starren Prinzipien; kritisch und streng mit sich selbst und anderen
Snapdragon für lieblose und scharfe Kritik

Kummer

Agrimony bei inneren Qualen und Ruhelosigkeit, die nicht nach außen dringen dürfen
Bleeding Heart bei »Herzschmerzen« und Kummer um einen geliebten Menschen
Borage Niedergeschlagenheit und K.; bei emotionalen Krisen
Filaree K. und Sorgen um alltägliche Kleinigkeiten; Neigung, sich in Alltäglichkeiten zu verlieren
Fuchsia Menschen, die ihren K. hinter einer Fassade aus gespielten und übertriebenen Gefühlen verbergen
Honeysuckle Sehnsucht nach der Vergangenheit aus K. über die Gegenwart
Red Chestnut bei großer Sorge und Angst um geliebte Menschen
Star of Bethlehem bei tiefer Seelennot oder seelischem Schock
Sweet Chestnut bei grenzenloser Verzweiflung und dem Gefühl, die Grenzen des Erträglichen überschritten zu haben
Wild Rose bei Resignation und dem Gefühl der Sinnlosigkeit und leere
Yerba Santa bei verinnerlichter Traurigkeit und Melancholie; bei verdrängten Gefühlen, die die Atmung belasten

lachen

Agrimony lacht immer, macht gute Miene zum bösen Spiel
Zinnia fördert Fröhlichkeit und Humor; hilft, die Probleme spielerisch zu bewältigen und das Leben leichter zu nehmen

Lampenfieber

Cosmos koordiniert die Gedanken; gut für Redner und Vortragende
Garlic bei Lampenfieber und nervösen Ängsten
Golden Yarrow schützt und stärkt Menschen, die viel in der Öffentlichkeit stehen
Larch mangelndes Selbstvertrauen; hilft, überzeugend aufzutreten
Mimulus bei Ängsten mit bekannter Ursache; Prüfungs- und Versagensangst
Mountain Pride fürchtet sich vor offenen Auseinandersetzungen; fördert positive Kampfbereitschaft

Lebendigkeit

Aloe Vera für »Arbeitstiere«, die körperlich und emotional völlig erschöpft sind
Blackberry hilft, Grenzen zu überschreiten und ein Risiko einzugehen
Morning Glory gibt Vitalität und Lebendigkeit; bei unstetem, suchtstrukturiertem Lebenswandel
Nasturtium für körperliche L. und Erdverbundenheit; bei Menschen, die ihren Intellekt überbetonen
Rock Water bringt L. und Flexibilität in starre Prinzipien und festgefahrene Ansichten

Lebensfreude

Borage Niedergeschlagenheit und Mutlosigkeit; bringt innere Heiterkeit und Zuversicht

California Wild Rose fehlende Lebensfreude und Begeisterung, bei Gleichgültigkeit und Apathie

Love-Lies-Bleeding bringt L.; Melancholie und Tendenz zur Selbstisolation

Mustard Depressionen, die sich wie eine »dunkle Wolke« auf die Menschen legen und scheinbar keine erkennbare Ursache haben

Zinnia ernste, freudlose Menschen; fördert Freude, Spiel und Ausgelassenheit

Lebensführung

Buttercup starke Minderwertigkeitsgefühle; hilft, den Wert des eigenen Berufs und Lebensstils zu erkennen

Lady's Slipper hilft, sein Leben in die Hand zu nehmen und kraftvoll seine Vorhaben zu verfolgen

Larch hilft, die eigenen Vorstellungen mit Selbstvertrauen zu verwirklichen und sich durchzusetzen

Morning Glory Lebensführung chaotisch und strukturlos; findet keinen Rhythmus

Pomegranate unterstützt die weibliche Kreativität, sei es in der Familie oder im Beruf

Scleranthus Unentschiedenheit; wenn man zwischen zwei Möglichkeiten hin- und hergerissen ist

Walnut nimmt die Angst vor dem Neubeginn und verhilft zum Durchbruch

Wild Oat für Zielstrebigkeit und Entschiedenheit; wenn man viele Möglichkeiten hat

Wild Rose weckt die Lebensfreude und läßt Verantwortung für das eigene Leben übernehmen

Lebenskraft

Arnica steigert die Lebenskraft; erleichtert Heilungsprozesse
Borage bringt L. und heiteren Mut, sich den Problemen zu stellen
Clematis Träumer, die immer etwas abwesend wirken und »auf Sparflamme« laufen
Echinacea bei Totalverlust der L. durch Mißbrauch oder Trauma
Olive bei Erschöpfung und Kraftlosigkeit
Wild Rose fehlende Lebenskraft und Teilnahmslosigkeit; hat innerlich kapituliert

Leichtigkeit

Bleeding Heart für Leichtigkeit und Unabhängigkeit in der Partnerschaft; wenn man sich zu sehr an einen Menschen bindet
Borage fördert L. und Zuversicht; bei emotionalen Krisen
Dogwood harte Menschen, die vom Leben nichts Gutes erwarten; bringt L. und Anmut in das Seelenleben
Hound's Tongue materialistische Menschen, die im Geist schwerfällig und unflexibel sind
Larkspur Gelassenheit und Großzügigkeit in einer Führungsposition
Peppermint L. und Beweglichkeit im Denken; fördert Wachheit und Aufmerksamkeit
Saint John's Wort L. und Unbeschwertheit; bei nächtlichen Angstzuständen und Alpträumen
Zinnia fördert L. und Fröhlichkeit; für ernste Menschen

lernen

Chestnut Bud macht immer wieder die gleichen Fehler; »es geht nichts in den Kopf«

Hornbeam schiebt alles vor sich her; Antriebsschwäche

Madia Konzentration und Durchhaltevermögen; hilft, die Gedanken auf den Punkt zu bringen

Nasturtium bei körperlicher Müdigkeit durch einseitige intellektuelle Tätigkeit; »Kopf raucht«

Peppermint geistige Klarheit und Frische; erweitert die Aufnahmefähigkeit

Rabbitbrush bringt Überblick über das große Ganze; erweitert den Horizont

Shasta Daisy für Ordnung und Synthese von vielen Einzelinformationen

Lethargie

Blackberry Unfähigkeit, seine Ideen und Ziele in die Realität umzusetzen; mangelnde Risikobereitschaft

Cayenne Lethargie und Stagnation in alten Verhaltensmustern

Clematis Menschen, die in ihrer Traumwelt leben und nicht aktiv am Leben teilnehmen

Gorse Hoffnungslosigkeit über den eigenen Zustand, die zu Lethargie und Untätigkeit führt

Hornbeam L. und Antriebslosigkeit; fühlt sich von der Last des Tages überfordert

Nasturtium L. und Müdigkeit nach einseitiger »Kopfarbeit«

Peppermint geistige L. und Schwerfälligkeit

Scotch Broom bei Hoffnungslosigkeit über die Weltsituation

Tansy Faulheit und Trägheit; für Menschen, die jede Anstrengung meiden

Wild Rose Menschen, die das Leben als sinnlos empfinden; bei Apathie und Teilnahmslosigkeit

Liebe

Bleeding Heart fördert die Erkenntnis, daß Liebe nur in Freiheit existieren kann; klammert sich zu sehr an einen Partner; erleichtert Liebeskummer
Chicory für bedingungslose Liebe; für Menschen, die sich aufopfern und Dankbarkeit erwarten
Holly für alles, was im weitesten Sinne mit der L. zu tun hat: Neid, Eifersucht, Haß, Mißgunst
Mallow für die Fähigkeit, L. und Zuneigung zu zeigen; Freundschaftsblüte
Mariposa Lily für mütterliche Liebe und Wärme; bei dem Gefühl, ungeliebt zu sein
Pine meint, L. anderer nicht verdient zu haben
Quince wenn man Liebesfähigkeit und Kompromißbereitschaft für Schwäche und Nachgiebigkeit hält
Sticky Monkeyflower bei Angst vor Intimität; stellt die Verbindung von L. mit Sexualität her
Water Violet läßt L. und Gefühle annehmen

Liebeskummer

Angelica Gefühl, den Boden unter den Füßen zu verlieren
Bleeding Heart bei »gebrochenem Herzen« und Liebeskummer
Borage bei Kummer und Niedergeschlagenheit
Honeysuckle wenn man sich nach der Vergangenheit sehnt; nostalgische Tendenzen
Star of Bethlehem bei Trennungsschock und tiefer Seelennot

Sweet Chestnut wenn die Grenzen des Erträglichen erreicht sind; bei großer Verzweiflung

White Chestnut bei kreisenden, immer wiederkehrenden Gedanken; wenn man nicht abschalten kann

Willow wenn man sich ungerecht behandelt fühlt; bei Bitterkeit und Selbstmitleid

Linderung

Arnica Linderung bei Schock und großen Schmerzen; stärkt die Lebenskraft

Calendula harmonisiert den sprachlichen Ausdruck; bei scharfer, verletzender Wortwahl

Chamomile L. bei emotionalen Anspannungen; bei Hyperaktivität und krampfhaftem Wollen

Lavender L. bei großer Nervenbelastung und Streß; für Menschen, die ihre spirituelle Entwicklung krampfhaft vorantreiben wollen

Star of Bethlehem L. bei Schock und traumatischen Erlebnissen

Yerba Santa lindert die Wirkung anderer Essenzen, die viel Unbewußtes zu Bewußtsein bringen

loslassen

Angel's Trumpet hilft, loszulassen; bei schwerer Krankheit und Todesangst

Bleeding Heart L. eines geliebten Menschen, Entwicklung von Eigenständigkeit

Cayenne eingefahrene Verhaltensmuster und Stagnation l.

Cherry Plum L. von innerer Kontrolle; bei ständiger Angst durchzudrehen

Chicory geliebte Menschen loslassen; andere ihren eigenen Weg gehen lassen

Dandelion L. von emotionalen Spannungen, die sich im Muskelgewebe festgesetzt haben

Dogwood L. von schlimmen Kindheitserfahrungen und verhärteten Gefühlen

Filaree L. von übermäßigen Sorgen um Kleinigkeiten

Fuchsia L. von verdrängten Emotionen

Golden Ear Drops L. von schmerzlichen Kindheitserfahrungen, deren Wiederkehr man fürchtet

Morning Glory L. von Suchtverhalten und ungesundem Lebensstil

Mountain Pennyroyal L. von negativen Gedankenkonzepten und Selbstprogrammierungen

Pine L. von Schuldgefühlen und Selbstanklagen

Sagebrush L. eines alten, überholten Selbstbildnisses

Sticky Monkeyflower L. von traumatischen sexuellen Erlebnissen

White Chestnut L. von immerzu kreisenden Gedanken

Yerba Santa alte Traurigkeit und Melancholie loslassen

Lustlosigkeit

California Wild Rose Lustlosigkeit und Langeweile; Null-Bock-Gefühl, typisch in der Pubertät

Clematis Träumer, lebt in seinen Träumen und braucht sonst nichts

Elm bei vorübergehender Lustlosigkeit durch Überforderung

Hornbeam L. und Antriebsschwäche; schiebt Unangenehmes vor sich her

Lady's Slipper arbeitet nur mit halber Kraft; wirkt lustlos und müde

Tansy bei Faulheit und L., braucht immer einen großen Druck

Machtstreben

California Pitcher Plant Menschen, die ihre Triebe und Gelüste sofort umsetzen wollen; die sich von ihrem Instinkt beherrschen lassen

Chicory für solche, die andere durch dauerndes Kümmern dominieren und leiten wollen

Quince Menschen, die nach Macht und Karriere streben und dabei hart und lieblos geworden sind

Saguaro lehnt sich gegen alle Arten von Autoritäten und Machtträgern auf; ewiger Revoluzzer

Scarlet Monkeyflower wenn es in Beziehungen Konflikte über Macht und Besitz gibt

Sunflower extrem egozentrische, aggressive Menschen

Tiger Lily kampflustige, streitsüchtige Menschen; Macho-Verhalten

Trillium machtbesessene Menschen, die ihre Interessen ohne Rücksicht auf andere durchsetzen

Vine tyrannische Menschen, die anderen ihren Willen aufzwingen

Magersucht

Golden Ear Drops bei Magersucht, die durch ein traumatisches Kindheitserlebnis ausgelöst wurde

Manzanita bei Ablehnung des Körpers und Vernachlässigung der körperlichen Bedürfnisse

Rock Water bei asketischer, dogmatischer Lebenseinstellung, bei Selbstkasteiung

Wild Rose hat keine Lust am Leben; hat sich aufgegeben

Manager

Chamomile bei Streß, der sich auf den Magen legt; für ehrgeizige, überaktive Menschen
Dandelion bei starken Verspannungen, die durch unterdrückte Emotionen entstehen
Elm bei dem vorübergehenden Gefühl der Überforderung
Impatiens ungeduldige, leicht gestreßte Menschen
Larkspur Führungsperson, die von anderen die gleiche übertriebene Pflichterfüllung erwartet, fördert Führung durch positives Vorbild und Großzügigkeit
Oak für »Arbeitstiere«, die sich aus übertriebenem Pflichtbewußtsein überarbeiten
Vervain bei übertriebener Begeisterung und Fanatismus, macht alles »150prozentig«

Männlichkeit

Goldenrod bei betont rüpelhaftem, abstoßendem Verhalten, um die innere Unsicherheit zu überspielen
Mountain Pride fördert eine positive Männlichkeit; für kämpferischen Mut und Konfrontationsbereitschaft
Nicotiana »Marlboro-Mann«; coole Typen; fehlendes Feingefühl
Quince harte Männer, die alles Weibliche für Schwäche und Nachgiebigkeit halten
Saguaro Menschen, die mit der ganzen Welt im Kampf leben
Star Tulip Männer, die mit ihrer weiblichen Seite Kontakt aufnehmen wollen
Sunflower Konflikt mit dem Vaterbild, fördert die Entwicklung einer harmonischen M.
Tiger Lily Macho-Verhalten und übersteigerte Aggressivität
Vine für tyrannische, rücksichtslose Männer

Märtyrerhaltung

Centaury Helfersyndrom; Menschen, die ihre eigenen Bedürfnisse mißachten und dann in Selbstmitleid verfallen
Chicory Menschen, die in eine Märtyrerhaltung verfallen, wenn sich die Mitmenschen als undankbar erweisen
Penstemon wenn man sich vom Leben ungerecht behandelt fühlt; bei ungewöhnlich schwierigen Lebensumständen
Rock Water strenge, asketische Menschen, die sich selbst kasteien
Willow Menschen, die mit ihrem Schicksal hadern und sich selbst leid tun, ohne die Verantwortung für sich selbst zu übernehmen

Maske

Agrimony Menschen, die hinter einer fröhlichen Maske ihre inneren Qualen verbergen
Fuchsia überspielt verdrängte schmerzliche Gefühle mit übertrieben dramatisierten Emotionen
Goldenrod verbirgt seine Unsicherheit hinter einem betont auffallenden, teils abstoßenden Verhalten
Mullein für Menschen, die sich selbst nicht kennen und anderen »falsche Tatsachen« vorspielen
Pretty Face maskenartiges Äußeres; hängt an einem Schönheitsideal
Sagebrush wenn man einem alten Selbstbild anhängt und eine nicht mehr zeitgemäße Rolle spielt

Massage

Aloe Vera kann äußerlich zur Massage der Herzgegend angewendet werden; bei Herzbeschwerden

Chamomile beruhigt und lindert Anspannungen, die sich im Bereich der Verdauung äußern

Dandelion als Massageöl; löst tiefsitzende Verspannungen und öffnet für andere Körpertherapien

Dogwood löst Verhärtungen im Gewebe, die Ausdruck verhärteter Gefühle sind

Impatiens zur Entspannung als Massageöl und Badezusatz

Mugwort bringt die Mondkräfte zum Fließen; erleichtert auch äußerlich Menstruationsbeschwerden und den Geburtsverlauf

Saint John's Wort kann äußerlich als Haut- und Sonnenschutzessenz eingesetzt werden

Self Heal kann äußerlich allgemein zur Unterstützung der Heilung angewendet werden

Yerba Santa bei Atembeschwerden; löst Verkrampfung im Brustbereich

Materialisten

Chrysanthemum kann in den verschiedenen Lebensabschnitten hilfreich sein, z. B. in der Midlife-crisis

Hound's Tongue materialistische Menschen, deren Denken sich rein auf die sichtbare und meßbare Welt beschränkt

Star Thistle habgierige, geizige Menschen, die aus Angst vor Mangel unfähig sind, zu teilen

Trillium Menschen, die gierig nach Macht und Besitz sind und rücksichtslos ihre Interessen durchsetzen

Meditation

Angelica Öffnung für die Botschaften der Engelwelt; Zugang zu M. und innerer Führung

California Poppy Menschen, die spirituelle Erfahrungen nur außerhalb ihrer selbst suchen; regt die inneren Bilder an

Fawn Lily meditiert nur noch, findet den Anschluß zur Normalität nicht mehr

Forget-Me-Not bringt verborgene, unterdrückte Fähigkeiten und Eigenschaften zu Bewußtsein

Lavender bei Überreizung durch spirituelle Praktiken

Lotus fördert die Selbsterkenntnis; öffnet den Zugang zu innerer Führung

Mugwort erleichtert den Übergang in einen Entspannungszustand; schafft den Zugang zu den unterbewußten Vorgängen in der Nacht

Nasturtium wenn man sich nach der Meditation müde und ausgelaugt fühlt

Star Tulip erleichtert die Fähigkeit zur M. für verstandesbetonte Menschen; stellt den Kontakt zu den Träumen her

White Chestnut wenn man den Kopf nicht zur Ruhe bringen kann; fördert Stille der Gedanken

Midlife-crisis

Chrysanthemum fürchtet sich vor dem Älterwerden; mißachtet die geistige Dimension der verschiedenen Lebensphasen

Gentian bei Enttäuschung und Pessimismus

Mallow Unfähigkeit, Nähe und Zuneigung zum Ausdruck zu bringen; fördert Freundschaften

Mustard Depressionen ohne benennbare Ursache

Scleranthus Launenhaftigkeit und Stimmungsschwankungen

Tiger Lily Einsamkeit, wenn Macho-Verhalten und »Ellbogenmentalität« keinen Erfolg mehr haben

Walnut hilft, sich auf Veränderungen einzulassen; nimmt die Angst vor dem Neuen

Wild Oat Ziellosigkeit und Unklarheit über den weiteren Lebensweg

Minderwertigkeitsgefühl

Alpine Lily empfindet den weiblichen Körper als niedrig und minderwertig; fühlt sich als Frau minderwertig

Buttercup Menschen, die sich selbst und ihre Arbeit als minderwertig ansehen; bei Schüchternheit

Indian Paintbrush bei Minderwertigkeitsgefühl in bezug auf die Kreativität, bei mangelnder schöpferischer Energie

Iris wenn man sich in seinen schöpferischen Fähigkeiten frustriert und ausgetrocknet fühlt

Larch fehlendes Selbstvertrauen und eingeschränkte Kreativität; erwartet Fehlschläge

Pine für jene, die sich selbst anklagen und sich ihre Fehler nicht vergeben können

Pretty Face fühlt sich häßlich und abstoßend; bei Minderwertigkeitsgefühl wegen der äußeren Erscheinung

Trumpet Vine M. wegen Unsicherheit im sprachlichen Ausdruck

Mißbrauch, sexueller

Aspen bei verdrängten Ängsten und dunklen Ahnungen; Angst, die man sich nicht eingesteht

Black Cohosh hohe Affinität zu Gewalt und Mißbrauch; kann sich nicht aus Teufelskreis befreien

Dogwood seelische Härte und Neigung zu Selbstzerstörung durch M. in der Kindheit

Echinacea bei tiefer Verletzung der menschlichen Würde; Selbstentfremdung und Kontaktverlust

Evening Primrose für Kinder, die durch M. entstanden; tiefes Gefühl, ungewollt zu sein

Golden Ear Drops bei traumatischen, schmerzlichen Kindheitserlebnissen

Hibiscus nach M.; kann keine Wärme und Nähe in der Sexualität empfinden

Pink Monkeyflower bei Scham- und Schuldgefühlen; möchte sich am liebsten »in Luft auflösen«

Star of Bethlehem bei seelischem und bei körperlichem Schock; bei schwerem Trauma

Sticky Monkeyflower nach sexuellem Mißbrauch und bei Furcht vor Sexualität

Mißtrauen

Baby Blue Eyes umgeben von seelischen Mauern; Mißtrauen, weil als Kind ungeschützt

Dogwood für jene, die aufgrund ihrer Kindheitserfahrungen nur Schlechtes vom Leben erwarten

Holly bei Neid, Eifersucht und M.

Mountain Pennyroyal wenn man sich nicht von negativen Gedanken lösen kann

Oregon Grape Menschen, die anderen böse Absichten unterstellen; fühlt sich von den Mitmenschen bedroht; Paranoia

Poison Oak Distanz und M. durch unsicheren Umgang mit Grenzen

Snapdragon Mißtrauen und beißende Abweisung; Sarkasmus

Willow Menschen, die sich selbst leid tun und mißtrauisch gegenüber allen Veränderungen sind

mißverstehen

Calendula fördert wahres Zuhören; bei mißverständlichem Gebrauch von Sprache
Holly fördert gegenseitiges Verständnis in Beziehungen; für Liebe und Annahme
Oregon Grape wenn man die Absichten anderer mißversteht und sich von seiner Umwelt bedroht fühlt
Saguaro Autoritäten und Traditionen mißverstehen

Mitgefühl

Beech bei fehlendem Mitgefühl und überkritischer Haltung
Calendula für M. und Wärme im Sprachgebrauch
Centaury bei übergroßem Mitgefühl und übertriebener Hilfsbereitschaft; kann nicht nein sagen
Holly bei fehlendem M. und mangelndem Verständnis für andere
Mariposa Lily hilft, mütterliche Wärme zu entwickeln
Nicotiana Gefühlskälte; benebelt; erfaßt nur Bruchstücke seiner Mitmenschen
Red Chestnut bei Sorge und Überängstlichkeit um geliebte Menschen
Yellow Star Tulip mangelndes Mitgefühl; kann die Folgen der eigenen Handlungen nicht einschätzen

Mond

Mugwort stellt die Verbindung zu den Träumen und den unbewußten Vorgängen während der Nacht her; bringt die Mondkräfte zum Fließen; unterstützt Geburt und hilft bei Menstruationsbeschwerden

Saint John's Wort bei nächtlichen Angstzuständen; bei Schlafwandeln

Yarrow wenn man durch die Mondphasen beeinflußt wird und darunter leidet

Montag-morgen-Gefühl

Hornbeam bei Antriebsschwäche und fehlender Motivation für die Aufgaben des Tages

Morning Glory gibt Frische und Stehvermögen für den Tag; bei unstetem Lebenswandel

Moral

Mullein bei fehlendem Verständnis für Moral und Ehrlichkeit; bei Unaufrichtigkeit und Wechselhaftigkeit

Pine bei übertriebenem Sinn für M. und Schuld; dauernde Schuldgefühle

Rock Water dogmatische Menschen und »Moralapostel«

Motivation

Blackberry Motivation und Zielstrebigkeit, um die eigenen Vorstellungen umzusetzen

California Wild Rose fördert M. und Begeisterung; läßt einen Sinn im Leben finden

Cayenne fördert M. und Willenskraft, längst nötige Veränderungen im Leben anzustreben

Gorse M., sein Leben in die Hand zu nehmen trotz Hoffnungslosigkeit über den eigenen Zustand

Hornbeam M. und Antrieb; hilft, den Anfang zu finden
Lady's Slipper hilft, »in die Gänge zu kommen«; gibt Tatkraft und M.
Morning Glory fördert M. und Willenskraft, um sich von krankmachenden Gewohnheiten zu lösen
Mountain Pride M. zu Auseinandersetzung und Konfrontation; für positive Kampfbereitschaft
Scotch Broom M., seine Aufgabe im großen Weltgeschehen zu übernehmen
Tansy bei Faulheit und Bequemlichkeit
Wild Oat fördert Zielstrebigkeit und klare Entschlußkraft

Müdigkeit

Aloe Vera bei Erschöpfung und Müdigkeit, weil die Energien völlig verbraucht sind
Elm M. durch vorübergehenden Streß; reagiert mit M. auf Überforderung
Gorse bei langwierigem Leiden; Therapiemüdigkeit
Hornbeam geistige M. durch anspruchslose Routinearbeit
Lady's Slipper wirkt müde und lasch; hat keinen Zugang zu seinem Energiepotential
Nasturtium körperliche M. durch einseitige Beanspruchung der intellektuellen Fähigkeiten
Olive völlige seelische und körperliche Erschöpfung
Rosemary wirkt schläfrig und vergeßlich; schlechte Verbindung zum Körper

Mut

Aspen bei diffusen Ängsten und dunklen Ahnungen
Black-Eyed Susan Mut, sich mit seinen Schattenseiten auseinanderzusetzen
Borage für fröhlichen Herzensmut und Zuversicht
Garlic um Lampenfieber und Nervosität zu überwinden
Love-Lies-Bleeding M., sich mit seinem Leiden zu stellen und sich auf neue Perspektiven einzulassen
Mimulus M., sich mit den alltäglichen Ängsten auseinanderzusetzen
Mountain Pride M. für Auseinandersetzungen und Konfrontation
Penstemon gibt M. und Durchhaltevermögen in schwierigen Lebensumständen
Purple Monkeyflower Mut, neue Wege in der Spiritualität zu wagen und hemmende Konventionen zu verlassen
Rock Rose für »Heldenmut«; bei Todesangst und Panik
Scarlet Monkeyflower Mut, sich mit seinen heftigen Emotionen auseinanderzusetzen
Violet für M., sich mit seiner Sensibilität auf einen Gruppenprozeß einzulassen

Mutter

Centaury für eine Mutter, die sich nicht durchsetzen kann
Chicory bei »overprotecting«; wenn man sich zu sehr kümmert und andere nicht ihre eigene Wege gehen lassen kann
Corn bringt liebvolle Beziehung zur »Mutter Erde«
Mariposa Lily für eine harmonische Mutter-Kind-Beziehung; bei fehlender Mutterliebe
Pomegranate Konflikt zwischen Karriere und Familie
Quince für Alleinerziehende; Konflikt zwischen Härte im Beruf und Elternrolle

Red Chestnut bei übergroßer Besorgnis und Ängstlichkeit um geliebte Menschen
Star Tulip für intuitiven Zugang zum ungeborenen Kind

Nägelbeißen

Agrimony Nägelbeißen aus innerer Unruhe und quälenden Problemen, die man nicht zeigen kann
Cherry Plum zwanghaftes N.; kann nicht mehr aufhören
Pine N. aus Selbstvorwürfen; quälendes Gewissen
Scarlet Monkeyflower kann nicht mit Aggressionen umgehen; beißt sich die »Krallen« ab

Negativität

Beech Menschen, die nur das Schlechte sehen und überkritisch sind
Dogwood erwartet nichts Gutes vom Leben
Gentian für Pessimisten und Menschen, die schnell aufgeben
Holly Unfähigkeit, Liebe zu empfinden
Iris negative Einstellung gegenüber den eigenen kreativen Fähigkeiten
Mountain Pennyroyal wenn man durch negative Gedanken belastet ist
Oregon Grape unterstellt anderen böse Absichten; Verfolgungswahn
Pine bei Selbstanklage und großen Schuldgefühlen
Pink Yarrow wenn man die negativen Stimmungen anderer übernimmt
Scotch Broom N. gegenüber dem Weltgeschehen; Weltuntergangsstimmung

Willow wenn die Umwelt an allem schuld ist; wenn man mit seinem Schicksal hadert
Yarrow als Schutz vor negativen Umwelteinflüssen

Neid

Holly bei Neid und Eifersucht
Pretty Face beneidet andere um ihre Schönheit; fühlt sich häßlich und entstellt
Star Thistle N. um den Besitz anderer; bei Geiz
Trillium N. und Habsucht; bei Rivalität und Machtkämpfen

Nervosität

Agrimony innere Unruhe und Gefühl, getrieben zu sein
Chamomile bei emotionaler Anspannung, gesteigerter Unruhe und Hyperaktivität
Cherry Plum Nervosität durch die Furcht vor dem Durchdrehen
Corn wenn man unter vielen Menschen unter N. oder Aggressivität leidet
Dill nervös und überdreht durch Reizüberflutung
Garlic bei nervösen Ängsten und Lampenfieber
Impatiens für nervöse, ungeduldige Menschen, die leicht unter Streß geraten
Indian Pink bei N. unter erhöhtem Leistungsdruck
Lavender bei extremer Nervenanspannung durch übersteigerte spirituelle Praktiken
Morning Glory Nervosität durch starken Konsum von Nikotin, Alkohol, Drogen etc.

Neugeborene

Evening Primrose für Kinder, die unter gewalttätigen Umständen gezeugt wurden und ungewollt sind
Shooting Star bei drohender Früh- oder Fehlgeburt
Star of Bethlehem bei Schock und Geburtstrauma
Walnut hilft bei der Umstellung nach der Geburt
Wild Rose für schwache Babys mit wenig Lebenskraft

Niedergeschlagenheit

Bleeding Heart Niedergeschlagenheit aus Liebeskummer; bei gebrochenem Herzen
Borage Mutlosigkeit und N. durch emotionale Konflikte
Gentian bei Enttäuschung über nicht erfüllte Erwartungen
Gorse Hoffnungslosigkeit über den eigenen Zustand
Mustard Niedergeschlagenheit und Depression wie »aus heiterem Himmel«
Pine fühlt sich niedergeschlagen und schuldig; macht sich Vorwürfe
Scotch Broom N. über die Weltsituation
Wild Oat bei Ratlosigkeit über den Lebensweg

Nostalgie

Fairy Lantern bei Regression in ein früheres Entwicklungsstadium; will nicht erwachsen werden
Honeysuckle Menschen, die sich zurück in die Vergangenheit sehnen, weil sie mit der Gegenwart nicht zurechtkommen

Notfall

Arnica bei Schock und Schmerzen; steigert die Lebenskraft
Chamomile beruhigt und besänftigt überdrehte Emotionen
Cherry Plum bei Angst durchzudrehen; bei Hysterie
Crab Apple zur seelischen und körperlichen Reinigung; bei Vergiftungserscheinungen
Impatiens bei extremem Streß
Red Clover bei Massenhysterie und übersteigerten Emotionen
Rock Rose bei Todesangst und Panik
Saint John's Wort bei traumatischen Erlebnissen in Zusammenhang mit Feuer; stärkt das innere Licht
Self Heal unterstützt die Selbstheilungskräfte
Yarrow gibt Schutz vor negativen Einflüssen und stärkt die Aura

Null-Bock-Gefühl

California Wild Rose Null-Bock-Gefühl und Desinteresse; mangelnde Begeisterungsfähigkeit
Hornbeam N. und Antriebslosigkeit; braucht lange Anlaufzeiten

Oberflächlichkeit

Agrimony Furcht, emotional in die Tiefe zu gehen; vermeidet Ernsthaftigkeit
Calendula Oberflächlichkeit und Lieblosigkeit in der Sprache
Chestnut Bud ist in Gedanken immer zwei Schritte weiter; bei Unachtsamkeit
Cosmos O. im Sprechen; undeutliches Sprechen; bringt die Sätze nicht zu Ende

Heather Menschen, die sich nur mit sich selbst beschäftigen und schlecht zuhören können
Impatiens wenn alles möglichst schnell gehen soll; ist ungeduldig
Indian Paintbrush O. im kreativen Ausdruck und fehlendem Durchhaltevermögen
Mallow O. in Freundschaften und Unfähigkeit, Zuneigung zum Ausdruck zu bringen

Offenheit

Angelica Offenheit für göttliche Führung und Engelerfahrungen
Corn Unfähigkeit, sich im Stadtleben und unter vielen Menschen abzugrenzen
Lotus fördert O. für spirituelle Einflüsse und Meditation
Mugwort O. für die unbewußten nächtlichen Vorgänge und für das Traumerleben
Pink Monkeyflower ermöglicht emotionale Offenheit und Überwindung von Schamgefühlen
Pink Yarrow bei zu großer O. für die Gefühle anderer; wenn man sich emotional nicht abgrenzen kann
Saint John's Wort bei zu großer psychischer O. und Sensibilität für außerkörperliche Wahrnehmung
Star Tulip bringt O. für Intuition und innere Führung
Violet Schüchternheit und Furcht, in Gruppen unterzugehen

Ordnung

Crab Apple übertriebenes Bedürfnis nach Ordnung und Sauberkeit
Elm Gefühl der Überforderung; bringt O. und Überblick in die Tätigkeit

Rabbitbrush für O. und Überblick über ein großes Projekt; erweitert die Aufmerksamkeit
Shasta Daisy schafft O. und Synthese für angehäuftes Wissen und einzelne Fakten

Panik

Red Clover bei Massenhysterie; hilft, die Ruhe zu bewahren
Rock Rose bei P. und Todesangst; für Unfallopfer

Paranoia

Aspen leidet unter Vorahnungen und schlimmen Gedanken
Crab Apple bei Angst vor Bakterien und Unreinheit; bei Waschzwang
Oregon Grape Menschen, die sich von ihren Mitmenschen bedroht und verfolgt fühlen
Pink Yarrow bei psychischer Überempfindlichkeit, wenn man sich durch die Stimmungen anderer beeinträchtigt fühlt

Partnerschaftsprobleme (siehe Beziehungsprobleme)

pedantisch

Beech ist überkritisch und pedantisch; bei Intoleranz
Crab Apple bei pedantischem Reinlichkeitbedürfnis; sehr ordnungsliebend
Filaree macht alles genau; »Erbsenzähler«
Larkspur ist p. und überpflichtbewußt in der Führung

Rock Water verfolgt p. und unflexibel einmal gesteckte Ziele und Ideale

Pessimismus

Beech negative, kritische Menschen, die überall zuerst die Fehler sehen
Gentian Pessimist, der immer schon im voraus das Negative ahnt
Gorse bei P. über den eigenen Zustand; bei langwierigen seelischen oder körperlichen Leiden
Oregon Grape wenn man seine Umwelt als böse und feindselig erlebt
Penstemon Menschen, die sich von den Schwierigkeiten des Lebens überwältigt fühlen; bei schweren Krisen
Scotch Broom P. angesichts der großen Probleme in der Welt
Wild Rose Menschen, die das Leben als sinnlos empfinden; bei Resignation und Gleichgültigkeit
Willow Pessimismus und Selbstmitleid; man fühlt sich vom Schicksal vernachlässigt

Pflichtbewußtsein

Centaury fühlt sich verpflichtet zu helfen, läßt sich ausnützen
Larkspur bei starkem Pflichtbewußtsein in einer Führungsposition; ist kleinlich und übergenau
Oak bei übertriebenem P., überarbeitet sich; kann keine Schwäche zugeben
Rock Water fühlt sich gegenüber den selbst auferlegten Prinzipien verpflichtet; strenge, dogmatische Menschen
Zinnia ernste Menschen mit stark ausgeprägtem Verantwortungs- und P.; nimmt sich zu ernst

Phantasie

Blackberry hilft, Phantasien in die Realität umzusetzen
California Poppy regt die inneren Bilder und die Ph. an; bei Abhängigkeit von äußerer Ablenkung
Canyon Dudleya Neigung zu extremen Phantasien, v. a. im spirituellen Bereich
Clematis hilft, aus seinen Träumen aufzuwachen und aktiv am Leben teilzunehmen
Indian Paintbrush für alle Arten von kreativer Tätigkeit; unterstützt die Ph. und den schöpferischen Ausdruck
Iris öffnet für Inspiration und die Strömungen der Kunst
Nasturtium trockene, verkopfte Menschen; regt die Ph. an

phlegmatisch (siehe Antriebsschwäche)

Professor, zerstreuter

Rabbitbrush fördert die gleichzeitige Aufmerksamkeit im Detail und für die großen Zusammenhänge; erweitert den geistigen Horizont

prüde

Alpine Lily für Frauen; lehnen Sexualität ab; wirken jungfräulich und prüde
California Pitcher Plant verleugnet die eigene Triebhaftigkeit *oder* lebt Triebe unreflektiert aus
Easter Lily Konflikt zwischen Sexualität und Spiritualität; leblose Sexualität

Prüfung

Cosmos gut bei mündlicher Prüfung; für Koordination von Gedanken und Worten
Gentian gibt schnell auf; hat keine Ausdauer
Elm bei dem vorübergehenden Gefühl der Überforderung; wenn man nicht weiß, wo man anfangen soll
Impatiens hilft, Prüfungsstreß zu überwinden oder gar nicht erst entstehen zu lassen
Larch fördert ein gesundes Selbstvertrauen; fühlt sich den Anforderungen nicht gewachsen
Madia fördert Konzentration und Sammlung der Gedanken
Mimulus bei »normaler« Prüfungsangst
Penstemon in schwierigen Lebensumständen und harten Prüfungen im Leben
Rock Rose bei panischer Prüfungsangst und Blackout-Reaktionen

Pubertät

Agrimony Gruppenclown; wenn die Sorgen und Probleme hinter einer Maske aus Fröhlichkeit verborgen werden
Buttercup Schüchternheit und Minderwertigkeitsgefühle
California Wild Rose Desinteresse und fehlender Begeisterungsfähigkeit; ist genervt und gelangweilt
Cherry Plum Neigung zu Hysterie und zwanghaftem Verhalten
Crab Apple wenn man sich als abstoßend empfindet; bei Hautunreinheiten und Akne
Fairy Lantern bei verzögerter Entwicklung; möchte nicht erwachsen werden
Manzanita ermöglicht die Annahme der körperlichen Veränderungen; bei Magersucht

Saguaro bei übersteigerter Ablehnung gegenüber Autoritätspersonen; wenn man sich von niemanden etwas vorschreiben läßt

Sticky Monkeyflower fördert eine positive Entwicklung der Sexualität; bei Furcht vor Intimität

Sunflower für eine positive Entwicklung der Ich-Kräfte; bei Konflikt mit dem Vater

Sweet Pea für Jugendliche, die keinen Anschluß an eine Gemeinschaft finden; Gefühl der Heimatlosigkeit

Walnut hilft, mit den Veränderungen der Pubertät besser zurechtzukommen

Wild Oat bei Unsicherheit über Ausbildung und Berufsfindung; bei Ziellosigkeit

Qual

Agrimony bei inneren Qualen und Sorgen, die nicht nach außen dringen dürfen

Angel's Trumpet quält sich mit dem Leben; kann nicht sterben; fördert Hingabe an notwendige Wandlungsprozesse

Cherry Plum bei ständiger Angst, wahnsinnig zu werden

Love-Lies-Bleeding innere Qual und Melancholie; ist stark auf das eigene Leiden fixiert

Manzanita quält und kasteit sich und seinen Körper; verleugnet die körperlichen Bedürfnisse

Penstemon gibt Mut und Kraft in schweren Krisen wie Krankheit oder Behinderung

Sweet Chestnut bei grenzenloser Verzweiflung; für die »dunkle Nacht der Seele« (Bach)

Rastlosigkeit

Agrimony Rastlosigkeit und innere Unruhe; fühlt sich getrieben
California Poppy für den »Seminar-Junkie«, der spirituelle Erfahrungen nur außerhalb seiner selbst sucht
Dill Menschen, die sich vom Tempo des Lebens überwältigt fühlen
Impatiens ungeduldige, genervte Menschen
Lavender bei Nervenüberreizung durch einseitige spirituelle Aktivität
Morning Glory bei wechselhaftem, unstrukturiertem Lebenswandel und innerer Unruhe
Scleranthus bei wechselnden Stimmungen; macht alles nach Lust und Laune; Rastlosigkeit
White Chestnut R. im Kopf durch permanent kreisende Gedanken; kann nicht abschalten
Wild Oat Menschen, die alles gleichzeitig machen müssen; bei Unentschlossenheit

Rauchentwöhnung

Chestnut Bud fällt immer wieder in alte Verhaltensmuster zurück; Teufelskreis
Morning Glory hilft, sich von krankmachenden Gewohnheiten zu lösen; stärkt die Vitalität
Nicotiana bei Nikotinabhängigkeit
Wild Oat unterstützt Willensstärke und Zielstrebigkeit

Reinigung

Chaparral für psychische Reinigung über das Traumerleben; nach Drogenmißbrauch und Okkultismus
Crab Apple allgemeine Reinigungsessenz; für seelische und körperliche R.
Deer Brush fördert die Reinheit der Absichten und Motive; bei Konflikt zwischen Herz und Verstand
Golden Ear Drops R. und loslassen von schmerzlichen Kindheitserlebnissen
Mountain Pennyroyal R. von negativen Gedankenmustern
Sagebrush R. von einem falschen Selbstbild; um Verhaltensweisen, die nicht mehr nötig sind, abzulegen
Self Heal regt die Selbstheilungskräfte und die innere Reinigung. an

Reisen

Dill hilft, viele verschiedene Eindrücke zu verarbeiten und zu »verdauen«
Scleranthus bei Reisekrankheit und Gleichgewichtsstörungen
Walnut hilft, mit veränderten Umständen zurechtzukommen und sich auf Neues einzustellen

Reizüberflutung

California Poppy bei Faszination durch viele spirituelle Angebote und Abhängigkeit von immer neuen Reizen
Canyon Dudleya bei spiritueller Reizüberflutung; Neigung zu übertriebenen religiösen Erfahrungen
Dill wenn man sich vom Tempo des Lebens überwältigt

fühlt und unfähig ist, die Vielzahl der Eindrücke zu verarbeiten
Yarrow dient als Schutz vor negativen Einflüssen

Reserviertheit

Calendula Reserviertheit und Kühle im sprachlichen Ausdruck; hilft, Wärme und Liebe in die Worte zu legen
Mallow hilft, die Barrieren zu anderen abzubauen und Zuneigung zeigen zu können
Violet sehr sensible Menschen, die sich aus Furcht vor anderen zurückziehen; bei Schüchternheit
Water Violet stolze, selbständige Menschen, die sich anderen gegenüber reserviert und zurückhaltend verhalten

Resignation

Black Cohosh ist gefangen in Kreisläufen aus Gewalt und Abhängigkeit; brütende, finstere Gedanken
California Wild Rose Resignation und Gleichgültigkeit; bei mangelnder Begeisterungsfähigkeit
Centaury Menschen, die sich nicht durchsetzen können und das Gefühl haben, zu kurz zu kommen
Gentian Menschen, die schnell aufgeben und resignieren
Gorse Resignation über eine langwierige Krankheit
Scotch Broom R. angesichts der großen Probleme in der Welt
Sweet Chestnut bei grenzenloser Verzweiflung; sieht keinen Ausweg mehr
Wild Rose R. über das Leben; für Menschen, die das Leben sinnlos finden und auch keine Anstrengungen unternehmen, daran etwas zu ändern

Ruhe

California Poppy Ruhe und Besinnung auf den inneren Reichtum der Seele
Canyon Dudleya bringt R. und Normalität in das spirituelle Leben
Chamomile beruhigt und besänftigt bei emotionalen Anspannungen und extremer Unruhe
Dandelion innere R. und Entspannung; ehrgeizige Menschen, die ihre Emotionen vernachlässigen
Dill innere R.; hilft bei der Verarbeitung vieler Eindrücke und Erlebnisse
Elm R. und Überblick bei vorübergehender Überlastung
Garlic R. und Gelassenheit bei nervösen Ängsten und Lampenfieber
Indian Pink innere R. trotz erhöhten Leistungsdrucks und angespannter Aktivitäten
Lavender für die Fähigkeit des »Geschehenlassens«; wenn man seine geistige Entwicklung krampfhaft vorantreiben will
Morning Glory bei unruhigem, chaotischem Lebensstil; gibt Vitalität und löst Nervosität
Red Clover Ruhe und Gelassenheit in chaotischen Situationen

Sammlung, innere

Corn Sammlung und Stabilität inmitten von großen Menschenansammlungen
Dill Unfähigkeit, viele Eindrücke und Erlebnisse zu verarbeiten; fördert deren »Verdauung«
Indian Pink S. trotz hoher Anforderung, Hektik und Chaos in der Umgebung
Lotus fördert S. in Gebet und Meditation; Blüte der Selbsterkenntnis

Madia S. der Gedanken und Konzentrationsfähigkeit
Red Clover S. in Panik und Hysterie; gibt die Fähigkeit, Menschen aus gefährlichen Situationen herauszuführen
White Chestnut bringt Ruhe in die Gedanken und hilft, abzuschalten

sarkastisch

Calendula sarkastisch und schneidend in der Sprache; findet nicht den richtigen Ton
Scotch Broom s. und finster angesichts des Weltgeschehens (Hunger, Armut)
Snapdragon bissig und sarkastisch; starke Verspannungen im Kiefer

Schamgefühl

Crab Apple fühlt sich innerlich unrein und befleckt; bei Selbstekel
Easter Lily schämt sich wegen seiner Sexualität
Pine bei ständiger Selbstanklage und Schuldgefühlen
Pink Monkeyflower bei tiefsitzendem Schamgefühl; entschuldigt sich für seine Existenz

Schattenseiten

Black-Eyed Susan gibt die Kraft, zu den Schattenseiten der Persönlichkeit vorzudringen, um dort verdrängte Probleme zu lösen
Fuchsia hilft, die verdrängten Emotionen aufzudecken, damit sie nicht mehr überspielt werden müssen

Scarlet Monkeyflower gibt Mut, sich seinen heftigen Emotionen zu stellen und einen positiven Umgang mit Zorn und Wut zu finden

Schlafstörungen

Agrimony leidet unter innerer Unruhe und quälenden Sorgen
Aloe Vera ist ausgebrannt; kann vor Erschöpfung nicht schlafen
Angelica fühlt sich verunsichert; kann nicht einschlafen; v. a. bei Kindern
Aspen bei Angst vor dunklen Mächten
Chamomile Schlafstörungen durch emotionale Überlastung und Unruhe
Chaparral reinigt die Psyche von bedrohlichen Bildern und Eindrücken über das Traumerleben
Dandelion zu angespannt um zu schlafen; kann nicht loslassen
Dill Sch. durch Reizüberflutung und unverarbeitete Erlebnisse
Impatiens Nervosität und Streß; wenn man keine Ruhe finden kann
Lavender Schlaflosigkeit durch Nervenüberlastung
Morning Glory Schlafstörungen durch chaotischen Lebensstil; findet keinen Rhythmus
Mugwort erleichtert den Übergang in einen Entspannungszustand, für Menschen, die sich nicht an ihre Träume erinnern können
Rock Rose bei panischer Angst durch Alpträume; fürchtet das Einschlafen
Saint John's Wort bei nächtlichen Angstzuständen und Alpträumen; bei Bettnässen
White Chestnut ermöglicht Stille der Gedanken; bei kreisenden Gedanken

Schmerzen

Agrimony bei quälenden Schmerzen, über die der Betroffene nicht spricht
Arnica lindert Sch. und unterstützt den Heilungsprozeß
Cherry Plum bei Sch., die zum Wahnsinn treiben; ist kurz vor dem Durchdrehen
Dandelion bei Sch. durch Verspannung und Verkrampfung als körperliche Äußerung verdrängter Emotionen
Impatiens bei Sch. durch Verspannungen und Überdehnung; bei Streß
Lavender bei Nervenüberreizung
Notfalltropfen bei starken Sch.; für den akuten Fall
Scleranthus bei ständig wechselnden Sch. und Symptomen
Star of Bethlehem Notfallessenz!; bei Schock und starken Sch.
Yerba Santa löst alte, unverarbeitete Schmerzen und Trauer

Schock

Arnica bei Schock und starken Schmerzen; zur Aufrechterhaltung der Lebenskraft
Echinacea bei schwerwiegendem Trauma und Verletzung der Menschenwürde
Rock Rose bei Todesangst und Panik
Self Heal zur Unterstützung der Heilung; stellt die Verbindung zur inneren Quelle der Kraft her
Star of Bethlehem bei Sch. und Trauma; bei tiefer Seelennot; auch bei lang zurückliegendem Schock
Sticky Monkeyflower nach sexuellem Mißbrauch

Schüchternheit

Buttercup Schüchternheit und Gefühl, minderwertig zu sein
Larch mangelndes Selbstvertrauen; bei Zurückhaltung aus Angst, zu scheitern oder abgewiesen zu werden
Mallow Menschen, die sich nicht trauen, auf andere zuzugehen, weil sie sich nicht liebenswert finden
Mimulus bei Angst vor anderen Menschen
Trumpet Vine bei Unsicherheit und Unbeholfenheit in Mimik und Gestik; bei Sprechstörungen
Violet sensible, schüchterne Menschen, die fürchten, in einer Gruppe ihre Persönlichkeit zu verlieren

Schuldgefühle

Centaury Menschen, die sich schuldig fühlen, wenn sie nicht tun, was von ihnen erwartet wird
Deer Brush Konflikt zwischen Herz und Verstand; bei unklaren Motiven
Mullein Menschen, die keine Schuldgefühle kennen; bei mangelndem Bezug zu Moral und Gewissen
Pine bei starken Schn.; bei Selbstanklage und übertrieben schlechtem Gewissen
Pink Monkeyflower bei Scham- und Schuldgefühlen; Furcht, bloßgestellt oder verletzt zu werden

Schulschwierigkeiten

Agrimony Klassenclown, der die eigenen Fehlleistungen mit Witz und Fröhlichkeit überspielt
Chestnut Bud lernt langsam und macht immer die gleichen Fehler

Clematis Tagträumer, die geistig nicht am Schulgeschehen teilnehmen
Cosmos kann seine Gedanken nicht ausdrücken; Sprache hastig und undeutlich
Dandelion ehrgeizige Schüler, die sich unter extremen Druck setzen; wollen alles ganz richtig machen
Elm bei Überforderung, z. B. durch Schuleintritt oder große Klassen
Larch fördert ein gesundes Selbstvertrauen
Madia fördert Konzentration und Aufmerksamkeit im Detail
Mimulus bei Schulangst
Peppermint ist geistig träge; bei mangelnder Merkfähigkeit
Trumpet Vine bei Sprechstörungen und Schwierigkeiten im Selbstausdruck
Water Violet für Außenseiter; grenzen sich selbst aus; finden die anderen blöd

Schutz

Angelica schützt und hüllt ein; in Krisensituationen
Baby Blue Eyes Schutz vom Vater fehlte in der Kindheit; emotional isoliert
Garlic bei Anfälligkeit für Infektionskrankheiten
Golden Yarrow Sch., wenn man viel in der Öffentlichkeit arbeitet
Mariposa Lily gibt mütterliche Wärme und Sch.
Mountain Pennyroyal Sch. vor negativen Gedanken anderer
Pink Yarrow Sch. im emotionalen Bereich; bei Neigung, die Stimmungen anderer zu übernehmen
Yarrow Sch. vor negativen Umwelteinflüssen; bei Wetterfühligkeit
Red Clover emotionaler Sch. und innere Ruhe in hysterischen, panischen Situationen

Saint John's Wort stärkt das innere Licht und die Schutzfunktion der Haut

Walnut Sch. vor dominanten Einflüssen durch andere; Sch. in neuen Lebensphasen

Schwäche

Aloe Vera bei Überbeanspruchung der schöpferischen Kräfte; fühlt sich ausgebrannt und erschöpft

Centaury Helfersyndrom; Menschen, die ihre eigenen Bedürfnisse vernachlässigen

Elm Schwäche durch Überforderung und Überlastung

Garlic bei Sch. und Infektanfälligkeit

Oak für Menschen, die sich keine Sch. eingestehen und bis zur totalen Erschöpfung arbeiten

Olive bei seelischer und körperlicher Erschöpfung und Sch.

Saint John's Wort bei Sch. und mangelnder Verbindung zum Körper

Wild Rose bei mangelndem Lebenswillen und Apathie

Yarrow bei starker Reaktion auf die Umweltbedingungen; als Schutz vor negativen Umwelteinflüssen

Schwangerschaft und Geburt

Angelica gibt Schutz und Vertrauen in die natürlichen Vorgänge der Schwangerschaft

California Wild Rose komplizierte Schwangerschaft; für apathische, teilnahmslose Babys

Cayenne bei Stagnation während der Geburt

Manzanita hilft, die körperlichen Veränderungen während der Sch. anzunehmen

Mariposa Lily hilft, sich auf die Mutterschaft einzustellen; ermöglicht eine harmonische Beziehung zwischen Mutter und Kind

Mimulus ängstliche Frauen; bei Angst vor der Geburt, vor Komplikationen etc.

Mugwort bei übertragener Sch.; bringt die Energien zum Fließen

Mullein bei Unklarheit und Zweifel über die Sch.; stellt den Kontakt zur inneren Führung her

Notfalltropfen erleichtern Schmerzen und Streß während der Geburt

Olive bei totaler Schwäche und Erschöpfung

Pink Yarrow bei Überempfindlichkeit gegenüber den Stimmungen der Mitmenschen

Pomegranate unterstützt die weiblichen kreativen Energien; hilft beim Konflikt zwischen Kind und Karriere

Red Chestnut überbesorgte Frauen, die große Angst um ihre Kinder haben

Scleranthus bei stark wechselnden Stimmungen und Launenhaftigkeit

Shooting Star bei drohender Fehl- oder Frühgeburt; hilft dem Ungeborenen, sich im Körper der Mutter wohl zu fühlen

Star Tulip stellt den intuitiven Kontakt zum Ungeborenen im Mutterleib her

Tansy bei Trägheit und Bequemlichkeit; Frauen, die sich während der Geburt nicht anstrengen wollen

Walnut unterstützt den Neuanfang für Mutter und Kind; verhilft zum Durchbruch

Yarrow als Schutz für Mutter und Kind

Schwerfälligkeit

Cayenne hilft, eingefahrene Verhaltensmuster und Gewohnheiten zu durchbrechen

Hornbeam Antriebsschwäche und fehlende Motivation; wenn die Arbeit endlich begonnen hat, wird sie jedoch auch zu Ende gebracht

Hound's Tongue materialistische Menschen, deren Denkmuster schwerfällig und unflexibel sind

Peppermint bei geistiger Schwerfälligkeit; bringt Frische und Aufmerksamkeit in den Intellekt

Tansy bei Sch. und Trägheit; faule Menschen, die jede unnötige Anstrengung vermeiden

Schwermut

Borage bei Niedergeschlagenheit und Schwermut, die sich auf das Herz legen

Gorse bei Sch. und Hoffnungslosigkeit über langes Leiden

Love-Lies-Bleeding bei Sch. und Melancholie; Todessehnsucht; stark fixiert auf sein Leid

Mustard Depression und Sch., die ganz plötzlich erscheinen und keine erkennbare Ursache haben

Scotch Broom »Weltschmerz« und Hoffnungslosigkeit über die Weltprobleme

Wild Rose Menschen, die das Leben als sinnlos empfinden und resigniert haben

Selbstaufgabe

Buttercup Minderwertigkeitsgefühle und Schüchternheit

Centaury Selbstaufgabe und übertriebene Hilfsbereitschaft; läßt sich ausnutzen

Sunflower Neigung zu Selbstverleugnung und geringer Ausprägung der Individualität

Selbstmitleid

Chicory Menschen, die sich aufopfern; bei ausbleibender Gegenleistung verfallen sie in Selbstmitleid
Heather Menschen, die sich nur um sich selbst drehen und sich selbst bemitleiden
Willow jene, die mit ihrem Schicksal hadern, jammern und sich selbst leid tun

Selbstsucht

Bleeding Heart Menschen, die sich zu sehr an den Partner aus eigennützigen Absichten klammern
Chicory besitzergreifende Menschen, die sich um andere kümmern, um sie zu lenken und zu dominieren
Heather Menschen, die sich nur um sich und ihre eigenen Probleme drehen
Holly Unfähigkeit, anderen Verständnis und Liebe entgegenzubringen
Sunflower egozentrische, selbstsüchtige Menschen; bei unausgewogener Entwicklung der Persönlichkeit
Tiger Lily aggressive Menschen, die sich mit Macho-Verhalten und Ellbogentaktik durchsetzen
Trillium habgierige, machthungrige Menschen, die rücksichtslos ihre Interessen durchsetzen
Yellow Star Tulip unsensibel und egoistisch; bei fehlendem Mitgefühl

Selbstvertrauen (siehe Selbstbewußtsein)

Selbstverwirklichung

Blackberry hilft, die Ziele und Ideen in die Tat umzusetzen
Buttercup hilft, Schüchternheit und Minderwertigkeitsgefühle zu überwinden
Centaury stärkt die Willenskraft und hilft, die eigenen Bedürfnisse durchzusetzen
Mullein hilft, sich selbst besser einzuschätzen und zu sich selbst zu stehen; fördert Ehrlichkeit und Aufrichtigkeit
Pomegranate hilft, weibliche Kreativität zu verwirklichen; hilft beim Konflikt zwischen Kind und Karriere
Quince Konflikt zwischen Weiblichkeit und Sanftmut und dem berechtigten Anspruch auf Macht und Karriere
Self Heal gibt Vertrauen in die inneren Selbstheilungskräfte und hilft, Verantwortung für die eigene Gesundheit zu übernehmen
Sunflower bei unausgewogener Entwicklung der Individualität; entweder Selbstverleugnung oder Selbstgefälligkeit
Walnut nimmt die Angst vor dem Neubeginn; hilft, Barrieren zu überwinden
Wild Oat Unentschlossenheit über den Lebensweg; Ziellosigkeit

Selbstzerstörung

Black Cohosh Affinität zu gewalttätigen, zerstörerischen Personen und Situationen
Dogwood Neigung zu Selbstzerstörung durch traumatische Kindheitserlebnisse; unfallgefährdet
Manzanita Wunsch, den Körper zu vernichten; bei religiös-asketischer Lebenseinstellung
Milkweed Selbstverleugnung und S. durch Sucht
Pine bei zermürbenden Selbstvorwürfen und Schuldgefühlen

Saguaro Auflehnung und Kampf bis zur S., Rebellion um jeden Preis
Sunflower Neigung zu Selbstauslöschung, weil man neben dem Vater nicht existieren kann

Sexualität

Alpine Lily fördert eine harmonische Einstellung zur weiblichen Sexualität und Fruchtbarkeit
Basil Konflikt zwischen Sexualität und Spiritualität
California Pitcher Plant Konflikt zwischen Instinkt und Intellekt; wenn man Sklave seiner Triebe ist
Calla Lily Unklarheit über sexuelle Identität; bei Bi- oder Homosexualität
Crab Apple wenn man sich und seine S. als unrein empfindet
Dogwood Verhärtung der Gefühle und Ausbeutung des Körpers
Easter Lily verleugnet die S.; schämt sich seiner Triebe; empfindet S. als störend in der spirituellen Entwicklung
Evening Primrose ungewollte Menschen, die durch Vergewaltigung oder Mißbrauch gezeugt wurden
Fairy Lantern bei verzögerter sexueller Entwicklung; möchte Kind bleiben
Fuchsia wenn sexuelle Gefühle verdrängt und überspielt werden
Hibiscus für Wärme und Hingabefähigkeit
Manzanita hilft, den eigenen Körper anzunehmen und sich damit wohl zu fühlen
Pink Monkeyflower bei Schamgefühlen durch sexuellen Mißbrauch
Pomegranate für einen harmonischen Ausdruck weiblicher Kreativität und Fruchtbarkeit
Snapdragon bei unterdrückter Lust und zurückgehaltenen Trieben

Sticky Monkeyflower bei Furcht vor S. und Intimität; verbindet Liebe und S.; auch bei exzessivem Sexualleben
Sunflower für eine ausgewogene Entwicklung der Männlichkeit

Sicherheit

Angelica gibt Sicherheit und das Gefühl einer tiefen Geborgenheit in Gott
Cerato Unsicherheit und Zweifel über eigene Entscheidungen; hilft, auf die innere Stimme zu hören
Goldenrod Menschen, die ihre Unsicherheit mit auffallendem, abstoßendem Verhalten überspielen
Mallow gibt S. im Umgang mit Freunden und hilft, die Barrieren zu lösen
Mullein gibt innere S. und Aufrichtigkeit; schafft Zugang zu Moral und Gewissen
Saint John's Wort schützt und stärkt die Aura; bei nächtlichen Angstzuständen; bringt S. in einem höheren Sinn
Violet bringt S., sich in einer Gruppe aufzuhalten
Wild Oat Unsicherheit über den zukünftigen Lebensweg

Skrupellosigkeit

Tiger Lily aggressive Menschen, die mit Ellbogenmentalität ihre Interessen erkämpfen
Trillium machthungrige Menschen, die nur an ihre Bedürfnisse und Interessen denken und diese skrupellos durchsetzen
Vine tyrannische, dominante Menschen, die anderen ihren Willen aufzwingen

Sorgen

Agrimony wenn man seine Sorgen hinter einer Maske aus Fröhlichkeit verbirgt
Borage Niedergeschlagenheit; wenn man keinen Zugang mehr zur eigenen Kraftquelle hat
Filaree bei S. um Kleinigkeiten; wenn man »aus einer Mücke einen Elefanten macht«
Gentian Enttäuschung und Traurigkeit mit bekannter Ursache; für jene, die leicht aufgeben
Red Chestnut bei S. und Überängstlichkeit um geliebte Menschen
White Chestnut wenn Sorgen nicht mehr aus dem Kopf gehen; bei kreisenden Gedanken

soziale Verantwortung

Quaking Grass Gruppenessenz; verbindet viele Individuen für eine gemeinsame Aufgabe
Sweet Pea Menschen, die soziale Bindung und Verantwortung meiden
Trillium hilft, in einer sozialen Aufgabe zu dienen und die eigenen Machtinteressen zu überwinden

Spannung (siehe Anspannung)

Spiel

California Poppy Kinder, die nicht mehr spielen können, weil sie dauernd Unterhaltung (Fernsehen) brauchen
Zinnia ernste Menschen, die nicht mehr spielen und fröhlich

sein können; hilft, den Alltag auf eine heitere, spielerische Weise zu bewältigen

Spontaneität

Cayenne Spontaneität und Willenskraft, um alte Gewohnheiten zu durchbrechen
Larch S. und Freiheit im Selbstausdruck; für ein gesundes Selbstvertrauen
Rock Water S. und Flexibilität; für festgefahrene und dogmatische Menschen
Zinnia fördert Spontaneität und Fröhlichkeit; Menschen, die sich und das ganze Leben zu ernst nehmen

sprechen

Calendula hilft, Sprache auf eine heilende Weise einzusetzen
Garlic Furcht und Lampenfieber bei öffentlichen Auftritten und Vorträgen
Larch Unsicherheit und Zurückhaltung im Sprechen
Mimulus bei Angst, sich zu Wort zu melden
Snapdragon bissig und sarkastisch; starke Spannungen im Kieferbereich
Trumpet Vine bei Sprechstörungen und Unsicherheit im Selbstausdruck

Sprechstörungen

Cosmos denkt schneller, als er spricht; Sprache hastig und teilweise unvollständig

Larch bei fehlendem Selbstvertrauen, das häufig mit Sprechstörungen einhergeht
Trumpet Vine bei S. und Stottern; bei Unsicherheit im gesamten Selbstausdruck sowie in Mimik und Gestik

Sprunghaftigkeit

Impatiens Ungeduld und leichte Erregbarkeit; impulsive Menschen
Indian Pink wenn man sich durch äußeren Druck und Hektik aus der Ruhe bringen läßt
Morning Glory bei unstetem, arrhythmischem Lebensstil
Scleranthus für Menschen mit einem sprunghaften Wesen und stark wechselnden Stimmungen

Stabilisierung

Chamomile stabilisiert und beruhigt bei emotionalen Anspannungen und Unruhe
Garlic Stabilisierung bei nervösen Ängsten und Lampenfieber
Golden Yarrow S. inmitten vieler Menschen; erleichtert Arbeit in der Öffentlichkeit
Indian Pink S. inmitten von Chaos und Hektik; bringt innere Ruhe bei erhöhtem Leistungsdruck
Mustard S. des Gemüts; bei plötzlich auftauchenden Depressionen
Pink Yarrow für emotionale Stabilität; bei Neigung, die Stimmungen anderer zu übernehmen
Sweet Pea für S. in einer Gruppe; bei einem tiefen Gefühl von Heimatlosigkeit und Entwurzeltsein
Yarrow für allgemeine Stabilisierung der Seele; stärkt die Aura

Stadtleben

Corn Desorientierung und Verwirrung unter vielen Menschen; stellt die Beziehung zur »Mutter Erde« her

Dill wenn man sich durch die vielen Eindrücke in der Stadt verwirrt und überfordert fühlt

Golden Yarrow meidet viele Menschen; lebt isoliert und zurückgezogen

Indian Pink Streß und Verwirrung durch Hektik und Chaos in der Umgebung

Pink Yarrow wenn man die Stimmungen aus seiner Umwelt zu sehr aufnimmt

Tiger Lily wenn man auf den Streß in der Stadt mit Aggressionen (wie im Straßenverkehr) reagiert

Yarrow als Schutz vor negativen Umwelteinflüssen wie Luftverschmutzung etc.

Stärke

California Pitcher Plant wenn man der Sklave seiner Instinkte ist; gibt Stärke für höhere Energien

Centaury Willensstärke und Abgrenzung; hilft, nein zu sagen und sich nicht unterdrücken zu lassen

Garlic S. der seelischen Abwehrkraft

Mountain Pennyroyal S. und Klarheit der Gedanken

Mountain Pride gibt S. und Mut, um sich aktiv den Problemen des Lebens zu stellen; für positive Kampfbereitschaft

Oak für Menschen, die nie aufgeben und bis zum Zusammenbruch kämpfen

Olive bei totaler seelischer oder körperlicher Erschöpfung und Schwäche

Penstemon S. und Ausdauer angesichts großer Probleme und Krisen

Pink Yarrow für emotionale Stärke; hilft, sich von den Gefühlen und Stimmungen anderer abzugrenzen
Quince hilft, Weiblichkeit und Empfänglichkeit als Stärke und Kraft zu erleben
Scotch Broom hilft, Mut und S. angesichts der Weltprobleme zu entwickeln
Sunflower für innere S. und harmonische Individualität
Walnut für S. der eigenen Persönlichkeit; Schutz vor dominanten Einflüssen
Yarrow für Stärke der Aura, bei Schwäche durch starke Reaktion auf die Umwelt

Starrheit

Dandelion Starrheit und Verspanntheit der Muskeln als Ausdruck von verdrängten und vernachlässigten Emotionen
Hound's Tongue Unbeweglichkeit im Denken; bei rein materialistischer Lebenseinstellung
Rock Water Starrheit und Inflexibilität in den Ansichten; bei starren Prinzipien

Stille

Canyon Dudleya Stille und Bodenständigkeit in der Spiritualität
Indian Pink S. inmitten von Hektik und Chaos; für innere Gelassenheit trotz erhöhtem Leistungsdruck
Madia S. und Konzentration der Gedanken
Star Tulip S., um auf die innere Stimme zu hören
White Chestnut für Stille der Gedanken und Ruhe im Kopf

stillen

Crab Apple stillt nicht gern; bei Ekelgefühlen
Manzanita fürchtet um ihren Körper; Ablehnung gegenüber körperlichen Vorgängen
Red Chestnut legt das Baby dauernd an aus übergroßer Sorge, es könne nicht genug bekommen

Stimmung

Agrimony zwanghafte Fröhlichkeit
Chamomile schlechte Laune und Griesgrämigkeit; auch bei überdrehter Stimmung
Gentian pessimistische S. und Enttäuschung
Mustard Depressionen, die plötzlich auftreten
Pink Yarrow Neigung, die Stimmungen anderer zu übernehmen
Scleranthus bei stark wechselnden Stimmung: »himmelhoch jauchzend – zu Tode betrübt«

Stolz

Beech Stolz und Intoleranz; kritisiert dauernd die Fehler anderer
Sunflower Stolz und Selbstgefälligkeit
Water Violet Stolz und Überheblichkeit; wenn man alles allein machen will

Strahlenschutz

Saint John's Wort stärkt die Haut und die innere Abwehr; bei feurigen Energien

Walnut schützt vor starken Einflüssen
Yarrow als Schutz vor Strahlen; stärkt die Aura

Strenge

Beech überkritische Menschen, die sofort die Mängel und Fehler an anderen entdecken
Chicory Menschen, die erwarten, daß ihre Ratschläge befolgt werden
Larkspur Strenge und kleinliche Kontrolle in einer Führungsposition
Rock Water Menschen, die streng und hart gegenüber sich selbst und anderen sind
Vervain bei missionarischem Eifer; möchte andere überzeugen
Zinnia ernste, strenge Menschen, die wenig Freude im Leben empfinden

Streß

Canyon Dudleya bei Streß und Chaos in den spirituellen Praktiken
Chamomile bei emotionaler Anspannung und Unruhe
Corn bei St. im Stadtleben und unter vielen Menschen
Dandelion ehrgeizige Menschen, die ihre Emotionen zurückdrängen und unter Verspannungen leiden
Dill fühlt sich überwältigt vom Tempo des Lebens und kann viele Eindrücke nicht verarbeiten
Elm bei vorübergehender Überforderung
Impatiens bei extremem Streß und Anspannung; Manageressenz
Indian Pink bei St. durch erhöhte Aktivität in der Umgebung; für innere Gelassenheit

Lavender bei St. durch spirituellen Leistungsdruck; bei Überlastung der Nerven

Oak für »Arbeitstiere«, die sich aus übertriebenem Pflichtbewußtsein unter St. setzen

Vervain bei Streß durch übersteigerte Begeisterungsfähigkeit

studieren

Chestnut Bud hilft, aus Fehlern zu lernen; hilft, wenn die gleichen Schwierigkeiten immer wieder auftreten

Elm bei dem Gefühl der Überforderung durch viel Lernstoff

Hound's Tongue macht das Denken flexibler und hilft, auch höhere Wahrheiten in die Denkstrukturen zu integrieren

Madia verhilft zu Konzentration und Fokussierung der Gedanken

Nasturtium bei Müdigkeit nach einseitiger intellektueller Beschäftigung

Peppermint für geistige Frische und Aufnahmefähigkeit

Rabbitbrush erweitert den geistigen Horizont; ermöglicht Aufmerksamkeit im Detail und gleichzeitigen Überblick über das große Ganze

Shasta Daisy für Ordnung und Synthese von Einzelinformationen

Wild Oat ewiger Student, kann sich nicht für ein Fach entscheiden

Suche

California Poppy Menschen, die nur in der Außenwelt nach Glück und spirituellen Erfahrungen suchen; »Seminar-Junkie«

California Wild Rose Suche nach Sinn im Leben und lebenswerten Idealen

Cerato Suche nach Ratschlägen und Verhaltensregeln; für Menschen, die sich nicht trauen, eigene Entscheidungen zu treffen

Goldenrod S. nach Aufmerksamkeit durch auffälliges, negatives Verhalten

Lotus fördert Suche nach Selbsterkenntnis

Self Heal bei S. nach Heilung und Therapien; ohne Vertrauen in die innere Heilkraft

Sweet Pea S. nach Heimat und Gemeinschaft

Wild Oat für Suche nach dem richtigen Weg; bei Unentschlossenheit

Sucht

Agrimony übertriebene Fröhlichkeit; Suchtverhalten, um die eigenen Probleme darin zu ersticken

Arnica bei Trauma durch Drogenmißbrauch; lindert die Entzugserscheinungen

Black Cohosh dreht sich in Kreisen aus Gewalt und Sucht; Co-Abhängigkeit

California Poppy Suche nach spirituellen und psychischen Erfahrungen in Drogen; Flucht vor der Realität

Chamomile beruhigt und harmonisiert bei Entzugserscheinungen

Chaparral zur psychischen Reinigung nach Drogenmißbrauch; harmonisiert aufwühlende, innere Bilder

Cherry Plum, wenn die Sucht dazu dient, die dauernde innere Spannung zu nehmen; bei Angst durchzudrehen

Chestnut Bud hilft, aus dem Teufelskreis der Sucht auszubrechen; wenn man immer wieder die gleichen Fehler macht

Larch hilft bei der Angst zu scheitern und stärkt das Selbstvertrauen während eines Entzugs

Lavender bei Überreizung der Nerven und Schlaflosigkeit

Manzanita bei Magersucht; bei Neigung, die Bedürfnisse des Körpers zu mißachten

Milkweed bei S. und Eßstörungen; Neigung zur Selbstverleugnung

Morning Glory hilft, die S. als Entwicklungsbremse zu erkennen; gibt Vitalität und Willenskraft, um sich von krankmachenden Gewohnheiten zu lösen

Nicotiana bei Nikotinsucht; ständige Benebelung

Sagebrush hilft, sich von einem alten Selbstbild zu trennen, das die S. rechtfertigt

Scarlet Monkeyflower wenn die Sucht die innere Wut eindämmen soll

Self Heal fördert die Heilung von innen heraus; kann eine Therapie unterstützen

Walnut verhilft zum Durchbruch und nimmt die Angst vor dem Neubeginn

Wild Oat für Zielstrebigkeit und Konsequenz; hilft, einen neuen Weg zu finden

Sünde

Aspen bei religiösen und irrationalen Ängsten; bei Furcht vor dem Bösen, vor dunklen Mächten und vor Sünde

Basil Konflikt zwischen Sexualität und Spiritualität; wenn man Sexualität mit Sünde gleichstellt

Crab Apple Menschen, die sich innerlich als unrein empfinden; bei übertriebenem Bedürfnis nach Reinheit und Läuterung

Manzanita wenn man den Körper als unrein und sündig erlebt; bei religiös-asketischer Haltung, die alles Körperliche auslöschen soll

Purple Monkeyflower bei religiösen Ängsten; Frömmigkeit aus Angst vor dem »Jüngsten Tag«

Tagträumer

Clematis Neigung zu Tagträumen und geistiger Abwesenheit
Honeysuckle wenn man sich in die Vergangenheit zurücksehnt und diese wieder herbeiwünscht
Madia bei mangelnder Konzentration und Ablenkbarkeit
Saint John's Wort bei dem Bedürfnis, seinen Körper zu verlassen

teilen

Calendula hilft, sich anderen mitzuteilen und Wahrheit und Liebe in die Worte zu legen
Centaury übermäßige Hilfsbereitschaft; Menschen, die sich ausnutzen lassen und sich nicht abgrenzen können
Chicory für bedingungslose Liebe; für Geben, ohne auf Gegenleistung zu warten
Holly für liebevolles Teilen in Beziehungen; bei Eifersucht und Neid
Mallow für die Fähigkeit, anderen Menschen seine Zuneigung zu zeigen
Star Thistle bei Geiz und Habgier; fördert Großzügigkeit und die Fähigkeit, seinen Besitz zu teilen
Violet schüchterne Menschen, die sich nicht in einer Gruppe einbringen können
Water Violet Einzelgänger, die lieber alles allein machen und sich niemandem mitteilen

Therapieresistenz

Lotus kann Barrieren aufbrechen, die die Wirkung anderer Blütenessenzen behindern

Star of Bethlehem bei Therapieresistenz durch unverarbeitete Schockerlebnisse

Wild Rose T. durch innere Kapitulation: »Es hat ja doch keinen Sinn«

Tod

Angelica schenkt tiefe Geborgenheit und schafft Zugang zu den Engelwelten

Angel's Trumpet bei Konfrontation mit dem Tod, klammert sich an sein Leben; hilfreich in der Begleitung Sterbender

Black-Eyed Susan hilft, sich mit der negativen Seite des Lebens zu konfrontieren und Verdrängtes zu bearbeiten

Bleeding Heart bei Herzenskummer um den Verlust eines geliebten Menschen

Borage bei Niedergeschlagenheit und Kummer über den Tod eines geliebten Menschen

Chrysanthemum fürchtet Altwerden und Tod; materialistische Lebenseinstellung

Holly bringt in Einklang mit der universellen Liebe; schenkt Vergebung

Honeysuckle sehnt sich nach der Vergangenheit; leugnet den Tod eines geliebten Menschen

Mariposa Lily bei Verlust der Mutter; für Mütter, die ein Kind verloren haben; versöhnt mit dem Muttersein

Mountain Pride Mut, sich mit dem Tod auseinanderzusetzen und die letzte Herausforderung anzunehmen

Penstemon bei extremen Schmerzen und schwerer Krankheit; gibt Kraft und Durchhaltevermögen

Pink Yarrow für emotionalen Schutz in Krisensituationen

Red Clover schützt, wenn die Emotionen in einer Familie außer Kontrolle geraten

Rock Rose bei Todesangst und Panik

Saint John's Wort stärkt das innere Licht und erleichtert den Übergang zwischen Leben und Tod

Scarlet Monkeyflower hilft, Zorn und Wut über den Tod zu überwinden; hilft, alten Groll loszulassen

Star of Bethlehem bei Schock über den Tod eines geliebten Menschen

Sunflower hilft, den Verlust des Vaters zu verarbeiten

Sweet Chestnut bei grenzenloser Verzweiflung, für »die dunkle Nacht der Seele« (Bach)

Walnut nimmt die Angst vor dem Übergang; hilft, starke Bindungen zu lösen

Willow bei Verbitterung und der Weigerung, selbst Verantwortung für sein Leben zu übernehmen

Toleranz

Beech intolerante, überkritische Menschen; für Toleranz gegenüber den Fehlern und Unzulänglichkeiten anderer

Calendula Menschen mit ironischer, verletzender Ausdrucksweise; für Liebe und T. in der Wortwahl

Holly fördert gegenseitiges Verständnis und liebevollen Umgang miteinander

Impatiens ungeduldige Menschen, die es nicht ertragen können, wenn andere langsamer arbeiten

Larkspur fördert T. und Großherzigkeit im Führungsstil

Quaking Grass für T. und Rücksichtnahme in einer Gruppe

Rock Water strenge, dogmatische Menschen, die keine Abweichung von ihren Prinzipien tolerieren

Vine tyrannische Menschen; fördert Rücksichtnahme und Toleranz gegenüber den Wünschen anderer

Trägheit

Blackberry Unfähigkeit, seine Ideen und Vorstellungen in die Realität umzusetzen

Cayenne hilft, Trägheit und alte Gewohnheiten zu durchbrechen

Chestnut Bud Unfähigkeit, aus Fehlern zu lernen; bei Stagnation in negativen Verhaltensweisen

Clematis bei Verträumtheit und Interesselosigkeit

Hound's Tongue bei T. im Denken; für materielle, körperbezogene Menschen

Impatiens Menschen, die unter der T. anderer leiden und selbst sehr ungeduldig sind

Lady's Slipper kommt nicht in Gang; lebt und arbeitet nur mit halber Kraft

Morning Glory bei mangelnder Vitalität und Trägheit durch unsteten Lebensstil und Suchtverhalten

Peppermint bei geistiger T.; lernt nicht gern

Tansy faule, bequeme Menschen, die jede unnötige Anstrengung vermeiden

Wild Rose bei T. und Apathie; Menschen, die das Leben als sinnlos empfinden

Trauer

Bleeding Heart bei »blutendem Herzen« über den Verlust eines geliebten Menschen

Borage Trauer und Kummer; man fühlt sich niedergeschlagen und hat den Zugang zur inneren Kraft verloren

Honeysuckle Trauer um vergangene Erlebnisse; Neigung zu Nostalgie

Star of Bethlehem bei Schock über den Verlust eines Menschen

Sweet Chestnut bei grenzenloser Verzweiflung und Ausweglosigkeit
Yerba Santa bei verinnerlichter Traurigkeit und Melancholie

Trauma (siehe Schock)

Träume

Angelica öffnet für die Botschaften der Seele und für göttliche Führung
Aspen bei Angst vor dem Dunklen und Unheimlichen; bei Furcht vor dunklen Mächten
Chaparral ermöglicht die Reinigung von »psychischem Müll« durch Verarbeitung während des Träumens
Forget-Me-Not hilft, sich an Träume zu erinnern, und bringt Vergessenes zu Bewußtsein
Mugwort bringt Zugang zu den T. für jene, die sich nicht daran erinnern können
Rock Rose bei panischer Angst vor dem Schlafengehen; bei schweren Alpträumen
Saint John's Wort bei nächtlichen Angstzuständen und Alpträumen
Star Tulip eröffnet die Sprache der T. und der Intuition

Überaktivität

Aloe Vera »Workaholics«, die nur ihre Arbeit kennen und alles andere vernachlässigen
Chamomile bei emotionaler Anspannung und extremer Unruhe; bei Hyperaktivität

Impatiens ungeduldige, hektische Menschen, die alles schnell und perfekt erledigen wollen

Oak für »Arbeitstiere«, die aus nie endender Pflichterfüllung bis zur Erschöpfung arbeiten

Vervain bei übertriebener Begeisterungsfähigkeit; wenn man tausend Ideen und Projekte gleichzeitig verwirklichen will

Überblick

Corn Überblick und Gelassenheit in der Großstadt und unter vielen Menschen

Dill Ü. über viele verschiedene Eindrücke und Erlebnisse

Elm fördert Ü. und Organisation in Situationen, in denen vieles gleichzeitig erledigt werden muß

Filaree Ü. in der täglichen Arbeit; Fähigkeit, mit Gelassenheit die richtigen Prioritäten zu setzen

Quaking Grass Überblick in der Gruppenarbeit

Rabbitbrush gleichzeitiger Ü. über die einzelnen Details und das große Ganze

Red Clover für innere Ruhe und Gelassenheit inmitten von Massenhysterie und Panik

Shasta Daisy für Ordnung und Verständnis für viele Einzelinformationen; Synthese aus angesammelten Wissen

Überempfindlichkeit

Beech Überempfindlichkeit gegenüber Kritik durch andere

Centaury Ü. gegenüber den Bedürfnissen anderer; bei übersteigerter Hilfsbereitschaft

Crab Apple Ü. gegenüber Schmutz und Bakterien; Angst vor Ansteckung; leidet unter Unordnung

Golden Yarrow Ü. bei vielen Menschen; meidet Öffentlichkeit

Lavender Ü. gegenüber spirituellen Energien; starke Nervenbelastung

Pine reagiert leicht mit einem schlechten Gewissen und mit Schuldgefühlen

Pink Yarrow Überempfindlichkeit gegenüber den Stimmungen der Mitmenschen

Yarrow bei Überreaktion auf Umwelteinflüsse

Überforderung

Centaury Menschen, die sich ausbeuten lassen und nicht nein sagen können

Corn Gefühl der Ü. im Stadtleben und unter vielen Menschen

Cosmos Ü. beim Sprechen; verhaspelt sich und reagiert leicht verwirrt

Dill Überforderung von zu vielen Eindrücken, die nicht mehr verarbeitet werden können

Elm bei vorübergehender Ü.; Menschen, die viel Verantwortung tragen

Fawn Lily Ü. vom Alltag; möchte ein rein geistiges, mönchisches Leben führen

Filaree wenn man sich von den alltäglichen Problemen überfordert fühlt und Wichtiges nicht von Unwichtigem unterscheiden kann

Hornbeam wenn man sich von der Last des Tages überfordert fühlt; bei Antriebsschwäche

Impatiens reißt die Arbeit aus Ungeduld an sich; bei selbstgemachtem Streß

Indian Pink bei Ü. von Chaos und Hektik in der Umgebung

Lavender Menschen, die ihre spirituelle Entwicklung krampfhaft vorantreiben wollen und sich dabei stark überfordern

Madia bei Zerstreutheit und Unkonzentriertheit
Olive bei Kraftlosigkeit und Erschöpfung durch Ü. und Überanstrengung
Rabbitbrush für den »zerstreuten Professor«; bei Überforderung durch zu viele Einzelheiten

Unbeweglichkeit

Blackberry Unfähigkeit, seine Ziele zu verwirklichen; bei fehlender Risikobereitschaft
Cayenne bei Stagnation in festgefahrenen Verhaltensmustern
Dogwood Unbeweglichkeit und Unbeholfenheit des Körpers; achtet nicht auf sich und verletzt sich leicht
Hound's Tongue Menschen mit rein materialistischer Lebenseinstellung; ermöglicht eine freie und bewegliche Denkweise
Rock Water Menschen mit starren Prinzipien und inflexibler Lebenseinstellung
Tansy bei Faulheit und Bequemlichkeit
Zinnia spielerische Qualitäten fehlen; nimmt sich selbst und seine Aufgaben zu ernst

Uneigennützigkeit

Centaury »hilflose Helfer«; lassen sich ausnützen und können sich nicht abgrenzen
Chicory fördert die bedingungslose Liebe; für Geben, ohne Gegenleistung und Dankbarkeit zu erwarten
Larkspur für Großherzigkeit und Uneigennützigkeit in einer Führungsposition
Quaking Grass um im Team zum Wohle des Ganzen zu arbeiten

Star Thistle für geizige Menschen; fördert Großzügigkeit und Uneigennützigkeit
Tiger Lily für Menschen, die übertrieben aggressiv reagieren; fördert Einfühlungsvermögen
Trillium hilft machthungrigen Menschen, ihre Energie zum Wohle anderer einzusetzen

Ungeduld

Chestnut Bud Menschen, die in ihren Gedanken immer schon zwei Schritte voraus sind
Dandelion ehrgeizige Menschen, die ihre Gefühle vernachlässigen
Impatiens ungeduldige, nervöse Menschen
Vervain fanatische Menschen, die mit Eifer und Ungeduld ihre Projekte verwirklichen

ungeliebt

Angelica wenn das Urvertrauen fehlt
Dogwood bei katastrophaler Kindheit; wenn man sich selbst nichts wert ist; bei Neigung zu Unfällen und zu Selbstzerstörung
Holly wenn man sich vernachlässigt und ungeliebt fühlt; bei Eifersucht und Neid
Manzanita wenn man seinen Körper ablehnt und sich darin nicht wohl fühlt
Mariposa Lily wenn man sich ungeliebt und entfremdet fühlt; bei fehlender Mutterliebe

Unkonzentriertheit

Chestnut Bud denkt schon an den nächsten Schritt, wenn der erste noch gar nicht getan ist
Clematis Tagträumer, die sich bei Schwierigkeiten in eine Traumwelt flüchten
Corn wenn man unter vielen Menschen mit Verwirrung und U. reagiert
Madia bei Zerstreutheit und Ablenkbarkeit; hilft, die Gedanken zu sammeln
Peppermint für geistige Frische und Aufnahmefähigkeit
Rabbitbrush zerstreut und unkonzentriert; macht alles gleichzeitig
Scleranthus bei Unkonzentriertheit und Unentschlossenheit; bei ständig wechselnden Stimmungen
Shasta Daisy um konzentriert und systematisch zu arbeiten
White Chestnut bei Unkonzentriertheit aufgrund ständig kreisender Gedanken; wenn man nicht abschalten kann

Unruhe (siehe Ruhe)

Unsicherheit

Aspen bei Angst vor dem Unbekannten; bei diffusen Ängsten
Baby Blue Eyes Unsicherheit und Mißtrauen gegenüber anderen; fehlender Schutz in der Kindheit
Cerato bei Unsicherheit und Zweifel über die eigenen Entscheidungen
Deer Brush U. über die wahren Absichten; Konflikt zwischen Herz und Verstand
Garlic U. und nervöse Ängste; bei Lampenfieber

Gentian Menschen, die beim kleinsten Widerstand sofort ihr Vorhaben aufgeben

Goldenrod bei rüpelhaftem, abstoßendem Verhalten; um U. zu überspielen

Mallow U. und Schüchternheit im Umgang mit Freunden

Mimulus bei Ängstlichkeit mit bekannter Ursache

Poison Oak Unsicherheit über Grenzen zwischen sich und anderen; Distanzlosigkeit oder Isolation

Pretty Face U. wegen seiner äußeren Erscheinung; fühlt sich abstoßend und häßlich

Saint John's Wort U. und Angst in der Nacht; bei gestörtem Urvertrauen

Scleranthus wenn man zwischen zwei Möglichkeiten hin- und hergerissen ist

Shooting Star fühlt sich wie von einem anderen Stern; U. unter anderen Menschen

Walnut hilft, die U. in einem neuen Lebensabschnitt zu überwinden

Wild Oat Unsicherheit über den Lebensweg; fördert Zielstrebigkeit

Unzulänglichkeit

Buttercup wenn man sich selbst und seine Fähigkeiten als minderwertig einstuft

Elm Gefühl, einer bestimmten Aufgabe nicht mehr gewachsen zu sein

Filaree Gefühl, den täglichen Aufgaben nicht gewachsen zu sein; bei Überbewertung von Kleinigkeiten

Iris wenn man sich in seinen kreativen Fähigkeiten frustriert und leer fühlt

Larch bei mangelndem Selbstvertrauen und Überbewertung der eigenen Unzulänglichkeit

Pretty Face fühlt sich wegen der Erscheinung unzulänglich und nicht der Norm entsprechend
Sticky Monkeyflower Gefühl, sexuell unzulänglich und unattraktiv zu sein
Sunflower Neigung, sich selbst zu verleugnen, weil man sich neben dem Vater unfähig fühlt

Urteilsvermögen

Beech wenn ein gutes Urteilsvermögen nur auf destruktive Weise benutzt wird; überkritische Menschen mit einer stark ausgeprägten Ästhetik
Cerato für jene, die sich selbst kein U. zutrauen und immer erst bei anderen Rat holen
Deer Brush fördert die Erkenntnis seiner wahren Motive und Absichten; Einklang von Herz und Verstand
Mullein Menschen, die sich und anderen etwas vormachen; fördert eine ehrliche Selbsteinschätzung
Queen Anne's Lace mangelnde Objektivität; projiziert sein Innerstes nach außen
Scleranthus wenn man ständig hin- und hergerissen ist; bei fehlendem U.
Yellow Star Tulip fehlendes Urteilsvermögen über die Folgen der eigenen Handlungen; kein Einfühlungsvermögen

Vaterbild

Baby Blue Eyes Schutz durch den Vater fehlt; »aus der Bahn geworfen«
Saguaro bei allgemeiner Auflehnung gegen Autoritätspersonen und Institutionen wie Vater, Lehrer, Staat
Sunflower Konflikt mit dem Vater; bei fehlender Vaterfigur

Veränderung

Cayenne wirkt als Katalysator für längst nötige Veränderung; hilft, alle Muster zu durchbrechen
Chestnut Bud verfällt immer wieder in alte Verhaltensweisen
Honeysuckle wenn man an der Vergangenheit hängt und Veränderungen meidet
Morning Glory hilft, suchtartige Gewohnheiten zu erkennen; unterstützt die Willenskraft, um dies zu verändern
Tansy Trägheit und Bequemlichkeit; wenn erst unter starkem Druck Veränderungen verwirklicht werden
Walnut nimmt die Angst vor dem Neuen und stärkt die Persönlichkeit

Verantwortungsbewußtsein

Elm Menschen mit großem Verantwortungsbewußtsein, die sich manchmal überfordert fühlen
Evening Primrose kann keine Verantwortung in Beziehungen übernehmen; fürchtet Elternschaft
Larkspur starkes Pflichtbewußtsein, das man auch seinen Mitarbeitern aufzwingen will; bei falsch verstandenem Verantwortungsbewußtsein
Mountain Pride Scheu vor Verantwortung und Konfrontation; fördert eine positive Kampfbereitschaft
Oak übertriebenes Pflichtgefühl; unermüdliche Kämpfer, die bis zur Erschöpfung weitermachen
Pine bei starken Schuldgefühlen; wenn man sich auch für die Fehler anderer verantwortlich fühlt
Sweet Pea bei fehlendem V.; bei Furcht vor Bindung an eine Gemeinschaft

Willow wehleidige Menschen, die keine Verantwortung für ihr eigenes Leben übernehmen

Zinnia bei übergroßem Verantwortungsbewußtsein; fühlt sich erdrückt, nimmt alles sehr ernst

Verbundenheitsgefühl

Love-Lies-Bleeding fördert Verbundenheitsgefühle im Leiden; hilft, über sich selbst hinauszusehen

Quaking Grass für Verbundenheit in einer Gruppe; gut für Teamwork

Shooting Star Gefühl, auf der Welt fremd und ausgestoßen zu sein; für V. mit der Erde und mit anderen Menschen

Sweet Pea Angst vor sozialer Verantwortung; Gefühl der Heimatlosigkeit; fördert die Verbundenheit mit einer Gemeinschaft

Water Violet stolze Menschen, die lieber allein sind; unterstützt die Kommunikation mit anderen

Verdrängung

Agrimony verdrängt Sorgen und Probleme; Suchttendenz

Black-Eyed Susan Verdrängung der Schattenseiten der Persönlichkeit

California Pitcher Plant V. der triebhaften Persönlichkeitsanteile

Centaury verdrängt Wut und Ungerechtigkeit; aus Angst vor Liebesentzug

Dandelion V. und Vernachlässigung von Emotionen, die als Verspannung zum Ausdruck kommen

Fuchsia V. von schmerzlichen Emotionen durch Übertreibung und Dramatisieren

Golden Ear Drops V. von schmerzlichen Kindheitserlebnissen
Manzanita V. alles Körperlichen; bei religiös-asketischer Lebenseinstellung
Mountain Pride V. von Konflikten und Auseinandersetzung; Opportunist
Rock Water V. der eigenen Schwächen und Unzulänglichkeiten
Scarlet Monkeyflower V. von Zorn und Wut
Sticky Monkeyflower V. von traumatischen sexuellen Erlebnissen
Yerba Santa Verdrängung und Verinnerlichung von Traurigkeit und Schmerz; bei blockierten Emotionen, die die Atmung behindern

vergeben

Beech hilft, anderen ihre Fehler zu vergeben; fördert Toleranz
Golden Ear Drops hilft, traumatische Kindheitserfahrungen loszulassen; ermöglicht Vergebung
Holly bringt mit der universellen Liebe in Berührung; läßt Verständnis und Vergebung für andere empfinden
Pine hilft, sich selbst zu verzeihen und Schuldgefühle loszulassen
Willow verbitterte Menschen, die mit ihrem Schicksal hadern; hilft, sich mit der Welt zu versöhnen

Verkrampfung

Agrimony innere Unruhe und Getriebensein; krampfhafte Fröhlichkeit
Chamomile Verkrampfung durch emotionalen Streß, der sich auf den Magen legt; bei krampfhaftem Wollen
Cherry Plum bei ständiger innerer Kontrolle aus Angst, jemandem etwas Schlimmes anzutun oder durchzudrehen

Dandelion V. aufgrund eines vernachlässigten Gefühlslebens
Easter Lily sexuell verkrampft; Lebendigkeit fehlt
Impatiens V. durch extremen Streß und Ungeduld
Rock Water V. und Steifheit in Körper und Seele; dogmatisch; unflexibel
Snapdragon Verkrampfung im Kieferbereich; bissig und sarkastisch
Vervain bei Überanstrengung durch fanatische Begeisterungsfähigkeit

Verlustängste

Angelica gibt Geborgenheit und Schutz; lindert Verlustängste vor allem bei Kindern
Bleeding Heart wenn man sich emotional völlig vom Partner abhängig macht und ohne ihn nicht mehr leben kann
Chicory Unfähigkeit, den Partner oder die Kinder loszulassen und sie ihre eigenen Wege gehen zu lassen
Golden Ear Drops hilft, alte Ängste aus der Kindheit zu verarbeiten
Mariposa Lily wenn sich Mutter und Kind zu sehr aneinanderklammern
Mimulus bei allen Ängsten, deren Ursache bekannt ist
Star Thistle große Angst vor Mangel; Geiz

Vermeidung

Agrimony für jene, die die Konfrontation mit ihren eigenen Problemen vermeiden
Black-Eyed Susan vermeidet die Begegnung mit der dunklen Seite der Persönlichkeit
Clematis Menschen, die in Krisensituationen in eine geistige Traumwelt fliehen

Fuchsia vermeidet die Auseinandersetzung mit seinen wahren Gefühlen durch übertriebene Emotionalität
Honeysuckle vermeidet die Begegnung mit der Gegenwart; für Menschen, die in der Vergangenheit leben
Scarlet Monkeyflower vermeidet Gefühle wie Zorn und Wut
Sweet Pea vermeidet die Bindung an eine Gemeinschaft und die Übernahme von sozialer Verantwortung
Water Violet vermeidet die Auseinandersetzung mit anderen Menschen

Verständnis

Beech fördert Verständnis und Toleranz für die Fehler anderer
Chestnut Bud fördert ein tieferes V. der eigenen Erfahrungen; hilft, aus Fehlern zu lernen
Chrysanthemum fördert V. für den Sinn einzelner Lebensphasen; bei sehr materieller Lebenseinstellung
Holly V. und Liebe gegenüber anderen Menschen
Hound's Tongue V. von geistigen Wahrheiten; für Integration nichtmaterieller Tatsachen
Oregon Grape für richtiges Verständnis der wahren Absichten seiner Mitmenschen
Shasta Daisy V. und Synthese vieler Einzelinformation; für innere und äußere Ordnung

Vertrauen

Angelica gibt Vertrauen und ein tiefes Gefühl der Geborgenheit in Gott
Baby Blue Eyes V. in die Welt als sicheren Ort; Wiedererlangen von Unschuld und Offenheit

Cerato V. in die eigene Entscheidungsfähigkeit und Intuition

Cherry Plum für Gottvertrauen; hilft, die innere Anspannung loszulassen

Gorse V. und Hoffnung auf Heilung; bei langwierigen seelischen oder körperlichen Leiden

Larch V. in die eigenen Fähigkeiten; für ein gesundes Selbstvertrauen

Larkspur fördert V. in die Fähigkeiten anderer

Mariposa Lily für mütterliche Wärme und Geborgenheit; bei fehlender Mutterliebe

Oregon Grape für Vertraauen in die guten Absichten der Mitmenschen

Penstemon für Zuversicht und V. in schwierigen Lebensumständen

Saint John's Wort für Geborgenheit und Urvertrauen; bei Angstzuständen in der Nacht und bei Alpträumen

Self Heal V. in die innere Heilungskraft

Sunflower für eine harmonische Entwicklung der Individualität und V. in die eigenen Kräfte

Trumpet Vine für Selbstvertrauen und Sicherheit im verbalen Ausdruck

Violet Vertrauen, in einer Gruppe sicher und geborgen zu sein

Verwundbarkeit

Centaury Menschen, die sich nicht abgrenzen und die Leiden anderer auf sich nehmen

Pink Monkeyflower große Verwundbarkeit; Scham- und Schuldgefühle

Pink Yarrow Überempfindlichkeit gegenüber den Stimmungen und Gefühlen anderer

Red Clover bei überschlagenden Emotionen, die sich in Gewalttätigkeit entladen können
Saint John's Wort »dünnhäutige« Menschen, die leicht verwundbar sind
Violet sensible Menschen, die sich fürchten, in einer Gruppe unterzugehen
Yarrow bei Empfindlichkeit gegenüber den Umwelteinflüssen

Verzweiflung

Borage bei emotionalen Krisen; Niedergeschlagenheit und Kummer
Cherry Plum bei Angst durchzudrehen und krampfhafter innerer Kontrolle
Gorse Verzweiflung über den eigenen Gesundheitszustand; bei lang anhaltenden Leiden
Scotch Broom V. über die Weltsituation; man fühlt sich überwältigt von den Problemen der Welt
Star of Bethlehem bei Schock und Trauma; bei tiefer Seelennot
Sweet Chestnut bei grenzenloser Verzweiflung; wenn die Grenzen des Erträglichen überschritten werden

Wachheit

California Poppy Wirklichkeitsflucht durch Drogen; bei Abhängigkeit von Außenreizen
Clematis für verträumte Menschen, die nicht am Geschehen teilnehmen; fördert Wachheit und geistige Anwesenheit
Hornbeam bei Antriebsschwäche; bei Montag-morgen-Gefühl
Morning Glory für Vitalität und Stehvermögen für den Tag
Peppermint für geistige Frische und wache Aufmerksamkeit

Rosemary bei Schläfrigkeit und schlechter Verbindung zum Körper

Saint John's Wort Neigung zu außerkörperlichen Erfahrungen

Wärme

Calendula Wärme und Mitgefühl in der Sprache
Hibiscus Wärme und Hingabefähigkeit in der Sexualität
Holly fördert Warmherzigkeit und liebevollen Umgang mit anderen Menschen
Mallow hilft, W. und Zuneigung in Freundschaften zum Ausdruck zu bringen
Mariposa Lily für mütterliche Wärme und Geborgenheit
Nicotiana cooler Typ, wirkt unnahbar und vernebelt; Gefühlskälte
Rosemary bei kalten Händen und Füßen und schlechter Durchblutung
Sticky Monkeyflower um W. und Liebe mit Sexualität zu verbinden
Violet um sich in einer Gruppe geborgen und sicher zu fühlen
Yellow Star Tulip fördert W. und Mitgefühl; gut für heilende und lehrende Berufe

Weiblichkeit

Alpine Lily lehnt weibliche Sexualität und Fruchtbarkeit ab; wirkt unnahbar und jungfräulich
Calla Lily Unklarheit in der sexuellen Identität; wirkt androgyn oder asexuell
Hibiscus Wärme und Hingabe im sexuellen Erleben; Weichheit fehlt

Manzanita hilft, den eigenen Körper anzunehmen und sich darin wohl zu fühlen
Mariposa Lily Auseinandersetzung mit der Mutterschaft; Versöhnung mit der Mutter
Pomegranate verleiht der weiblichen Kreativität und Fruchtbarkeit Ausdruck; bei Konflikt zwischen Familie und Beruf; harmonisiert den weiblichen Zyklus
Quince Konflikt zwischen Weiblichkeit und Machtansprüchen; um mit der Härte im Berufsleben zurechtzukommen
Star Tulip rationale Frauen, die mehr Zugang zu ihrer Intuition haben möchten
Sunflower Frauen, die mit ihren männlichen Persönlichkeitsanteilen in Kontakt kommen wollen; Konflikt mit dem Vater
Tiger Lily männliche Aggressivität; fördert Einfühlungsvermögen und Hilfsbereitschaft

Weichheit

Calendula bei verletzender und ironischer Ausdrucksweise; Wärme und Heilung in der Sprache
Dogwood bei Härte und Zynismus aufgrund einer traumatischen Kindheit; fördert Sanftmut und Anmut
Hibiscus bei Verhärtung und Kälte im sexuellen Bereich
Quince bei innerem Konflikt zwischen Weichheit und Härte
Rock Water Menschen mit starren Prinzipien; für W. und Flexibilität

Wetterfühligkeit

Pink Yarrow als emotionaler Schutz vor den Stimmungen anderer
Walnut schützt und stärkt die Persönlichkeit vor starken Einflüssen
Yarrow als Schutz vor Umwelteinflüssen; stärkt die Aura

Willenskraft

Blackberry Zielstrebigkeit und Willenskraft bei Umsetzung seiner Ideen und Wünsche
Cayenne bringt Feuer und W. in Blockaden und Stagnation
Centaury für W. und Durchsetzungskraft; Menschen, die nicht nein sagen können
Lady's Slipper lebt nur mit halber Kraft; wirkt müde und lasch
Morning Glory für Willenskraft, sich von Suchtverhalten zu lösen; bringt Vitalität und Frische
Mountain Pride gibt Mut und W., um sich mit Problemen und Konflikten aktiv auseinanderzusetzen
Tansy bei Trägheit und Bequemlichkeit; für W., sein Leben aktiv zu gestalten
Vine bei übersteigerter Willenskraft und Tyrannei; wenn man anderen seinen Willen aufzwingt

Wut

Black-Eyed Susan hilft, sich mit der Schattenseite der Persönlichkeit auseinanderzusetzen und verdrängte Wut zu bearbeiten
Centaury wenn die W. unterdrückt wird, um sich nicht unbeliebt zu machen
Chamomile bei krampfhaftem Wollen; wenn man sich in W. und Zorn hineinsteigert; beruhigt und harmonisiert

Cherry Plum bei angestauter Wut, die man so stark zurückhält, bis man meint durchzudrehen; bei Hysterie

Fuchsia bei verdrängter W., die mit falscher Emotionalität überspielt wird; bei Übertreibung und Dramatisierung von Gefühlen

Holly bei angestauten Aggressionen und der »Faust in der Tasche«

Impatiens ungeduldige, impulsive Menschen, die leicht wütend werden

Saguaro W. auf Autoritätspersonen und Institutionen; kämpfen gegen die ganze Welt

Scarlet Monkeyflower bei unterdrückter und nicht eingestandener Wut, die zu unkontrollierbaren Zornesausbrüchen führt

Sunflower bei Aggressionen und Selbstgefälligkeit

Tiger Lily von Natur aus wütend; streitlustig

Willow bei Groll und Bitterkeit auf die ganze Welt; bei Selbstmitleid

Zentriertheit

Canyon Dudleya fördert Zentriertheit in der spirituellen Praxis; Tendenz zu extremen Erfahrungen

Corn Z. unter vielen Menschen und in der Stadt; für Kontakt zur Erde

Deer Brush Konflikt zwischen Herz und Verstand; Klarheit der Absichten und Motivation

Indian Pink Z. bei erhöhtem Leistungsdruck; für innere Ruhe in einer hektischen und nervösen Umgebung

Lotus Blüte für Meditation und Selbsterkenntnis; innere Sammlung und Z.

Madia Z. der Gedanken; bei Zerstreutheit und Ablenkbarkeit

Red Clover Zentriertheit bei unkontrollierbaren Emotionen und Massenhysterie

Yarrow Schutz trotz einer belastenden Umweltsituation

Zerrissenheit

Calla Lily Zerrissenheit zwischen den Geschlechtern; bei Bi- oder Homosexualität

Pomegranate Z. zwischen Karriere und Familie; für harmonische Entwicklung weiblicher Kreativität

Quince Konflikt zwischen Härte und Machtstreben und weiblicher Kompromißbereitschaft

Scleranthus Z. und Unentschlossenheit; bei stark wechselnden Stimmungen

Wild Oat Unentschlossenheit und Zerrissenheit; weiß nicht, was er will

Zerstreutheit

Chestnut Bud Menschen, die in ihren Gedanken immer zwei Schritte voraus sind und nicht auf die Gegenwart achten

Clematis Menschen, die geistig abwesend sind und dann mit Zerstreutheit auf die täglichen Anforderungen reagieren

Filaree Z. und Überforderung durch die alltägliche Arbeit; für Menschen, die sich um Kleinigkeiten sorgen

Madia Z. und Ablenkbarkeit; fördert Sammlung und Konzentration

Rabbitbrush für den »zerstreuten Professor«; für Überblick über das große Ganze und gleichzeitige Aufmerksamkeit im Detail

Scleranthus Z. und Unentschlossenheit; bei Launenhaftigkeit und stark wechselnden Stimmungen

Shasta Daisy Zerstreutheit über angehäuftes, ungeordnetes Wissen; für Ordnung und Organisation

Zielstrebigkeit

Cayenne Katalysatoressenz; Zielstrebigkeit und Bereitschaft für Veränderungen
Indian Paintbrush Z. und Durchhaltevermögen im kreativen Ausdruck
Lady's Slipper Z. und Integration von Spiritualität in den Alltag
Morning Glory fördert Z. und Willenskraft in der Loslösung von krankmachenden Gewohnheiten
Quaking Grass fördert Gemeinschaftsarbeit; für Zielstrebigkeit zugunsten des Gemeinwohls
Tansy bei Trägheit und Bequemlichkeit
Wild Oat vielseitig begabte Menschen, die sich nicht entscheiden können, was sie davon verwirklichen sollen

zuhören

Calendula unterstützt die Fähigkeit, den wahren Sinn der gesprochenen Worte zu hören
Heather Menschen, die nur mit den eigenen Problemen beschäftigt sind und nicht zuhören können
Impatiens für ungeduldige Menschen, die sich keine Zeit zum Zuhören nehmen
Mullein für Zugang zu Gewissen und innere Werte; fördert Aufrichtigkeit und Ehrlichkeit
Quaking Grass ermöglicht Zuhören in einer Gruppe; für Kooperation und Flexibilität
Star Tulip hilft, auf die innere Stimme zu hören; schafft Zugang zur Intuition
Vervain Menschen, die sich nur mit ihren eigenen Ideen und Projekten befassen und nicht zuhören können

Yellow Star Tulip fördert Mitgefühl und gute Wahrnehmung der Mitmenschen

Zurückhaltung

Mallow Zurückhaltung und Schüchternheit in freundschaftlichen Beziehungen; hilft, Zuneigung und Wärme auszudrücken
Mimulus Z. aus Angst vor bestimmten Dingen oder Situationen
Sunflower Neigung zu Selbstverleugnung und übertriebener Z.
Trumpet Vine Z. und Unsicherheit im sprachlichen Ausdruck; bei Sprechstörungen
Violet Schüchternheit und Z. in Gruppen; bei Furcht, von der Gruppe übergangen zu werden
Water Violet stolze, zurückhaltende Menschen; erleben die Auseinandersetzung mit anderen als anstrengend

Zusammenarbeit

Deer Brush fördert Aufrichtigkeit und Zuverlässigkeit bei der Zusammenarbeit; hilft bei Konflikt zwischen Herz und Verstand
Quaking Grass Gruppenessenz; fördert Z. und Integration vieler individueller Beiträge
Rabbitbrush um bei Z. den Überblick zu behalten und keine Details zu übersehen
Sweet Pea läßt soziale Verantwortung übernehmen und hilft, seine Aufgabe in einer Gemeinschaft zu finden
Tiger Lily Macho-Verhalten und Ellbogenmentalität; fördert Rücksichtnahme und Einfühlungsvermögen
Trillium machthungrige Menschen, die nur an die Durchsetzung

der eigenen Interessen denken; fördert die Fähigkeit, anderen zu dienen

Violet hilft, sich aktiv am Gruppengeschehen zu beteiligen und die eigenen Interessen zu vertreten

Zwangsvorstellungen

Aspen Furcht vor dunklen Mächten; bei religiösen Zwangsvorstellungen

Canyon Dudleya religiöse Z.; übertriebene Phantasien; Okkultismus

Cherry Plum Angst, wahnsinnig zu werden; bei zwanghafter Vermeidung bestimmter Situationen

Crab Apple bei Waschzwang; bei zwanghafter Angst vor Schmutz und Bakterien

Filaree zwanghafte Überbewertung von alltäglichen Problemen und Kleinigkeiten

Heather zwanghafte Beschäftigung mit sich selbst

Oregon Grape fühlt sich von anderen bedroht und verfolgt; unterstellt anderen üble Absichten

Purple Monkeyflower religiöse Zwangsvorstellungen; fürchtet Sünde und ewige Verdammnis; Frömmigkeit aus Angst

Red Chestnut bei zwanghafter Sorge und Angst um geliebte Menschen

White Chestnut bei zwanghaft kreisenden Gedanken; bei Unfähigkeit, den Kopf zur Ruhe zu bringen

Zweifel

Buttercup Zweifel an den eigenen Fähigkeiten und Minderwertigkeitsgefühlen

Cerato Unfähigkeit, eigene Entscheidungen zu treffen und ständiger Z.
Gorse Z. über die Heilungschancen; bei langwierigen Leiden
Larch bei fehlendem Selbstvertrauen und Z. am Gelingen der eigenen Projekte
Penstemon in schwierigen Lebensumständen; bei Z. an der eigenen Kraft
Red Chestnut Zweifel an der Fähigkeit der anderen, auf sich selbst aufzupassen
Scotch Broom Z. bezüglich der Weltsituation; bei Z. an der eigenen Bedeutung angesichts der großen Probleme der Welt
Scleranthus Unentschlossenheit und Hin-und-hergerissen-Sein zwischen zwei Möglichkeiten
Self Heal Z. an der Fähigkeit, aus eigener Kraft gesund zu werden
Wild Oat Zweifel bezüglich Lebensweg

Zynismus

Baby Blue Eyes emotional isoliert und eingemauert; zynisch und mißtrauisch
Beech überkritische Menschen, die zynisch und intolerant sind
Calendula bei Zynismus und Ironie in der Wortwahl; für Wärme und Heilung in der Sprache
Dogwood bei verhärteten Gefühlen und Zynismus; man erwartet nur das Schlimmste vom Leben
Scotch Broom Z. aus Verzweiflung über die Weltlage; fühlt sich machtlos ausgeliefert
Snapdragon Z. und Sarkasmus; verbale Kälte
Zinnia ernste, humorlose Menschen, die nicht fröhlich sein können

Literatur

Dirk Albrodt: Gesund durch Blütenessenzen. Laredo Verlag, München 1990
Edward Bach: Blumen, die durch die Seele heilen. Hugendubel, München 1978
–: Gesammelte Werke. Aquamarin Verlag, Grafing 1988
Bach/Petersen: Heile dich selbst mit den Bachblüten. Knaur Verlag, München 1988
Julian Barnard: Blüten für die Seele. Integral Sachbuch, Wessobrunn 1987
–: Das Bachblüten-Wunder. Heyne Verlag, München 1989
Dr. Götz Blome: Mit Blumen heilen. H. Bauer Verlag, Freiburg 1985
–: Das neue Bach-Blüten-Buch. H. Bauer Verlag, Freiburg 1992
J. E. Bowers: 100 Roadside Wildflowers, Arizona 1987
Philipp M. Chancellor: Handbuch der Bach-Blüten. Aquamarin Verlag, Grafing 1988
Anette Frankenberger: Die Kalifornischen Blütenessenzen. Knaur, München 1993
–: Blütenessenzen für Schwangerschaft und Geburt. Knaur Verlag, München 1995
–: Blütenessenzen für Partnerschaft und Sexualität. Knaur Verlag, München 1995
–: Blütenessenzen für Frauen. Knaur Verlag, München 1995
–: Blütenessenzen für Schulkinder. Knaur Verlag, München 1995
–: Blütenessenzen für Spiritualität, Traum und Kreativität. Knaur Verlag, München 1995
Gurudas: Flower Essences and Vibrational Healing. Cassandra Press, 1982
Beate Helm: Die Heilkräfte der Kalifornischen Blütenessenzen. Aquamarin Verlag, Grafing 1990
Richard Katz & Patricia Kaminski: Flower Essence Repertory, Revised and Expanded Edition. Nevada City 1994
–: Helping Today's Child, The Magic of Flower Essences. Nevada City, 1989
–: Flower Essences and Homeopathy. Nevada City, 1987
Dietmar Krämer/Helmut Wild: Neue Therapien mit Bach-Blüten, Bd. 1–3. Ansata Verlag, 1990
Ilse Maly: Blüten als Chance und Hilfe. Salzburg 1991
Beatrice C. Müller/Siegfried Köpfer: Blütenbilder – Seelenbilder. Aurum Verlag, Braunschweig 1991
Munz & Keck: A California Flora. University of California Press, Berkeley 1959
Mechthild Scheffer: Bach-Blütentherapie. Hugendubel, München 1981
–: Erfahrungen mit der Bach-Blütentherapie. Hugendubel, München 1984

Mechthild Scheffer/Wolf-Dieter Storl: Die Seelenpflanzen des Edward Bach.
  Hugendubel, München 1991
Sigrid Schmidt: Durch Bach-Blüten zu Wohlbefinden und innerer Harmonie. Gräfe und Unzer, München 1992
–: Bach-Blüten für Kinder. Gräfe und Unzer, München 1994
Nora Weeks: Edward Bach. Hugendubel, München 1988
Welsh & Ratcliffe: Flowers of the Canyon Country. Utah 1986

Bezugsquellen für Blütenessenzen

LF-Naturprodukte
Treenering 105
Postfach 22
D-24851 Eggebek
Tel: 0 46 09 15 26
Fax: 0 46 09 15 35

Flower Essence Society »FES«
Rich... Katz und Patricia Kaminski
...
... City
... California, USA
... 001 916 265 9193
...x: 001 916 265 6467

Chrüter-Drogerie Egger
Unterstadt 28
CH-8200 Schaffhausen
Tel: 0041 53 245030
Fax: 0041 53 246457

Drogerie Wimmer
St. Berthold Allee 23
A-4451 Garsten, Österreich
Tel: 0043 7252 53131
Fax: 0043 7252 531316